カンファレンスで学ぶ

薬学管理に生かす

臨床推論

岸田直樹 著・監修　日経ドラッグインフォメーション 編集

新しい時代の薬剤師たちへ

臨床推論ケースカンファレンスを体感しよう！

　患者さんが体調を崩してから回復するまで、その時間軸にはさまざまな医療的介入が発生します。そこに医療者が臨床的に関わるに当たり、場面ごとによりさまざまな情報収集と臨床判断を求められます。「この主訴ではどのような病歴を聴取したらよいか」からスタートし、どのようなバイタル・身体所見を取るとよいか、どのような検査が必要か、緊急性はどうか、どのような病気の可能性があり、どの病名が妥当か、受診勧奨は必要か、どのような治療薬がよいか、経過は良くなっているかイマイチか、などなどたくさんあります。そして、どのように医師に"上手に伝える"かは、極めて実践的な最低限のスキルとして臨床現場では求められます。さらに、この臨床的な関わりはどの患者にも同じではなく、患者ごと、置かれたセッティング（場所など）ごとによって大きく変化します。例えば高齢者では、どこまで検査・治療するかは、ADLや認知症の程度、本人・家族の思いによって大きく変わります。またそれが、病院なのか、薬局の店頭なのか、はたまた施設在宅なのかで、違うのです。

　このように、実臨床での患者へのアプローチは複雑系であり一筋縄では行かないのですが、それこそ"The 臨床"なのです。さらに患者ごとの病態に基づいた、より適正なアプローチが新しい時代には求められています。実臨床での多くは、マニュアルやガイドラインになど到底当てはまりません。このような"The 臨床"に対応するために、医師の世界ではケースカンファレンスという手法を用い、日々鍛錬しています。患者役のプレゼンターから情報をいかに引き出せるかなど、自分がまさにその現場にいるような臨場感を再現します。臨床で活躍するためには、薬剤師もこのケースカンファレンスを日々の教育ツールとすることはとても有用です。机に整列する講義形式の教育が当たり前の日本において、このようなディスカッション形式の学びの場は最初はドキドキするものです。よって、"No blame（人の発言を非難しない）"というルールを毎回必ず確認してスタートします。最初は「何を発言したらよいのだろう…」となるのは医師の世界でも同じで、この勉強会を開催した当初はそのような雰囲気がにじみ出ていました。しかし、回を重ねるごとにみんなの発言が積極的になり、また洗練されてきているのを感じました。あまりにも鋭い発言にびっくりすることも多々ありました。

　さあ、超実践的学びの場である臨床推論ケースカンファレンスをご堪能ください。そして新しい時代の薬剤師として、明日からの臨床に生かし、実践してください。

2019年8月

一般社団法人 Sapporo Medical Academy　代表理事
総合診療医・感染症医（MD、MPH）

岸田 直樹

カンファレンスで学ぶ 薬学管理に生かす臨床推論
CONTENTS

はじめに ... 3

プロローグ
薬剤師のための臨床推論とは ... 7
- 臨床推論の3つのプロセス ... 8
- ワンセンテンスサマリーの作り方 ... 14

第1章
症状別情報収集とアセスメントのコツ ... 23

- 発熱 ... 25
- 下痢 ... 30
- 頭痛 ... 36
- 倦怠感 ... 42
- めまい ... 48
- 熱中症 ... 54
- 腰痛 ... 60
- 咳 ... 66
- 吐き気 ... 72
- 関節痛 ... 78
- むくみ ... 84
- 喉の痛み ... 90
- 鼻水 ... 96
- 意識障害 ... 102

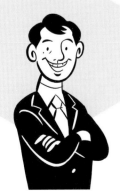

第2章

カンファレンスで学ぶ臨床推論 109

症例 1 小児の発熱、「解熱薬を使っていいか」と母親から相談されたら 111

症例 2 「この吐き気と軟便は薬の副作用ではないか」と相談されたら 125

症例 3 β遮断薬を使用する患者の家族に「血圧が低くて心配」と相談されたら 137

症例 4 「口が渇くので薬を飲みたくない」と相談されたら 151

症例 5 「Na値を下げる薬剤を服用していないか」と看護師から相談されたら 163

症例 6 「ひどい咳が続くのでOTC薬が欲しい」と相談されたら 175

症例 7 「頭痛がするので鎮痛薬を飲んでもよいか」と相談されたら 189

症例 8 「昨夜、膝がすごく痛かった」との訴えがあったら 203

症例 9 「薬を飲んだ後におなかが痛くなった」と言われたら 215

症例 10 「最近、鼻血がよく出る」と高齢患者から訴えられたら 227

症例 11 「薬を飲んだ後、息子の様子がおかしい」と相談されたら 241

症例 12 「喉が痛いのでロキソニンSを買いたい」と言われたら 253

症例 13 「動悸がする」と訴える若い女性への対応 267

症例 14 「むくみが気になる」と訴える女性への対応 279

症例 15 頭痛を訴え「鎮痛薬を購入したい」と来局した人への対応 291

症例 16 めまいを訴える患者が処方箋を持って来局したら 305

症例 17 腰痛を訴えて鎮痛薬を購入しに来局した人への対応 317

症例 18 腹痛を訴えてOTC薬を買いに来た女性患者への対応 329

症例 19 高齢者の様子がおかしいことに気付いたら 343

症例 20 「血圧が高くて心配」と電話で相談されたら 357

網羅的に情報収集するための症状別「OPQRST」 369

あとがきにかえて 378

索引 381

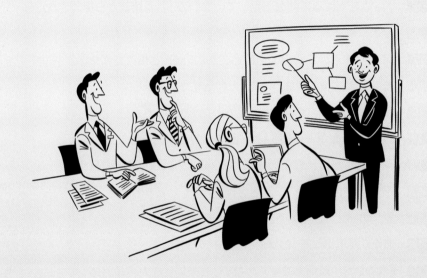

プロローグ

薬剤師のための臨床推論とは

臨床推論の3つのプロセス
ワンセンテンスサマリーの作り方

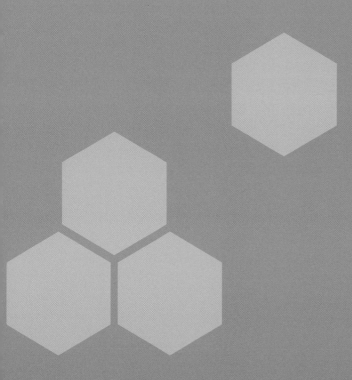

> 3つのプロセス

新しい時代の薬剤師に！
臨床推論のスキルを活用し、患者ごとのアプローチをしよう

患者のそばで活躍する薬剤師になろう

　世界の中でも未曾有の少子高齢化・人口減少社会を日本は迎えています。その現状とこれからを見据えて、日本社会は大きな変化を求められていて、今その様々な変化を肌で感じるほどになっています。日本を支えている様々な産業の中でも、特に医療に関する産業での需要と供給のバランス（ニーズバランス）が大きく崩れることが予測されています[1]。つまり、医療における変化はとても大きいだけではなく、既に少子高齢化を迎えている現在、急務の課題です。

　そんな中、最初に薬剤師が、医療者としての大きな変化を求められており、これまでの業務を一新するほどの変化となりそうです。実際、一部の調剤業務を薬剤師以外が行っても差し支えないとする通知が、2019年4月に発出され[2]、調剤業務の委託や自動化の動きは着々と進んでいるという話を聞きます。では、どのようなスキルを持った薬剤師に変化することが、求められるのでしょうか。

　その重要なスキルの1つが臨床推論であることは間違いありません[3]。薬剤師に追いつく形で同じように変化を求められている看護師界でも「臨床推論力と病態判断力を活用する看護へ」が、新しい看護師像として提示されています[4]。

　では臨床推論とは何でしょうか。薬剤師はこれをどのように活用したらよいでしょうか。このことを改めて確認してみたいと思います。

臨床推論とは

　臨床推論は、もともとは医師の診断過程の推論方法から生まれたもので、狭義には「患者の疾病を明らかにし、解決しようとする際の思考過程や内容」

表1 臨床推論とは

狭義の臨床推論
患者の疾病を明らかにし、解決しようとする際の思考過程や内容

広義の臨床推論
◆ 患者が抱える諸問題を解決するために、どのように考え、アプローチするかを考えるものである
◆ 目的ごとに、どのような情報を収集し、どう考えるか、その思考の過程であり、方法論である
◆ 診断に限らず、適切な治療方法は何か、治療が効果的かなどを、感度・特異度、ベイズ、仮説演繹法、バイアスなどの考え方を利用して、可能性と妥当性を交えて判断するものである

といえます（表1）。

　つまり、「医師の診断に至る過程で、どのような思考方法を取るか」の考え方がスタートとなっています。ところが、この考え方は、診断だけではなく、臨床の様々な判断をする際にもつながることが分かってきました。つまり、診断に関わる臨床推論は狭義の診断推論となり、広い意味で、臨床の様々な判断をする場合の思考過程にも使えることから、広義には、次のように考えられます。

- 患者が抱える諸問題を解決するために、どのように考え、アプローチするかを思考するものである
- 目的ごとに、どのような情報を収集し、どう考えるか、その思考の過程であり、方法論である
- 診断に限らず、適切な治療方法は何か、治療が効果的かなどを、感度・特異度、ベイズ、仮説演繹法、バイアスなどの考え方を利用して、可能性と妥当性を交えて判断するものである

臨床推論の3つのプロセス

　では具体的に、臨床推論は、どのようなプロセスを経るのでしょうか。シンプルに、(1)情報収集する、(2)アセスメントする、(3)方針を立てる——の3つから成ると考えることが可能です。それぞれ見てみましょう。

プロセス1　情報収集する

　臨床の様々な判断をするために、まずはカルテや患者からその判断に有用な情報を収集しなくてはいけません。「どんな情報が欲しいか」は「何を判断したいか」に依存しているわけですが、**ひとまず広く漏れなく情報収集することも大切**で、そこには幾つかのツール（網羅的情報収集ツール、分野ごとの効率的効果的ツール、OPQRSTなど）があります。それらを上手に使えるようになることが重要です[5]。

プロセス2　アセスメントする

　次に、得られた情報から、判断する事項に関わる情報を抽出し、そこから患者に起こっている病態をひもとき、考えていく作業が重要です。病態がひもとけたら、さらに感度・特異度、尤度（ゆうど）、ベイズなどを利用して、臨床判断の妥当性の判断を下します[5]。

プロセス3　方針を立てる

　方針を決定するのですが、大切なことは、ただ科学的に正しいと思われる方針を決めるのではなく、**患者の周辺事項（患者の思い、QOL、家族の思いなど）を踏まえた方針に調整**することが重要です。

　さらに、その方針をまずは医療者同士で上手に情報交換をし、最終的には患者・家族に説明できるようになることが、実臨床では極めて重要になります。**エビデンスなど科学的に正しいことを並べるだけではいけません。目の前の患者にしっかり当てはめるアプローチこそ重要**となります。

表2 臨床推論の3つのプロセス

プロセス1　情報収集する

目的に応じたツール（網羅的情報収集ツール、分野ごとの効率的・効果的ツール、OPQRST）を用いて情報を収集

プロセス2　アセスメントする

収集した情報から、その事象に関連する情報を抽出し、病態を踏まえて、可能性と妥当性の側面で解釈する

プロセス3　方針を立てる

薬剤師の専門性を生かして方針を立てる。科学的根拠のみではなく、患者や家族などの思いや生活環境を考えた方針にすることが大切

アクション

医師に伝えて処方変更につなげる、多職種と情報共有する、患者や家族に説明するなど

表3 臨床で求められる主な判断

- ■ 病態の解明
  - ― 病名の判断（診断推論）
  - ― 副作用の判断（副作用推論）
  - ― 重症度・緊急度の判断
- ■ 検査判断
  - ― 種類の判断
  - ― 必要性の判断
- ■ 治療方針
  - ― 治療薬の選択
  - ― 薬剤以外の治療選択
  - ― 緩和治療の判断
- ■ 治療効果の判断
- ■ 患者満足度の判断

＋
- ■ 患者・家族への上手な説明
- ■ 医療者同士のコミュニケーション

これら3つのプロセスが臨床推論となります。では、具体的にどのような臨床判断に、このような考え方（臨床推論）が使えるでしょうか。臨床では多くの切り口で、判断が求められると考えられます（表3）。

この中でも薬剤師に重要となるのは、（1）副作用判断（副作用推論）、（2）治療薬の選択、（3）治療効果の判断——なのですが、医療者共通の重要なものとして、「患者・家族への上手な説明」のスキルと「医療者同士のコミュニケーション」があることは間違いありません。

これらを踏まえて、「薬剤師に必要な臨床推論とは何か」を具体的に提示できることが分かります。

薬剤師のための臨床推論5つのコンポーネント

では、薬剤師に有用なスキルとなる臨床推論とは、具体的にどのようなものでしょうか。これを具体的に提示したものが「薬剤師のための臨床推論（Pharmaceutical Clinical Reasoning）5つのコンポーネント」になります。

薬剤師のための臨床推論——5つのコンポーネント

1）患者の状態を病態生理から把握することによって、的確な処方提案や受診勧奨ができるようになる

2）薬の効果に関わる情報を収集し、病態生理を踏まえて医師や看護師、その他の医療職とディスカッションできるようになる

3）薬の副作用を、他の類似する病態も含めて判断できるようになる

4）緊急度の高い病態を、病歴やバイタルサインから判断できるようになる

5）医師や看護師、その他の医療職に、患者情報を的確に伝えられるようになる

これらを建設的にディスカッションできるようになるために、ぜひ本書をご活用ください。特に臨床の現場では、患者ごとに医療者みんなでディスカッションすることこそが重要です。それを実況中継のように再現したのが、本書の第2章のカンファレンスです。

次ページからは、その中でも特に5つ目の「医師や看護師、その他の医療職に、患者情報を的確に伝えられるようになる」に注目し、臨床推論のために収集した情報を使って、上手に患者情報をプレゼンできるようになるためのスキルをご紹介したいと思います。

【参考文献】
1）Naoki Kishida, Hiroshi Nishiura, Theor Biol Med Model.2018;15:19.
2）厚生労働省、薬生総発 0402 第 1 号 2019.
3）岸田直樹、日本病院薬剤師会雑誌 2015;51:1431-3.
4）溝上祐子、看護 2018;70:033-7.
5）川口崇、岸田直樹、「薬剤師のための臨床推論」（じほう、2013）

> ワンセンテンスサマリー

臨床推論で得た情報を活用！
ワンセンテンスサマリーで "デキるプレゼン"を目指す

　「薬剤師のための臨床推論（Pharmaceutical Clinical Reasoning）5つのコンポーネント」の5つ目には、「医師や看護師、その他の医療職に、患者情報を的確に伝えられるようになる」があります。実際、臨床推論で重要なことは「意図して効果的に情報収集できるようになる」というものがありますが、「なぜ意図して聞くか？」というと、それは「意図して伝えたいから」に他なりません。つまり、患者から的を射た情報を得ることができても、さらにそれを的確に伝える（プレゼンする）ことができないと意味がありません。

　ではどうしたらよいでしょうか。その答えが「ワンセンテンスサマリー作成スキル」になるのですが、ひとまず、「得られた情報の何が有用で何が有用ではないか」から考えてみたいと思います。

病態を表すのに有用な情報か否かを選別する

　患者情報を効果的に伝えるためにも、有用な情報とそうでない情報を見極められるようにならなくてはなりません。では、ここで質問です。以下の患者情報で、患者の病態を表す上で、あまり有用ではないものはどれだと思いますか。

　（1）患者の氏名

　（2）患者の年齢

　（3）患者の生年月日（元号）

　（4）患者の性別

　（5）患者の人種

　（6）発症の年月日（元号）

　（7）紹介元の医療機関名

　（8）どのようにして医療機関にやってきたか

医療者みんなが知っている患者であれば、患者の名前を聞くだけでいろいろ起こり得ることが想像できるかもしれません。しかし、みんなが知っている患者でない場合も多く、そのような場合には、患者の氏名は病態判断には何ら役に立たないことになります。

年齢や性別、人種などは様々な病気の発生頻度に多く影響を与えますし、歩いて受診したかどうかで重症度がある程度予測できますので、これらは有用そうですね。しかし、患者の生年月日そのものや症状発現の日時そのものは、あまり有用ではないことが多いでしょう。

季節が分かると検査前確率が変わる疾患はありますが、日にちまでは不要でしょう。紹介元の医療機関の名前も本当は大切ではないと言いたいところですが、「あそこのクリニックは○○が得意」とか「あそこから来たらやばいよね」なんてこともあるので、この辺りの情報に関しては、柔軟に重要度を変えてもいいかもしれません。

このように、得られた情報でも、特に「病態を表す」という意味で有用かどうかは大きく違います。つまり、臨床ではこのような「病態を表す」ために有用な情報を、上手にプレゼンできることが大きな力になるのです。この力を身に付けるのはとても大変なことのように感じるかもしれません。ところが、実はこれはフォーマットの穴埋め作業で、できてしまうのです。

ワンセンテンスサマリーの作り方

"カッコいいプレゼン"ができる薬剤師になる！ なんて、難しいと思ってしまいますが、実は簡単な穴埋め作業とその練習で習得できる、ということを多くの薬剤師は知りません。"デキるワンセンテンスサマリー"は、得られた情報を、次のフォーマットに穴埋めするだけの作業なのです。

薬学管理に生かす臨床推論　15

ワンセンテンスサマリーのフォーマット

____(1)____ のある、 __(2)__ 歳の __(3)__ 性が、 __(4)__ 間続く

__(5)__ を伴う __(6)__ で、 __(7)__ で受診。

__(8)__ を認めています。

(1) 関連する既往歴・服用歴など
(2) 年齢
(3) 性別
(4) 病状の期間
(5) 優位な随伴症状（ない場合は省略可）
(6) 主となる症状
(7) どのようにして医療機関に来たか（歩いて、家族に支えられて、救急車で、など）
(8) 重要なバイタルサインの異常や症状、所見（ない場合は省略可）

（関係する全員が知っている患者であれば、「○○さん」でよい場合もある）

　例えば、研修医が救急外来で、以下のプレゼンをしてきたとします。どのような患者が来たと思いますか。

　高血圧、脂質異常症、コントロール不良の糖尿病があり、重度肥満と喫煙歴のある69歳男性が、雪かき後から、2時間続く冷や汗を伴う胸痛で、救急車搬送となっています。

　これを聞いて、ACS（急性冠症候群）を想起しない人はいないないでしょう。しかも、「急いで来てください！ やばいです！ 」と伝えているメッセージになっていることに気が付いてください。そうなのです。このように「何を伝えたいか」はプレゼン次第なのですが、それはスキルなのです。

16 薬学管理に生かす臨床推論

ワンセンテンスサマリーを作成してみよう

　では、実際に得られた情報からワンセンテンスサマリーを作成する練習をしてみましょう。以下の症例は、どのようなワンセンテンスサマリーになるでしょうか。

練習問題1

　24歳女性、腹痛と下痢を訴えて来院した

【経緯】
　12月16日の就寝前から38℃台の熱が出現。その後、すぐに1日6回程度の水様性下痢を認めた。軽度の間欠的腹痛と嘔気があったが、水分摂取ができていたため、様子を見ていた。12月18日から食欲低下と倦怠感が強くなってきたため、12月19日に来院した。

【既往歴】　過敏性腸症候群

【服用薬】　なし

【バイタルサイン】
　体温:36.8℃（腋窩）、血圧:120/80mmHg、
　心拍数:68回/分、SpO$_2$:100%（RA）

解答

　過敏性腸症候群の既往のある24歳女性が、3日前からの水様性下痢と発熱で来院。間欠的な腹痛あり、食欲低下を認めている。

どうでしたでしょうか。やってみると意外に簡単に"デキるプレゼン"が作成できることに気が付くでしょう。このように、臨床推論を活用して、様々なスキルを身に付けることが可能なのです。これができるだけでもかなりのプレゼンテーションスキルを身に付けたことになりますが、さらに高みを目指しましょう。

　もうワンランク「デキる！」と思われるワンセンテンスサマリーを作れるようになりましょう！　「そんなのできるの？」と思うでしょうが、実は可能なのです。"さらにデキる！ワンセンテンスサマリー"のために、以下の項目を付け足せるようになりましょう。

よくある病態、見逃してはいけない病態（レッドフラッグサイン）を考えて、それに関連したPertinent negativesを最後に付け加える！

意味のある陰性所見とレッドフラッグサインをオン

　関連のある病歴（Pertinent positives：陽性所見）を伝えるのは、実は当たり前なことに気が付いてください。そこで、さらに自分の思考を伝えるために「○○はない」ということが、患者の状態を伝えるのに重要な場合が多々あります。そのような意味のある陰性所見を「Pertinent negatives」といいます。これをわざと提示して、自分の考えている病態をアピールすることができるのです。特に、「緊急性のサイン（レッドフラッグサイン）がない」と言えれば、緊急性の高い病態はなさそうだという極めて大きなアピールになります。急ぐか急がないかは、臨床では極めて大きな、切実な問題です。

　ただし、患者はあったことは自分から話してくれるのですが、「なかったこと」はこちらから聞かないと話してくれないので、この情報収集には「ない」ことを確認するという意図的な質問が重要になるのです。つまり、これを加えたワンセンテンスサマリーは、次のようになります。

"さらにデキる!ワンセンテンスサマリー"のフォーマット

　　（1）　　　のある、　（2）　　歳の　（3）　　性が、（4）　　間続く

　　（5）　　を伴う　（6）　　で、（7）　　で受診。

　　（8）　　を認めていますが、　　（9）　　は認めていません。

18　薬学管理に生かす臨床推論

（1）関連する既往歴・薬剤歴など
（2）年齢
（3）性別 ┐（関係する全員が知っている
　　　　　　患者であれば、「○○さん」
　　　　　　でよい場合もある）
（4）病状の期間
（5）優位な随伴症状（ない場合は省略可）
（6）主となる症状
（7）どのようにして医療機関に来たか（歩いて、家族に支えられて、救急車で、など）
（8）重要なバイタルサインの異常や症状、所見（ない場合は省略可）
（9）意味のある陰性所見（特にレッドフラッグサイン）

　このように、最後にさらっと「○○は認めていません」と言うことで、自分が「○○疾患は考えているけど、なさそう」、「重篤な病態などを考えているが、それはなさそうだ」というのを、上手に伝えることができるのです。

　例えば、先ほどの練習問題の下痢の患者ですが、皆さんが追加情報を収集して、以下の「○○はない」を追加したらどのように伝わるでしょうか。

〈 **ワンランク上のワンセンテンスサマリー** 〉

　過敏性腸症候群の既往のある24歳女性が、3日前からの水様性下痢と発熱で来院。間欠的な腹痛あり、食欲低下を認めています。が…、**血便、生ものの摂取、シックコンタクト、1年以内の海外旅行、ペット飼育はありません。また、抗菌薬を含め服用歴はなく、バイタルサインは安定しています。**

　この最後の追加情報で、食中毒などの細菌性腸炎や、渡航帰りの下痢症、ペット関連、クロストリジウム・ディフィシル感染症などはなさそうということや、緊急性もなさそうということが上手に伝わります。シックコンタクトがなくてもウイルス性胃腸炎は除外できませんが、一応、シックコンタクトは聞いています、というのをアピールできます。

では、もう1問、練習してみましょう。施設在宅で訪問した際に薬剤師が直接会った患者です。さて、どのような病態が起こったと推論されるでしょうか。それを踏まえてどのように伝えたらよいでしょうか。ワンセンテンスサマリーを作成してみてください。

練習問題2

88歳女性、様子がおかしいことに薬剤師が気付いた

【主な患者情報】

糖尿病、高血圧の既往があり、薬は自己管理、要介護1

【経緯】

患者は、朝食を8時に摂取し、薬剤師が9時に訪問した際には、他の入居者の部屋にいたが、少し様子がおかしかった。

【患者の状態】

顔面蒼白、冷や汗あり、ソワソワしている。意識はあるが、ややせん妄に近い様子。熱や咳、胸痛、黒色便はなく、手足は動かすことができる。

体温：35.6℃（腋窩）、血圧：180/98mmHg、心拍数：98回/分、呼吸数：16回/分、SpO$_2$：98％（RA）

【服用薬】

グリメピリド 1mg/日、メトホルミン塩酸塩 500mg/日、シタグリプチンリン酸塩水和物 50mg/日、カルベジロール 5mg/日、硝酸イソソルビド 40mg/日、アムロジピンベシル酸塩 5mg/日、アスピリン 100mg/日、セレコキシブ 200mg/日、ランソプラゾール 15mg/日

恐らく多くの薬剤師は低血糖を想起するでしょう。ただ、重要なのは"低血糖一点買い"でいいのか、その他の疾患がないことも言わなくてもいいか、ということです。特に、似たような症状を呈するものとしては、心筋梗塞や脳梗塞、さらには服用歴から消化管出血など重篤な病気も考えられます。ただ、

20　薬学管理に生かす臨床推論

バイタルサインや所見からは本当にそれらを疑うでしょうか。それらを踏まえて、以下のようなワンセンテンスサマリーになると考えられます。

解答

糖尿病で、スルホニル尿素（SU）薬など血糖降下薬を3剤服用中の88歳女性が、朝食後1時間くらいしてから、顔面蒼白、冷や汗、ソワソワした感じがあるようです。血圧は180/98mmHgと高く、やや頻脈を認めていますが、発熱や、胸痛、黒色便はなく、手足の麻痺もなさそうです。

　ここで、もし皆さんが、臨床推論で追加で「直近のHbA1cはどうだったのだろう」なんて思えたら、さらに素晴らしいでしょう。実は、施設にあったデータを確認したところ、この患者の直近のHbA1cが、なんと5.5％だったのです。もしこの情報をゲットできていたら、低血糖が起こっていることのかなりの決定打になりますよね。

　すると、この情報を第一に伝えたくなるのですが、あえてそこは控えめに言うというコミュニケーションスキルを持ちましょう。というのも、これは薬を継続した医師の判断ミスの決定的な証拠になっており、暗にとがめてしまっていることになります。なので、先ほどのワンセンテンスサマリーにこの情報を追加するとしても、最後の最後で、「…。実は……、直近の採血ではHbA1cは5.5％だったようで…」なんて演技してでも構いませんので、控えめに言うと医師に受け入れられやすいことは間違いありません。

　臨床推論は、これからの新しい時代の薬剤師に必須のスキルと考えます。臨床推論のプロセスをしっかり学び、特に薬剤師がこれをどのように活用するかの「薬剤師のための臨床推論（Pharmaceutical Clinical Reasoning）5つのコンポーネント」（12ページ参照）を意識することが重要です。5つを見ると、受診勧奨推論や副作用推論、効果判定処方調整推論などに目が行きますが、実はもっと実践的で有用なのが「ワンセンテンスサマリー作成スキル」です。このスキルを上手に使うことで、調剤業務とは全く違う、臨床現場ですぐに役立つ"デキる薬剤師"になることができるのです。

　第1章では、ワンセンテンスサマリーの実践例をたくさんご紹介していきますので、ぜひ活用してみてください。まずはやってみることが重要です。

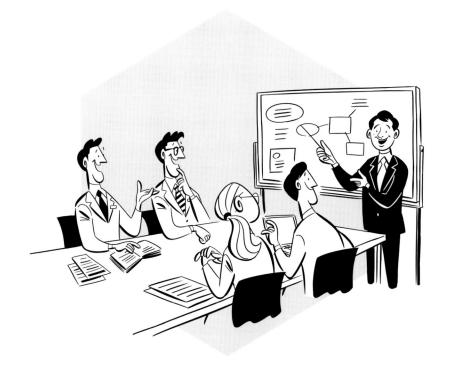

第1章

症状別

情報収集と
アセスメントのコツ

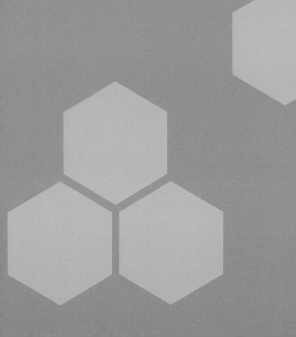

この章で学びたいこと

　患者や来局者から症状を訴えられたとき、「とりあえず受診してください」「次の受診時に医師に相談してみてください」といった対応になっていませんか。

　せっかく薬剤師を頼って相談したのに、そう言われてしまうと、相談者はきっとがっかりするでしょう。そして、次回以降は最初から医師に相談し、薬剤師には相談しなくなってしまうかもしれません。

　逆に、ここで薬剤師が的確に対応すれば、「健康上の問題が起こったときには、まずは薬剤師に相談しよう」と思うようになるでしょう。

　本章では、症状を訴えられたときに、的確な対応をするために、必要となる情報と、その集め方、さらに集めた情報を他の医療職（ここでは医師を想定）に、どのように伝えればよいかを紹介しています。

　ここで紹介している患者への質問は、緊急度を判断したり、医師が診断する上で参考となる、必要最小限の情報です。まずは、この質問を確認し、15ページで学んだワンセンテンスサマリーを作り、状況に応じて医師に情報を提供してみましょう。

□ **情報収集のポイントとコツ**
　症状を訴えられたときに、最低限、確認すべきことを学ぶ

□ **医師への報告の方法**
　ワンセンテンスサマリーを用いた医師への報告の仕方を学ぶ

第1章 症状別 情報収集とアセスメントのコツ

発熱

「熱が出た」と言われたら
発熱以外の症状と悪寒の程度を聞き出そう

　発熱は、感染症をはじめ、炎症性疾患つまり膠原病などの自己免疫疾患や癌、薬に対する反応、アレルギー反応などによっても起こる。ただし、最も一般的なのはやはり感染症による発熱だ。ほぼ全ての感染症で発熱が起こり得るが、中でもかぜや肺炎といった気道の感染症、消化管の感染症、尿路感染症、皮膚軟部組織感染症が多い。このうち気道と消化管に起こる急性の感染症は、抗菌薬が無効なウイルス性が多い。

ポイント
熱の程度や出具合を確かめる

こう聞こう！

- □ いつから、どのくらいの熱が出ていますか？
- □ 午前中は何℃でしたか？
- □ 午後は何℃でしたか？
- □ 38℃以上の熱が、毎日、出ていますか？

　「熱が出た」と一口に言っても、数時間ほど前から高い熱が出ている場合と、1カ月前からずっと微熱が続いているのとでは、状況は大きく異なる。
　数時間前からであれば、この先、改善するか悪化するかの予測が難しいため、注意深く様子を見る必要がある。一方、熱が出始めて数週間がたっている場合には、緊急にアクションを起こす必要性はさほど高くないといえる。

薬学管理に生かす臨床推論　25

そのため、患者や家族が発熱を訴えたら、まず熱の出始めた時期を確認しよう。さらに、熱の程度を聞いてほしい。「熱がある」という表現は、曖昧に使われることが多く、実際に体温を測っていなくても、熱っぽいといった状態を指している場合があるからだ。

　一般に、37℃前後が平熱とされるが、平熱は人によって異なる。緊急連絡の必要性を判断する１つの基準は、38℃以上だ。「38℃未満であれば大丈夫」と言い切れるものではないが、38℃以上の熱は緊急度が高いことが多い。特に、高齢者もしくは心肺に基礎疾患のある患者で38℃以上の熱がある場合や、そのような背景がなくても38℃以上の熱が3日以上続いている場合には、注意が必要だ。

ポイント
「+α」の症状や全身状態を確認する

こう聞こう！

- ☐ 熱以外に、咳や鼻水、喉の痛みなどの症状はありませんか？
- ☐ 吐き気がしたり、吐いてしまったこと、腹痛や下痢はありませんか？
- ☐ トイレが近いとか、おしっこをしたときに痛みを感じることはありませんか？
- ☐ 熱以外の症状では、何が最もおつらいですか？
  （訴えがはっきりしない場合や複数ある場合は、どれが一番優位かを確認しよう）
- ☐ 体の状態はいかがですか？
- ☐ かなりきついですか？
- ☐ 食事や水分は取れていますか？

　前述の通り、発熱は、様々な疾患で起こり得る。従って、医師が判断する上では、発熱だけでなく「+α」の症状が重要な鍵となる（表1）。「+α」の症

状、つまり随伴症状を聞き出して、医師に伝えることが大切だ。

随伴症状として、咳や鼻、喉の症状があれば、ウイルス性上気道炎、いわゆる、かぜであることが多い。咳の症状が特に強い場合には、気管支から肺の感染症であることが多い。その場合、特に気を付けたいのは肺炎だ。

喉の痛みが強いようであれば、A群溶血性連鎖球菌咽頭炎の可能性がある。ただし、高齢者の場合は極めてまれといえる。

腰や背中の痛みがあれば、腎盂腎炎や前立腺炎など泌尿器系の細菌感染の可能性も考えられる。泌尿器系の細菌感染の場合には、頻尿や排尿時痛、残尿感などを来すことも多いので、その有無を聞き、可能性を探ってほしい。

気分不良、嘔気、筋肉痛、関節痛、軽い頭痛などは、高熱に伴って起こることが多く、熱の原因がそこにあるわけではないことが多い。これらの症状がある場合は、それぞれの症状について、程度を確認する。いずれの症状も程度がさほど強くないとか、熱があるときだけ症状があるといった場合、熱に伴う症状だと考えられ、緊急度はあまり高くないといえる。

随伴症状を聞いた際に、訴えがはっきりしない場合や複数の症状を訴える場合には、どの症状が最も優位かをはっきりさせることも大切だ。

これらの症状に加えて、「ぐったり具合」が緊急度の判断材料になる。「ぐったり具合」は、発熱に限らず、どのような場合にも重要な情報となり得る。まずは、薬剤師が見てどのくらいぐったりしているかを観察する。さらに本人（家族）に「つらいですか」「きついですか」などと聞いて、医師に「熱はありますが、ぐったりした様子はないです」とか「ぐったりしていて、本人もつらいようです」と伝えてほしい。

また、食事や水分摂取についても確認しよう。「食事は取れていないようですが、水分は取れているようです」といった情報も大切だ。数日であれば、食事が取れていなくても、水分が取れていれば問題ないことが多い。

表1　「＋α」として多い症状と疑われる主な疾患

「＋α」の症状	疑われる主な疾患
咳、喉、鼻の症状がある	ウイルス性上気道炎（いわゆるかぜ）
咳の症状が強い	気管支から肺の感染症
喉の痛みが強い	A群溶血性連鎖球菌咽頭炎
背中から腰の痛み	腎盂腎炎
頻尿、排尿時痛、残尿感	腎盂腎炎、前立腺炎
嘔気・嘔吐、腹痛、下痢がある	ウイルス性胃腸炎

薬学管理に生かす臨床推論　27

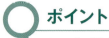
悪寒戦慄の有無を聞く

こう聞こう！

- □ 寒くて上着を羽織りたくなるようですか？
- □ 布団の中にいても、歯がガチガチと鳴り、震えが止まらないような寒気はありませんか？

　もう1点、ぜひ確認してほしいのは「悪寒」の程度だ。発熱で問題となるのは細菌感染症で、特に「菌血症」を来している場合は、緊急度が高い。菌血症については、悪寒の程度によってある程度、判断ができる。

　悪寒は、「寒気」＜「悪寒」＜「悪寒戦慄」の3段階に分けて考えるとよい（図1）。特に悪寒戦慄がある場合は、何らかの細菌感染による菌血症を起こしているなど、緊急度が高いことが多い。

　「寒気や悪寒はありますか」と聞いても、患者はその違いが分からないことが多いため、「上着を羽織りたくなる程度ですか」「歯がガチガチして震えが止まらないほどですか」など、具体的に確認したい。

図1　悪寒の3段階

寒気	上着を1枚羽織りたくなる
悪寒	厚手の毛布をかぶりたくなる
悪寒戦慄	厚手の毛布をかぶっても全身の震えが止まらない、歯がガチガチ鳴る

症状モニタリングのワンポイント・レッスン

患者が症状を訴えた際には、「そうですか。それはおつらいですね」といった共感の一言を必ず添えるようにしたい。共感の姿勢は、機械ではなく人間である医療者が問診を行う上で、重要な要素であることを忘れてはならない。

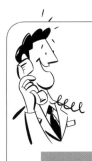

医師への伝え方の一例

在宅療養している患者の家族から、朝、電話があり、昨晩から熱が出ているとの訴えがあった。

薬剤師 尿路感染症の既往のある○○さんですが、昨晩8時ごろから急に38℃程度の悪寒戦慄を伴う熱が出ているそうです。尿路症状は認めませんが、右の腰の辺りが少し痛いと言っています。熱に伴う症状かと思いますが、体の節々が痛いとおっしゃっていますが、咳や喉の痛みなどのかぜ症状はないようで、インフルエンザの患者との接触はないようです。食事はあまり取れていないようですが、水分は十分取れているようです。いかがしましょうか。

医師 悪寒戦慄を伴う発熱とは、かなり気になりますね。○○さんは、以前にも尿路感染症にかかっているから、それかもしれません。早く対応した方が良さそうなので、すぐに訪問してみます。ありがとうございます。

下痢

「下痢が続く」と言われたら
便の状態と脱水がないかを確認しよう

　下痢は、水分が異常に多い便や形のない便が頻回排出される状態である。下痢といっても、その性状はかなり幅があるので、詳細に聞き取ることが大切だ。下痢は、持続期間が2週間以内なら急性、2〜4週間なら亜急性、4週間を超える場合は慢性とされる。

　亜急性、慢性の下痢は、食事や水分の取り過ぎ、精神的なストレス、過敏性腸症候群、炎症性腸疾患、大腸癌、甲状腺機能亢進症など様々な原因が考えられる。

　一方、急性の下痢では、その原因の多くは感染性胃腸炎といえる。ほとんどがノロウイルスなどによるウイルス性で、一部、カンピロバクター菌、サルモネラ菌、病原性大腸菌、腸炎ビブリオ菌などによる細菌性がある（表1）。細菌性であれば、1日6回以上の下痢や強い腹痛、血便が見られることが多い。

　慢性、急性にかかわらず、薬剤性の下痢が少なからず見られるため、服用薬の確認は、必ずしてほしい。下痢を起こしやすい薬は「DATSuN下痢ピッピー」（ダットサン：小型自動車のブランド）と覚えるとよい（表2）。

表1　ウイルス性胃腸炎と細菌性胃腸炎の主な違い

	ウイルス性腸炎	細菌性腸炎
部位	小腸	大腸
発症までの時間	ウイルスによって8〜16時間、16〜48時間	16〜72時間
症状	水様性下痢、腹痛	下痢、（粘）血便、強い腹痛、渋り腹、発熱

30　薬学管理に生かす臨床推論

表2 下痢の原因になりやすい薬の覚え方「DATSuN（ダットサン）下痢ピッピー」

Diuretics	利尿薬
Antibiotic、**A**nti-acid、**A**nti-arrhythmic	抗菌薬、制酸薬、抗不整脈薬
Theophylline	テオフィリン
Softener	緩下薬
NSAIDs	非ステロイド抗炎症薬
PPI	プロトンポンプ阻害薬（コラーゲン性大腸炎を起こす）

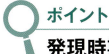

ポイント
発現時期や程度を確かめる

こう聞こう！

- □ 下痢は、いつ頃からありますか？
- □ 1日に何回くらい排便がありますか？ 6回以上ですか？
- □ トイレに行くたびに、お尻からおしっこのような便が出る感じでしょうか？ それとも形のある軟便でしょうか？
- □ 便が赤かったり、黒かったりしませんか？

　下痢の状態を把握するには、まず、下痢がいつから始まり、どの程度続いているか、さらに下痢の回数と便の状態を確認する。回数は、「1日6回以上ありますか」「トイレから離れられないほどですか」など、目安を示すと患者や家族は答えやすい。

　便の状態については、軟便、泥状便、水様便などに分けられる。患者には「お尻からおしっこが出るような便（水様便）ですか」と聞いてみよう。もしこのような訴えが確認できれば、かなり感染性胃腸炎の可能性が高いことになる。また、色についても確認したい。感染性胃腸炎に限らず、消化管出血があると血液が混じり、便が赤くなったり黒くなることがあるからだ。一般的には黒色だと上部消化管、赤色だと下部消化管からの出血のことが多い。

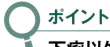

下痢以外の症状（随伴症状）や接触歴を聞こう

こう聞こう！

- ☐ 下痢以外に気になる症状はありますか？
- ☐ ムカムカしたり、吐いてしまったりはありませんか？ また、下痢が起こる以前に吐き気がしたり、吐いてしまったことはありませんでしたか？
- ☐ 熱はありますか？ どのくらいですか？
- ☐ おなかの痛みはどうですか？ 歩いたり、咳をしたときに響くほどの痛みですか？
- ☐ 周りに同じような症状の人、特に小さなお子さんはいませんか？

　悪心・嘔吐、熱、腹痛といった随伴症状の有無も、必ず聞いてほしい。ウイルス性胃腸炎では、下痢が始まる以前に、悪心・嘔吐があり、それらが落ち着いてきた頃に下痢が起こることが多い。従って、現在の状況だけでなく、下痢が起こる前のことも聞いておく必要がある。ウイルス性胃腸炎では、熱は高くなく、腹痛は軽度であることが多い。

　医師が診断する上では、同じような症状の人（特に小児）との接触歴（シックコンタクト）の有無が重要な情報となるので、忘れずに確認しよう。接触歴があればウイルス性胃腸炎の可能性が高いといえる。

　細菌性胃腸炎では38℃以上の発熱があり、腹痛が強いことが多い。歩いたり咳をしたときに響くような腹痛がある場合は、腹膜炎が疑われる「腹膜刺激徴候あり」として、早期の受診が必要である。

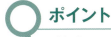

脱水の状態を確認しよう

こう聞こう！

- □ 喉が渇いて仕方がないということはないですか？
- □ 腋の下はしっとりしていますか？
- □ おしっこは出ていますか？
- □ 血圧が普段より随分、低かったり、心臓がドキドキしたりしませんか？

　下痢に関しての緊急度を判断する上では、症状の強さもさることながら、脱水を起こしていないかが重要となる。脱水を来している場合には、経口摂取による水分補給で済むかどうかもポイントとなるため、脱水の程度が分かる情報を聴取したい。

　脱水の程度を知るには、口渇感や腋窩（えきか、いわゆるわきの下）の乾燥がないか、尿量減少や筋肉の痙攣がないかを確認しよう。

　脱水が強くなると、起立時の血圧が低下する。血圧計があるなら臥位と立位（もしくは座位）で、それぞれ心拍数と血圧を測ってもらうとよい。立位のときに、臥位に比べて心拍数が20回/分以上上がる、もしくは収縮期血圧が20mmHg以上下がるようであれば、点滴が必要な程度の脱水があると考えられる。

　姿勢によるバイタルサインの変動が見られない場合でも、心拍数が120回/分以上もしくは、収縮期血圧が普段より20～30mmHg程度低い場合、収縮期血圧の数値よりも、心拍数の数値が大きくなっている場合は、脱水が強いと考えてよい。それらの情報も聴取し、医師に伝えよう。

医師への伝え方の一例

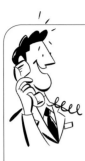

80歳男性患者の家族から薬局に電話があり、「昨日から下痢が続いているが、受診させた方がよいだろうか」と相談があった。

薬剤師 高血圧と認知症のある○○さんですが、昨日から腹痛と下痢が続いていて、水のような便が1日3～4回出ており、昨日は微熱と少し吐き気があったようです。今は、吐き気は落ち着いていて、血便は見られないようです。また、腹痛は咳をして響くほどではないと本人は話しているそうです。脱水の状態ですが、口渇や皮膚の乾燥はなく、尿も出ているようです。血圧も普段とあまり変わらないようです。なお、下痢を起こすような薬は服用していません。いかがしましょうか。

医師 そうですか。点滴が必要なほどではなく、緊急性はなさそうですね。食事は十分取れなくても構わないので、経口補水液で水分をしっかり補うようアドバイスしてください。今後、水分が取れなかったり、血便が出たり、腹痛が強くなったりしないか、またバイタルサインにも注意して、自宅で療養してもらってください。ウイルス性胃腸炎の可能性が考えられますので、感染対策の指導もお願いします。

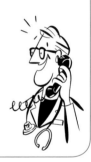

フィジカルアセスメントのワンポイント・レッスン

　下痢などによる脱水にいち早く気付くためには、患者の自覚症状とともに、皮膚の状態などを確認したい。
　自覚症状としては、口の渇き、体のだるさ、立ちくらみ、微熱、食欲低下などを訴えることが多い。また、尿量が減少したり、尿色が濃くなる。
　患者が目の前にいる場合には、皮膚（腋窩）や口唇、舌の乾燥がないか、皮膚の弾力性の低下がないかなどを確認する。脱水が進むと、脱力、意識障害、血圧低下、頻脈、頻呼吸なども起こる。高齢者などでは、ぼんやりしていたり、いつもより元気がなかったりしていないかを確認しよう。さらに、下に示したツルゴール反応や、毛細血管再充満時間も確認してほしい。

◆ 脱水を疑う所見

　軽度　：口渇、腋窩の乾燥、尿量の減少
　中等度：脈拍増加、血圧の低下、皮膚緊張の低下
　高度　：頻脈、低血圧、意識障害、ショック

◆ ツルゴール反応：皮膚の張りの低下がないかを確認

手の甲をつまんで山形にして離し、元の状態に戻るまでに、3秒以上かかる場合は、脱水を疑う

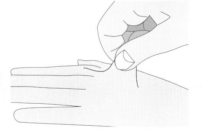

※高齢者は、加齢による皮膚変化でもともとツルゴールが低下しているように見えやすい。いつもとの変化として比較できるようになるのが重要である。

◆ 毛細血管再充満時間：延長がないかを確認

爪を圧迫して離し、爪の色が白からピンク色に戻るまでに3秒以上かかる場合は、脱水を疑う

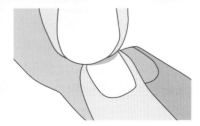

頭痛

「頭が痛い」と訴えられたら
急に起こる強い痛みや項部硬直に注意

　頭痛は、脳に器質的疾患がなくて起こる「一次性頭痛」、脳の器質的疾患が原因で起こる「二次性頭痛」、その他に帯状疱疹や副鼻腔炎などによるものがある（表1）。二次性頭痛は、くも膜下出血や髄膜炎など緊急を要するものが多いので要注意だ。緊急度が高いと判断される頭痛の主な特徴を表2にまとめた。これらを念頭に患者に確認しよう。

表1　頭痛が起こり得る主な原因疾患

一次性頭痛	片頭痛、緊張型頭痛、群発頭痛、アイスクリーム頭痛、感冒に伴う頭痛
二次性頭痛	くも膜下出血、脳内出血、髄膜炎、脳腫瘍、慢性硬膜下血腫、低髄圧症候群
その他	帯状疱疹、副鼻腔炎、高血圧性脳症、緑内障発作、後頭神経痛、側頭動脈炎、薬剤性

表2　緊急度が高いと判断される頭痛の主な特徴

☐ 突然発症

☐ 時間の経過とともに頻度と程度が増していく（増悪）

☐ 今までに経験したことのないほど強い痛みがある（最悪）

☐ いつもと痛みの性状が違う（頭痛持ちの場合）

☐ 50歳以上で初発

☐ 手足の動かしにくさや痺れなどの神経症状や視力障害を伴う

☐ 癌や免疫不全の患者で新規に発症

☐ 精神症状を伴う

☐ 発熱、項部硬直、髄膜刺激症状がある

☐ ここ3カ月で頭部外傷がある

36　薬学管理に生かす臨床推論

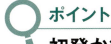

ポイント
初発か繰り返しているかを確認

こう聞こう！

- □ これまで何度も、頭痛を繰り返していますか？
- □ これまでの頭痛と痛み方や痛みの強さは同じですか？

　まず、もともと頭痛持ち（繰り返し起こっている頭痛）なのか、それとも新規に起こった頭痛（初発）なのかを確認しよう。繰り返し起こる頭痛は、片頭痛や緊張型頭痛がほとんどであり、それほど緊急度が高くない場合が多い。

　とはいえ、頭痛持ちの人が新たに緊急度の高い二次性頭痛を起こすことがある。普段から頭痛がある人には、頭痛の程度や性質が、いつもと同じかどうかを必ず確認したい。

　また、持続する頭痛は、原因をはっきりさせておくことが大切だ。緊急でなくて構わないので、一度、受診するよう勧めよう。

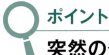

ポイント
突然の発症か否かを聞く

こう聞こう！

- □ 何をしている時に、頭痛が起こり始めましたか？

36ページ表2に示した緊急度が高いと判断される頭痛の主な特徴の中でも、特に注意すべきは「突然発症」だ。後に述べる痛みの程度などよりも、「突然かどうか」が重要な鍵となることを忘れてはならない。特に緊急度が高いくも膜下出血は、発症の瞬間が分かるくらいはっきりと、突然であることが多い。ここでの「突然」は、秒単位で痛みが頂点に達するようなものをいう。

　難しいのは、この「突然」の病歴の取り方である。「頭痛が突然、起こりましたか」と聞くと、突然でもないのに「はい」と答えたり、突然なのに悩みながら「そうでもない」と答える人がいる。それを防ぐためには「何をしている時に起こりましたか」と聞くとよい。本当に突然であれば、「朝、起きてトイレに入って座った時」など、頭痛が起こった場面が限定できるからだ。

ポイント
痛みの程度と性状を確認する

> **こう聞こう！**
>
> □ 痛みの強さはどうですか？　普段、あまり感じないような強い痛みですか？
> □ 締め付けられるような痛みですか？
> □ 心臓の動きと連動するように、ズキンズキンするような痛みですか？

　痛みの程度や性状も大事な情報だ。くも膜下出血で起こる頭痛は、「バットで殴られたような痛み」「今までに経験したことのないような人生最悪の頭痛」と表現されることが多い。しかし、そのような表現では、バットで殴られたことがない人には答えるのが難しく、人生最悪かどうかを悩む人もいる。そのため、「普段あまり感じないような強い痛みでしたか」といった聞き方がよい。

　痛みの性状も聞いておきたい。「どのような感じの痛みですか」と聞いて、患者がうまく答えられないときには、「締め付けられるような痛みですか」「心

臓の動きと連動するようにズキンズキンする痛みですか」など、例を挙げて聞くようにする。前者であれば、緊張型頭痛、後者であれば片頭痛の可能性が高い。

ポイント
時間経過と増悪の有無もチェック

> **こう聞こう！**
> - 痛みはずっと継続していますか？
> - 頭痛が始まったときと今とではどちらが痛いですか？
> - こういうときに痛みが強まるといったことはありますか？
> - こうすれば痛みが和らぐなどはありますか？

　時間とともに痛みが変化していないかも必ず確認したい。頭痛に限らず、痛みについては時間とともに強まっているか否かが重要な情報となる。痛みが発現した時点と比べて、症状が強まっている場合は注意が必要だ。
　また、どんなときに（何をしたら）痛みが強まるか、逆に弱まるか（増悪・緩解因子）も確認しておきたい。

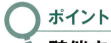

随伴する症状を聞く

こう聞こう！

- □ 頭痛以外に、気になる症状はありませんか？
- □ 熱や咳、鼻水、喉の症状はありませんか？
- □ 首を前に曲げにくいなどの症状はありませんか？
- □ 吐き気などはありませんか？
- □ 目が見えにくかったり、手足が動かしにくい、しゃべりにくい、手足が痺れるといったことはありませんか？

　随伴症状の有無もチェックしたい。熱、咳や鼻水、喉の症状などがあれば、かぜに伴う頭痛の可能性が高い。

　くも膜下出血と並んで緊急度が高い髄膜炎による頭痛か否かを、医師が判断する上で重要な情報の1つとして「項部硬直」がある。項部硬直とは、仰向けに寝ている人の頭部を持ち上げたときに表れる抵抗のこと。髄膜刺激症状の1つで、くも膜下出血や髄膜炎などで髄膜が刺激されているときに起こる。

　薬局の店頭では、仰向けになってもらうわけにいかないので、首を前に曲げて顎が胸に付かないとか、いつもよりも曲げにくいなどの症状がないかを聞いてみよう。

　髄膜炎の特徴的な所見は「発熱＋頭痛」だが、熱が出るときだけ頭痛がつらく、熱がなければ頭痛はないという場合は、熱に伴う頭痛であることが多く、その場合には緊急度は高くないことが多い。

　また、脳の異常によって頭痛が生じている場合には、神経症状が発現することがある。吐き気や視覚障害、運動障害など神経症状が出ていないかも確認したい。神経症状が見られる場合は、緊急度がかなり高いといえる。

医師への伝え方の一例

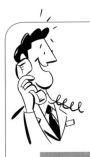

当薬局をかかりつけにしている50歳女性患者が、頭痛を訴えOTC薬を買いに来局した。

薬剤師 高血圧と脂質異常症で、先生に診てもらっている50歳女性の○○さんが「頭が痛い」と言って、OTC薬を買いに薬局に来ています。今朝、お弁当を作っていてウインナーを詰めようとしたときに、急に強い痛みを感じ、1回嘔吐したそうです。手足の動かしにくさや視覚障害などはなさそうで、首を動かしにくいといった症状もないようですが、「頭を動かすと痛みが強くなるように思う」と話していて、血圧は180/105mmHgもありました。もともと頭痛持ちのようですが、「いつもの頭痛とは少し違う」と言っています。市販の鎮痛薬を飲んでもらうので大丈夫でしょうか。

医師 それほど急に強い痛みが出たというのは、くも膜下出血や脳内出血の有無を確認しないといけない状況ですね。血圧は高血圧緊急症というほどではないですが、くも膜下出血などが心配な値です。○○病院の脳神経外科に連絡を入れておきますので、すぐにそちらを受診するように伝えてください。

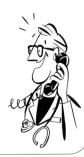

倦怠感

「だるい」と訴えられたら
どんなときに感じるかや生活の変化にも着目

　「だるい」「疲れやすい」といった言葉で表現される倦怠感は、身体的な疾患によるものと精神的な疾患によるものに分けられる。

　主な身体的疾患としては、感染症、急性肝炎、糖尿病、甲状腺機能亢進・低下症、副腎不全、低カリウムや低ナトリウムなどの電解質異常、貧血、癌、更年期障害などがある。その他、薬剤の副作用による倦怠感も挙げられる。

　(1)急性(4週間以内)である、(2)やる気はあるけれども実際にやり遂げられない、(3)休むと軽快する、(4)労作で悪化することが多い——といった場合は、身体的疾患が原因になっていることが多い。

　一方、精神的疾患が原因の場合、長時間続く、休んでも改善しない、労作による悪化がない、気力がないといったことが多い。また、倦怠感以外に多様な症状を訴えるものの、どれもはっきりしないことが多い。

　身体的疾患が長期化すると精神的な要素が加わり、両者が併存することもある。その場合、精神的な疾患の特徴が前面に出がちだが、決め付けてしまうことで医師への報告が偏った内容にならないように気を付けたい。

　最近は、多剤投与の影響からか、高齢者の倦怠感の原因が薬剤性であることが多い。睡眠薬、抗うつ薬、筋弛緩薬、降圧薬、抗ヒスタミン薬、オピオイド、抗癌剤など、倦怠感を起こし得る薬剤を服用していないか、OTC薬も含めて確認してほしい。

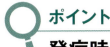

発症時期や日内変動をチェック

こう聞こう！

- □ だるさを感じるようになったのは、いつ頃からですか？
- □ 半年前と今とでは、だるさに変化はありますか？
- □ 1日のうちでだるさに変化はありますか？ また、だるさを感じるのはどんなときですか？
- □ どのようなだるさですか？ 何をするのもおっくうな感じとか、体が重い感じでしょうか？

　まず、いつ頃からだるさを感じるようになったのか、どんなときにだるさを感じるか、1日のうちでだるさを感じる時間帯などを確認しよう。長期にわたって倦怠感がある場合には、最初に感じたときと今の程度の差を聞く。「半年前のだるさと今のだるさは違いますか」など、期間を区切って変化を聞くのもよい。

　どのようなときにだるさを感じるかは、医師が判断する上での重要な情報となる。身体的な疾患が原因であれば、朝は元気だが夕方から夜にかけてだるさが増したり、労作によって症状が強くなることが多い。一方、精神的疾患による場合は、朝に倦怠感が強いことが多い。

　どのようにだるいのかも聞いてみよう。「何をするのもおっくうな感じですか」「体が重く感じるといった風ですか」と、例を出して聞くと患者の言葉を引き出しやすい。よくよく聞いてみると、眠気を感じているにもかかわらず、「だるい」と表現している場合もあるので注意深く確認したい。

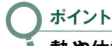

ポイント

熱や体重減少、痛みなどを聴取

こう聞こう！

- [ ] 熱はありませんか？
- [ ] 食欲はありますか？ ここ1年ぐらいで体重が減っていませんか？
- [ ] 痛みなど、いつもと違う、気になる症状はありませんか？
- [ ] 最近、何か生活に変化がありませんでしたか？

　熱や食欲不振、体重減少、黄疸、痛み、その他いつもと違う、気になる症状（随伴症状）がないかを確認しよう。熱は、38℃以上かどうかが緊急度を見極める1つの指標となるので、何℃の熱がいつ頃から出ているかを必ず聞く。体重は、1年以内で5％以上の減少がないかを確認する。

　さらに、生活習慣の変化や睡眠の質の低下はないか、十分な休息が取れているかをチェックする。

　女性の場合は、妊娠の可能性を必ず考え、確認しよう。その場合、「妊娠の可能性はありますか」と聞くのではなく「妊娠は100％否定できますか」といった聞き方をし、否定できなければ薬剤を交付する前に妊娠検査を勧めたい。月経のある女性では、過多月経による貧血で倦怠感が出ていることが多い。過多月経の病歴は、「生理の出血が多いですか」と聞いても、比較する対象がないため、患者は答えにくい。そこで「生理の出血が、以前より多くなっていませんか」「生理で、血液が漏れたりすることはありますか」と聞くと、分かりやすい。

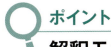

解釈モデルや抑うつ気分の有無を確認

こう聞こう！

- □ 生活上の変化やストレスの増加など、だるさの原因ではないかと思うことや、「こういう病気が原因ではないか」など、思い当たることはありませんか？
- □ この1カ月間、気分が沈んだり、憂鬱な気持ちになったりすることがよくありましたか？
- □ この1カ月間、どうも物事に対して興味が湧かない、あるいは心から楽しめない感じがよくありましたか？

　「解釈モデル」を聞くことも非常に重要だ。解釈モデルとは、患者が考える病気の原因、病態、経過、病気の影響、望む治療法、期待などのことで、そこから重要な情報が得られることが多い。だるさの原因として関係していると思うことや、心配な病気がないかなどを聞いてみよう。生活習慣の変化やストレスの増加など、だるさの原因となりそうな具体例を挙げて聞くとよい。

　倦怠感の原因が、うつ病であることも多い。うつ病の特徴的な症状は「抑うつ気分」と「興味や喜びが持てない」である。この1カ月間で、抑うつ気分や、物事に興味が湧かないことがよくあるかを聞く、うつ病のスクリーニング法（二質問法）を用いてみよう（46ページ参照）。2つの質問のどちらも「いいえ」であれば、うつ病がほぼ否定できる。簡単な質問なので、ぜひ聞いてみてほしい。

うつ病をスクリーニングできる「二質問法」

下記の2つの質問でうつ病のスクリーニングができる質問法。質問内容はDSM-Ⅳの診断基準に準じており、判定はどちらか1つでも該当すれば陽性とされる。

☐ この1カ月間、気分が沈んだり、憂鬱な気持ちになったりすることがよくありましたか？

☐ この1カ月間、どうも物事に対して興味が湧かない、あるいは心から楽しめない感じがよくありましたか？

鈴木竜世ほか. 精神医学 2003; 45(7):699-708より引用

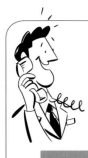

医師への伝え方の一例

薬局に立ち寄った68歳男性患者から、「最近、体がだるい」との訴えがあった。

薬剤師 高血圧の既往のある○○さんですが、「2週間くらい前から体のだるさが続いている」と訴えています。少し動くと疲れて座りたくなるようです。気分の落ち込みや、熱や痛みなどの随伴症状はないようです。降圧薬を飲んでいますが、最近、血圧が下がっている様子もないので、薬のせいとは考えにくいと思います。食欲はあるようですが、最近、奥さんが入院されて食事が不規則になっているようで、本人もそのせいかもしれないと話しています。いかがしましょうか。

医師 随伴症状からも緊急性はなさそうですし、身体的な病気の可能性は低そうですね。気分の落ち込みもなさそうですし、奥さんの入院によるストレスや食生活の変化からくる倦怠感のように思われます。まずは食生活のサポートをお願いします。奥さんの入院が続くようであれば、夜寝られなくなるなどの症状が出てくるかもしれませんので、注意しておいてください。

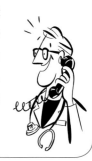

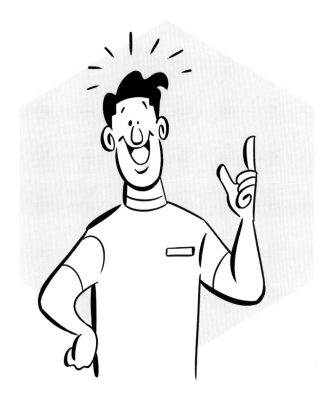

めまい

「めまいがする」と言われたら

めまいを性状から分類し、随伴症状の有無を確認する

　めまいといえば「メニエール病」が有名だが、実際にはめまいを来す疾患は多岐にわたる（表1）。先入観があると、緊急度を見誤ることになりかねない。在宅や薬局の店頭で、めまいを訴えられたときには、緊急度の高いめまいを来す疾患を思い浮かべて、そのサイン（レッドフラッグサイン）がないかを聞き取り、医師に情報提供できるようにしたい。

　めまいが薬剤性であることも少なくない。降圧薬や抗菌薬、非ステロイド抗炎症薬（NSAIDs）、筋弛緩薬や抗痙攣薬、ベンゾジアゼピン系薬などめまいを来しやすい薬について、服用の有無をチェックして、薬剤性の可能性を必ず考えるようにしよう。

表1　めまいを来す主な疾患

1. 前庭障害	1）**末梢性** 良性発作性頭位めまい症（BPPV）、メニエール病、前庭神経炎、薬剤性（ゲンタマイシン、ミノサイクリンなど）
	2）**中枢性** 小脳梗塞・出血、脳幹梗塞（特にワレンベルグ症候群）、椎骨脳底動脈循環不全、薬剤性、多発性硬化症、頸性めまい
2. 心血管系疾患	高度大動脈弁狭窄症、不整脈、脱水（腎前性腎不全）、重度貧血
3. 複合型感覚障害または代謝性障害	高齢、低血糖、高血糖、低酸素血症、甲状腺機能異常
4. 精神的疾患	うつ病、パニック障害、過換気症候群

48　薬学管理に生かす臨床推論

ポイント
めまいの性状を詳しく聞く

> **こう聞こう！**
>
> ☐ 目の前がぐるぐる回るような感じですか？　それともふわふわした感じですか？
> ☐ 気が遠くなる感じはありますか？
> ☐ めまいが起こる前に、緊張や不安、強いストレスなどを感じませんでしたか？

　めまいを訴えられた場合、医師はまず性状、つまり「ぐるぐる回るようなめまい（回転性めまい）」か、「ふわふわするようなめまい（動揺性めまい）」か、「気が遠くなるようなめまい（失神前めまい）」かを確認する（表2）。

　回転性めまいの場合、良性発作性頭位めまい症（BPPV）やメニエール病など末梢性のものと、脳血管障害などに伴う中枢性のものに大きく分けられる。特に、中枢性のものは緊急を要することが多いので、そのサインを見逃さないようにしたい。

　明確な回転性めまいの患者は、激しい症状のため、薬局まで足を運ぶことが困難なことが多い。薬局ではふわふわする、ふらふらするといった軽い動揺性めまいの患者か、もしくは最初は強い回転性めまいだったが、来局時に

表2　めまいの性状と考えられる疾患群

分類	性状	考えられる疾患群
回転性めまい	ぐるぐる回る 景色が流れるよう	中枢性（脳血管障害、脳腫瘍など）、末梢性（良性発作性頭位めまい症、メニエール病など）
動揺性めまい	ふらふらする ふわふわする 体がふらつく	いずれの疾患も考えられる
失神前めまい	気が遠くなる 意識を失いそうになる	出血、心血管系疾患、血管迷走神経反射など

は軽快傾向で動揺性と言っているだけの患者が多いと考えられる。動揺性のめまいは、いずれの疾患によっても起こり得る。ストレスや不安など精神的な理由のことも多い。

　見逃してはいけないのは、意識を失いそうになる「失神前めまい」だ。出血、心筋梗塞や大動脈瘤などの心血管疾患に伴う場合があり、緊急度が高いことが多い。まずは「めまい」という曖昧な訴えから、この失神前めまいを見逃さないことを念頭に患者から話を聞き、見つけた場合は積極的に受診勧奨してほしい。降圧薬の効き過ぎによる低血圧やβ遮断薬による徐脈といった、薬剤性の症状は見逃さないようにしたい。

　失神前めまいでも、明確な強いストレスが誘因となっている場合には、血管迷走神経反射に伴う良性のことが多いので、その病歴の聴取も大切だ。

ポイント
随伴症状とその表れ方を聞く

こう聞こう！

- ☐ 心臓がドキドキしたり、胸の痛み、不快感はありませんか？
- ☐ いつもと違う、気になる症状はありませんか？
- ☐ 見え方がいつもと違う、手足が痺れるなどありませんか？
- ☐ めまいがある時に、他の症状はありますか？
- ☐ 耳鳴りや聞こえにくさ、耳が詰まった感じはありますか？

　動悸や胸部不快感、胸痛などがある場合は、心血管疾患が考えられ、緊急度が高い。しゃべりにくい、見え方がいつもと違う、手足が痺れるといった神経症状がある場合は、中枢性めまいが疑われ、これも緊急度が高い。

　耳鳴りや難聴、耳閉塞感などの聴力障害があれば、耳から来る末梢性めまいが疑われる。特に、めまい発作時に聴力障害を伴う場合はメニエール病のことが多い。どんなときに随伴症状が起こるかも確認したい。

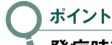

ポイント
発症時期、増悪因子を確認する

> **こう聞こう！**
> - □ めまいは、これまでもありましたか？ いつものめまいと似ていますか？
> - □ めまいが起こるようになったのはいつからですか？
> - □ めまいは突然始まりましたか？ 何をしているときに始まりましたか？
> - □ どんなときにめまいが強くなりますか？
> - □ めまいはどのくらい続きますか？

　いつからめまいを感じるようになったか、以前にも似たようなことがあったか、突然起こったかどうかについても、確認しよう。「頭痛」の項（36ページ）で説明したように脳血管障害は、はっきりとした発症時点が認識できる（突然発症）。発症時点が特定できるほど急に起こったものであれば、緊急度は高いといえる。

　「めまい持ち」というように繰り返すめまいであれば、緊急度は低い。しかし、これまでのめまいと症状や強さが異なっていないかを必ず確認する。

　どんなときに症状が起こる、強くなるかといった増悪因子、こうしていれば楽に過ごせるなどの緩解因子も聞いておきたい。例えば、起立時に起こる場合は、血圧低下が考えられ失神前めまいの可能性がある。また、寝返りなどでも起こる場合には、血圧低下とは関係ない場合が多く、BPPVの可能性がある。

　BPPVでは、1回の発作は数秒から数十秒のことが多く、メニエール病では数時間から数日続くことが多い。数日以上持続する場合は、前庭神経炎や脳梗塞などの可能性が高い。

　めまいが数カ月にわたって発現しているといったように長く続いている場合には、心因性の可能性が高くなる。持続期間の情報も、医師が鑑別診断をする上で重要な鍵となるので、しっかり確認しよう。

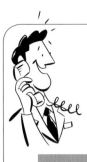

医師への伝え方の一例

居宅療養管理指導のために患者宅を訪れたときに、患者から「めまいがする」との相談があった。

薬剤師 高血圧の既往のある○○さんが、「1週間ほど前からめまいがする」と言っています。回転性のめまいではなく、ふわふわ、ふらふらするようで、耳鳴りや聞こえが悪いとか、手足の痺れなどはないようです。特に午前中に多く、立ち上がるときにフッと気が遠くなることもあるそうで、血圧を測ってもらったところ、96/62mmHgと低く、心拍数56回/分と徐脈を認めています。2週間前にβ遮断薬が増量になっていますが、その影響も考えられるかと思います。

医師 それはまずいですね。症状は軽いようですが失神前めまいですね。血圧が低めで、心拍数が60回/分を切っていますので、ひとまずβ遮断薬を中止してください。高血圧のコントロールは急ぎませんので。継続して血圧を測定してもらって、改善しないようなら連絡をください。それと、立ち上がるときなどは気を付けて、気が遠くなりそうなときはすぐにしゃがむよう、アドバイスしてください。

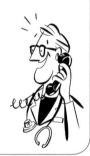

理解を深める
末梢性の前庭障害はどこで起こる？

　耳は大まかに、外耳、中耳、内耳に分けられる。めまいに関連するのは内耳であり、主に三半規管、前庭、蝸牛から成る。三半規管と前庭が平衡感覚をつかさどり、これらの器官からの情報は前庭神経を通して脳へと伝わる。

　蝸牛は、聴覚に関与する。この内耳から脳までのどこかが障害されると末梢性の前庭性めまいが起こる。なお、前庭性めまいでも、中枢性は脳血管障害などのように脳が障害されて起こる。

　最もよくある良性発作性頭位めまい症（BPPV）は、三半規管にある平衡感覚をつかさどる耳石がずれて動くことによって起こる。

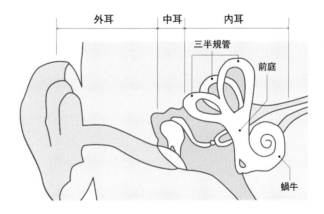

熱中症

「熱中症かも」と言われたら

意識障害の有無を確認し、
冷却や水分補給などの対応を

　熱中症には、暑熱環境下で長時間運動や作業をしたときなどに発症する「労作性熱中症」と、屋内の日常生活中に発症する「非労作性熱中症」がある。いずれも重症例では後遺症が残ったり、死に至ることもあり、早期の対処、治療が求められる。

　特に高齢者の非労作性熱中症では、1週間ほどかけて徐々に脱水、衰弱するといったように進行が緩徐なケースがあり、他の疾患との鑑別に苦慮するケースが少なくない。

　また、高齢者では脱水があるにもかかわらず、普段から内服している降圧薬や利尿薬などを飲み続けることで、電解質異常や臓器障害を来してしまうことがある。多剤併用（ポリファーマシー）となっている場合には、特に注意が必要だ。

　もう1点、熱中症で注意すべきなのは、安易な「熱中症」という判断だ。暑い時期に、熱があると何でも「熱中症」と言って片付けてしまう医療者が少なくない。「かぜですね」という言い方と同様に、患者や家族が納得しやすい病名だが、そう伝えることによって、敗血症の診断が遅れ、死亡に至る症例が案外、多い。熱以外の症状を、丁寧に聴取することが大切だ。

　特に、熱に悪寒戦慄を伴っている場合は、敗血症を念頭にアプローチすることが重要となる（25ページ「発熱」参照）。くれぐれも熱中症として終わらせることがないようにしたい。

ポイント
意識状態を確認し症状を聞く

こう聞こう！

- ☐ あやふやなことを言ったり、ぼんやりした様子、いつもと比べて様子がおかしいなどはないですか？
- ☐ 熱はありますか？　何℃くらいですか？　歯がガチガチと鳴り、全身が震えるような悪寒はありませんか？
- ☐ 筋肉痛や足がつるなどの症状はありませんか？
- ☐ おしっこは出ていますか？
- ☐ （患者宅に血圧計がある場合）血圧や脈拍は、いつも通りですか？

　日本救急医学会の「熱中症診療ガイドライン2015」に、熱中症の重症度と症状、対処法が示されている（56ページ図1）。

　軽症例（I度）は、冷所での安静や体表冷却、水分・塩分の補給といった現場での対応で回復することが多いが、重症例では入院加療が必要となる。救急搬送が必要かどうかの見極めは、意識障害の有無と脱水の程度がポイントとなる。

　そこでまずは、意識の状態を確認することから始めてほしい。意識がはっきりしているか、おかしなことを言ったり、集中力や判断力の低下がないかを確認する。

　「意識障害」といっても、高齢者の場合には「いつもと少し様子が違う」といった程度のことも多い。従って、より早期に発見するためには、いつもとの違いをいかに見極めるかが重要であり、家族や介護スタッフの言葉が参考になることが多い。

　他に、熱中症では大量の発汗、めまい、倦怠感、筋肉痛、こむら返りなどが起こるため、これらの症状の有無を聞く。さらに、尿量減少や、高体温、血圧低下なども見られるので、バイタルサインの確認もできるだけ行いたい。

図1 熱中症の分類と対応法

	症状	重症度	治療	臨床症状からの分類
I度 （応急処置と見守り）	めまい、立ちくらみ、生あくび大量の発汗筋肉痛、筋肉の硬直（こむら返り）意識障害を認めない（JCS=0）		通常は現場で対応可能 →冷所での安静、体表冷却、経口的に水分とNaの補給	熱痙攣 熱失神
II度 （医療機関へ）	頭痛、嘔吐、倦怠感、虚脱感、集中力や判断力の低下（JCS≦1）		医療機関での診察が必要 →体温管理、安静、十分な水分とNaの補給（経口摂取が困難なときには点滴にて）	熱疲労
III度 （入院加療）	下記の3つのうちいずれかを含む		入院加療（場合により集中治療）が必要 →体温管理 （体表冷却に加え体内冷却、血管内冷却などを追加） 呼吸、循環管理 DIC治療	熱射病
	中枢神経症状 （意識障害［JCS≧2］、小脳症状、痙攣発作）			
	肝・腎機能障害 （入院経過観察、入院加療が必要な程度の肝または腎障害）			
	血液凝固異常 （急性期DIC診断基準［日本救急医学会］にてDICと診断） →III度の中でも重症型			

I度の症状が徐々に改善している場合のみ、現場の応急処置と見守りでOK

II度の症状が出現したり、I度に改善が見られない場合、すぐに病院へ搬送する（周囲の人が判断）

III度か否かは救急隊員や、病院到着後の診察・検査により診断される

出典：「熱中症診療ガイドライン2015」

ポイント
患者が過ごしていた環境などを聴取する

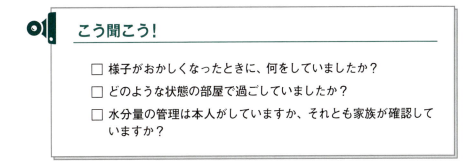

こう聞こう！

- ☐ 様子がおかしくなったときに、何をしていましたか？
- ☐ どのような状態の部屋で過ごしていましたか？
- ☐ 水分量の管理は本人がしていますか、それとも家族が確認していますか？

　発症時に患者がどのような環境にいたかを確認することも大切だ。室内であればエアコンの使用の有無や服装、さらに患者の年齢や基礎疾患などの背景も改めて確認したい。

　また、高齢者で水分管理を本人が行っている場合、水分摂取が十分でない可能性が高いので、その点も確認したい。

　熱中症の症状が見られれば、医師に報告するとともに、患者や家族には応急処置についてアドバイスしよう。基本は、水分・塩分の摂取と体表冷却だ。室内であればエアコンや扇風機を使用し、屋外であれば涼しい木陰などに移動させ、被服を緩めて風通しをよくする。

　冷たいタオルで体を拭いたり、首周り、わきの下、鼠蹊（そけい）部（太ももの付け根）を氷枕で冷却（3点クーリング：太い血管が走っている部位の冷却）するのも効果的だ。

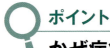 ポイント
かぜ症状や悪寒の有無を聞く

 こう聞こう！

☐ かぜのような症状（咳、鼻水、咽頭痛）や悪寒、ひどい頭痛などはありませんか？

　発熱や意識障害を来し、熱中症と間違えやすい疾患としては、感染症（敗血症）、甲状腺クリーゼ、脳血管障害（脳幹部出血）、てんかん、悪性症候群などがある。当初、熱中症と診断されたが、実は尿路感染症だったというケースも少なくない。熱中症の高体温は悪寒を認めないため、悪寒の有無を聞き取るとよい。

 ポイント
普段飲んでいる薬を確認する

 こう聞こう！

☐ 血圧を下げる薬や糖尿病の薬を飲んでいませんか？
☐ 薬局でお渡ししたお薬以外に何か飲んでいませんか？
☐ 別の病院にかかっていませんか？

　降圧薬や利尿薬などを内服している高齢者では脱水の進行が早く、電解質異常が起こりやすいので、受診勧奨が望ましい。

食事量が不十分なのに糖尿病治療薬を使用して低血糖を起こしているケースや悪性症候群を起こしているケースで、家族が熱中症と勘違いすることもある。糖尿病治療薬の使用はないか、悪性症候群を来す向精神薬などの服用はないかの確認も必ず行う。

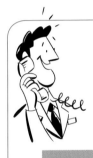

医師への伝え方の一例

高血圧で受診し、当薬局に処方箋を持ってきている70代男性患者の家族が、経口補水液を買いに来局した。

薬剤師：高血圧で受診している○○さんが熱中症を起こしているかもしれないと、ご家族が経口補水液を買いに来ています。閉め切った部屋でエアコンをつけずに寝ていたそうで、体温は37℃程度で、ややぐったりした様子に見えるようです。しかし、意識はしっかりしているそうで、食欲はないようですが水分は取れるようです。足の痛みやおしっこが減っている印象はなく、悪寒やかぜのような症状もないようです。血圧は120/70mmHg、心拍数は72回/分で、いつもと変らないとのことです。なお、○○さんの服用薬は降圧薬のみで、利尿薬やβ遮断薬は飲んでいません。

医師：熱中症になりかけているのかもしれませんね。意識がしっかりしているようであれば、涼しい所で、経口補水液をしっかり取って様子を見てもらってください。氷枕で首やわきの下、太ももの付け根を冷やすよう、アドバイスもお願いします。血圧が高くないようでしたら、無理に降圧薬を飲まなくてもよいでしょう。症状が改善しなかったり、バイタルサインが悪化するようであれば、すぐに連絡をください。

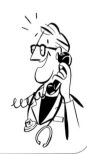

腰痛

「腰が痛い」と言われたら
神経症状などレッドフラッグサインを
見逃さない

　腰痛は、確定診断が得られず原因が明らかでない「非特異的腰痛」が多い。腰椎（腰骨）の一部である椎間板や椎間関節の退行性変化（老化）に伴う筋肉や筋膜、靭帯、椎間板、椎間関節などの微小な障害により、痛みが発生すると考えられており、姿勢の悪さが加わると、さらに起こりやすくなる。対症療法によって1〜2週間で回復することも多いが、再発しやすく、いわゆる腰痛持ちになることも少なくない。

　他に腰痛を起こす疾患として、腰椎椎間板ヘルニア、脊椎分離症・すべり症、腰部脊柱管狭窄症などがある。また、高齢者では圧迫骨折が、腰痛の原因となっている場合もある。さらに、癌の骨転移、化膿性脊椎炎などの感染症、大動脈解離や腹部大動脈瘤などの血管系疾患、急性膵炎や胆石症などの消化器系疾患、尿路結石や腎盂腎炎などの泌尿器疾患、婦人科系疾患も腰痛を起こし得る。

　重篤で緊急度が高い疾患を見逃さないためには、後述するポイントを患者に確認する際、レッドフラッグサインに注意することが大切だ。レッドフラッグサインとは、本来、重篤な疾患を疑う「危険な徴候」を指す。しかし、ここでは「医療機関を受診させた方がよい徴候」や「医師に的確に伝えるべき徴候」と広く捉えたものとして考えてほしい。

　特に見逃してはならないレッドフラッグサインは、痺れや動かしにくさなどの神経症状だ。腰椎椎間板ヘルニアや腰部脊柱管狭窄症などの可能性があり、下肢の運動麻痺、排尿や排便に支障を来す膀胱直腸障害へと進行し、その頃には麻痺が不可逆性になることがある。また、発熱や体重減少など全身性疾患を疑うサインも見逃さないようにしたい。

ポイント
痛みの性状や経過をチェック

こう聞こう！

- □ どの辺りに痛みがありますか？
- □ いつ頃から痛み始めましたか？
- □ 痛みのきっかけになる出来事はありませんでしたか？
- □ 痛み始めてから痛みが強まっていませんか？
- □ これまでにも腰痛を経験されていますか？ その時と今回で異なる点はありませんか？

　まずは、痛みの部位や広がり、どのような痛みなのか、それらがいつ頃から起こっているかなどを確認しよう。臀部や両下肢に痺れがあったり、動かしにくさを伴う場合は、脊髄や神経に影響が及んでいる疑いがあり、緊急度が高い。

　痛みの経過については、急に起こったものなのか、慢性的に痛みがあるのか、腰痛が起きた誘因があったかなどを尋ねることも大切だ。急性の腰痛の場合、中腰で長時間作業した、重い物を持ち上げたなどの誘因があることが少なくない。

　大動脈解離、腹部大動脈瘤の切迫破裂などの重篤な血管系疾患でも、立ち上がった時に突然腰に痛みを感じることがある。胸痛や腹痛などの随伴症状がないかにも注意したい。痛みが動作と関連していなくても、ショックバイタル（収縮期血圧80mmHg未満または心拍数100回/分超）がある場合は疑われる。

　また、時間の経過とともに痛みが強くなる腰痛にも注意が必要だ。さらに、いわゆる腰痛持ちであっても、いつもと異なる点がないかを必ず確認することが大切だ。長期にわたり腰痛の改善が見られない場合は、内臓の疾患や、炎症性や腫瘍性の脊椎疾患なども疑われるので、その場合には後述する随伴症状などを聞く。

ポイント
痛みの変化、増悪因子を聞く

> **こう聞こう！**
>
> - □ 横になって安静にしていると楽になりますか？
> - □ 朝より夕方に痛みが増したり、歩くと痛むといったことはありませんか？
> - □ 下半身が痺れたり、感覚が鈍い、力が入りにくいといったことはありませんか？
> - □ おしっこや便が出にくかったり、漏れてしまうことはありませんか？
> - □ 腰痛以外の気になる症状はありませんか？

　どのような時に痛みが強くなったり、軽減するのかについても、確認したい。変形性脊椎症では、夕方になるにつれて痛みが強くなる。腰部脊柱管狭窄症では歩行により痛みが出現し、休むと軽減する「間欠跛行（はこう）」を呈するなど特徴がある。

　特に注意したいのは、横になって安静にしていても痛みが軽減しない場合だ。癌の骨転移や感染症、他の内臓疾患の可能性もある。

　随伴する症状も必ず聞く。下肢の感覚障害や筋力低下、便・尿の失禁や出にくいといった膀胱直腸障害がある場合は、緊急度が高い。

　発熱があれば感染性疾患を疑う。腰痛だけでなく腹部にも広がるような放散痛がある場合は、脊柱以外の疾患の疑いが強いので、こちらも要注意だ。

第1章 症状別 情報収集とアセスメントのコツ

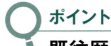
ポイント
既往歴や生活との関係を質問

 こう聞こう！

- □ 別の病気で他の医療機関にかかっていませんか？
- □ この薬局でお渡ししている以外のお薬を飲んでいませんか？
- □ 長時間同じ姿勢で過ごしたり、介護などで腰に力を入れることが多いなど、腰痛の原因になりそうなことがありますか？

現在の服用薬、腰痛に関する既往歴の確認はもちろん、脊椎疾患以外に腰痛の原因になるような病歴がないかについても、十分に注意しよう。

例えば、免疫抑制状態の患者や経口ステロイドなどが処方されている患者では、感染性疾患を考慮する必要がある。また、経口ステロイドを服用している患者や骨粗鬆症の高齢患者では圧迫骨折の可能性も疑われるので、確認が必要だ。

さらに既往歴ではないが、患者の年齢や性別、生活スタイル、職業なども鑑別診断を行う上で重要な手掛かりとなることがある。例えば、仕事で同じ姿勢を長時間続けたり、腰に負担が掛かるような生活スタイルがないかなどを、しっかり聴取してほしい。

薬学管理に生かす臨床推論 63

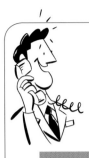

医師への伝え方の一例

居宅療養管理指導のために患者宅を訪れた際に、85歳女性患者から腰痛の訴えがあった。

薬剤師 脂質異常症と軽度認知症のある〇〇さんが腰痛を訴えています。週末に夏物の衣類を片付けた時くらいから腰痛があるようです。横になると楽になるそうで、痛みは少しずつ治まっているようです。足の動かしにくさはなく、尿や便の出方に異常はないようですが、お尻から太ももにかけて、少し鈍い痛みがあるとのことです。血圧などのバイタルはいつもと変わりありません。いかがしましょうか。

医師 誘因が明確で、臀部から大腿部にかけて痛みがあるようなので、坐骨神経痛や腰椎椎間板ヘルニアなどの可能性が高いですね。膀胱直腸障害などがなく、改善傾向のようですので、安静と鎮痛薬投与など対症療法になると思いますが、85歳なので骨粗鬆症による圧迫骨折も心配されます。一度、整形外科を受診するように伝えてください。

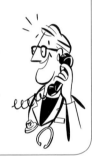

理解を深める

腰痛を来す主な疾患

主な疾患		特徴
筋・骨格系疾患	腰椎椎間板ヘルニア、圧迫骨折、急性腰痛症（ぎっくり腰）	筋・骨格系の腰痛は、安静にしていると痛みが治まることが多い。立ち上がったときなどの明らかな受傷機転を確認。神経圧迫による痺れや膀胱直腸障害（尿や便が出にくい、漏れる）に注意
内臓疾患	心筋梗塞、狭心症、腎盂腎炎、腎・尿路結石、急性膵炎	腎盂腎炎は、発熱と背部痛が特徴だが、排尿痛や血尿を伴うことがある。腎・尿路結石は、激しい痛みを伴うことが多い
婦人科系疾患	卵巣・子宮癌、子宮内膜症、子宮筋腫	月経周期に関連したり、月経の異常や不正出血などを伴うことが多い
血管系疾患	大動脈解離、腹部大動脈瘤	大動脈解離では、痛みが移動することがある
皮膚系疾患	帯状疱疹、褥瘡	帯状疱疹は、「服が擦れても痛い腰痛」かを確認

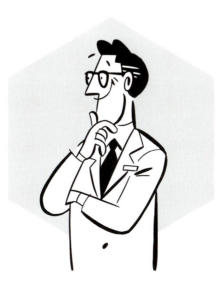

咳

「咳が出る」と訴えられたら
肺炎の疑いがないかを注意深く観察する

　咳嗽（咳）を訴えて医療機関を受診する患者は多い。咳嗽は一般に、咳が出るようになって3週間未満は急性、3〜8週間は亜急性、8週間以上は慢性と分類される。

　しかし、もう少し大ざっぱに、3週間未満（21日未満）であれば急性、3週間以上（21日以上）続く場合は慢性、つまり「長引く咳」と考えてよいだろう。

　咳の原因として多いのは、急性の場合は感冒、慢性では感冒後咳嗽である。いずれも自然に軽快する場合がほとんどだが、夜眠れないなど、本人がつらいようであれば対症療法として鎮咳薬などを処方する。

　他に肺癌、間質性肺炎、結核、気管支炎、肺炎、喘息、慢性閉塞性肺疾患（COPD）など、ほぼ全ての呼吸器疾患で咳は出現する。また、副鼻腔炎、胃食道逆流症（GERD）、さらにACE阻害薬の副作用でも、咳が起こり得る。

　急性の咳の場合で、頻度が高く緊急度が高いのは肺炎である。特に高齢者は、肺炎などの感染症が多い。高齢者では、いわゆるかぜ（ウイルス性上気道感染）は、健常成人の10分の1程度しか罹患しないとされる。咳の症状が強い場合には、肺炎を念頭に置いて、患者から情報を得るようにしたい。

66　薬学管理に生かす臨床推論

第1章 症状別 情報収集とアセスメントのコツ

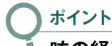

ポイント
咳の経過や出現しやすい時期を確認する

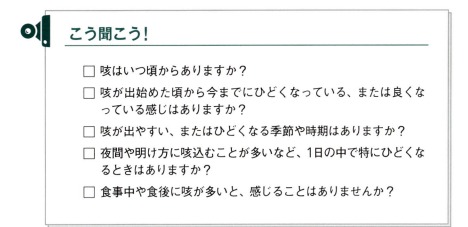

こう聞こう！

- □ 咳はいつ頃からありますか？
- □ 咳が出始めた頃から今までにひどくなっている、または良くなっている感じはありますか？
- □ 咳が出やすい、またはひどくなる季節や時期はありますか？
- □ 夜間や明け方に咳込むことが多いなど、1日の中で特にひどくなるときはありますか？
- □ 食事中や食後に咳が多いと、感じることはありませんか？

　「咳が出る」との訴えがあった場合、咳が始まったのがいつ頃なのか、咳の持続期間を聞き、急性の咳なのか、慢性の咳なのかを確認することから始めよう。そして、咳の状態が改善傾向にあるのか、悪化しているのかといった経過を聞く。

　これまでと同じような咳を繰り返しているのであれば、出現しやすい時期を確認する。喘息では、季節によって症状の表れ方が違うことがある。

　さらに、1日の中で咳がひどくなるのはいつかについても、確認したい。感冒後咳嗽は夜、床に就いたときにひどくなることが多い。喘息の場合は、夜間や早朝に咳込むことが多い。GERDによる咳は、食後や起床直後、食事中の咳の悪化が特徴的だ。食事との関係も聞いておこう。

薬学管理に生かす臨床推論　67

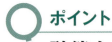

随伴する症状やバイタルサインを確認

> **こう聞こう！**
>
> - □ （急性の場合）喉の痛みや鼻水などの症状もありますか？ 喉は、唾を飲み込んで痛いですか？
> - □ （慢性の場合）咳が出始めた頃に、喉の痛みや鼻水はありましたか？
> - □ 痰はありますか？ それは喉の入り口に引っ掛かって飲み込みたくなるような感じですか？
> - □ 熱はありますか？
> - □ 呼吸は苦しくありませんか？
> - □ 寝汗をかいたり、体重が減ったりしていませんか？
> - □ 胸やけやげっぷなどはありませんか？

　息苦しさや咳以外の気になる症状、熱や血圧、呼吸数などのバイタルサインも聴取しよう。感冒後咳嗽では、先行してかぜ症状（咽頭痛、鼻水）がある。咽頭痛や鼻水といったかぜ症状とともに咳が始まったかどうかは大切な情報なので、しっかり確認したい。

　いわゆるかぜでは、鼻水と咽頭痛（喉の炎症）、咳の3症状が、「急性に」「同時期に」「同程度に」起こることが多い。一方、細菌感染症では、鼻と喉など複数の器官で症状が同時期に表れることは、原則ない。従って、急性の咳で咽頭痛や鼻水を伴っているといった場合は、肺炎などの細菌感染症は考えにくい。ただし、咽頭痛は喉の炎症ではなく、咳込むことによる喉の痛みの場合もある。喉に炎症がある場合は、食べ物や唾液を飲み込むときの嚥下時痛が見られる。咳をしたときだけ痛いのか、嚥下時痛なのかを分けて考えて、確認する。

　咳嗽では、鼻汁が喉に落ちる後鼻漏を伴っていることも多いので、鼻汁症状の有無も聞いておきたい。ただし、喉に落ちる鼻汁を、患者は痰と勘違いしていることが多い。後鼻漏の場合は喉の入り口に引っ掛かって飲み込みたくなる痰のように感じる。これに該当するか聞いてみよう。

肺炎では、咳の症状が強く、熱が38℃以上ある、寝汗をかく、呼吸数が25回/分以上といった症状が見られることがある。また、慢性咳嗽で微熱、寝汗、体重減少があれば結核の可能性もある。

胸やけやげっぷ、胸痛、嗄声などの症状が随伴する場合は、GERDによる咳が疑われる。

ポイント
服用薬や喫煙歴を再確認する

こう聞こう！

- □ 市販薬を含め、当薬局でお渡ししている以外の薬を飲むことはありますか？
- □ たばこは吸われますか？　また以前、吸っていたことがありますか？
- □ 一緒に住んでいたことのある方の中に、結核の方はいらっしゃいませんでしたか？

ACE阻害薬の副作用によって咳が起こることがある。嚥下咳反射に関与するサブスタンスPが気道局所で増加し、嚥下咳反射が亢進されることが原因と考えられている。他薬局でもらっている薬も含めて、ACE阻害薬を服用していないかを改めて確認したい。

ただし、高齢者においては誤嚥性肺炎の予防的効果を期待してACE阻害薬が処方されている場合もあるので、慎重に検討する必要がある。

また、咳を起こす疾患では、COPDをはじめ喫煙と関係が深いことが多い。現時点における喫煙の有無はもちろん、喫煙歴についても聴取するようにしたい。さらに、結核暴露歴も聞いてほしい。

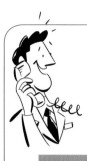

医師への伝え方の一例

在宅療養中の 70 歳女性患者が「1 カ月近く、咳が治らない」と薬剤師に訴えた。

薬剤師 高血圧でACE阻害薬を内服している◯◯さん宅を訪問したときに、本人が「1カ月近く咳が治らない」と話していました。1カ月ほど前に咽頭痛を伴うかぜを引いたようで、それ以来ずっと咳が続いていて、夜寝るときにつらいこともあるようです。今は痰や喉の違和感はなく、呼吸がつらそうなこともありませんし、熱もなく寝汗をかくようなこともなく、結核暴露歴もないようです。喫煙歴はありません。血圧はいつも通りのようです。

医師 ご連絡、ありがとうございます。熱や寝汗もなく肺炎の疑いは低そうですし、それほど心配ないと思いますが、咳で眠れないようではつらいですね。ACE阻害薬による咳も考えられますが、聞いていただいた経過では最初に咽頭痛があったようですから、感冒後咳嗽のように思います。慢性の咳ですので急ぎませんが、ご高齢ですし結核や癌の除外のために一度、レントゲンを撮ってみましょう。

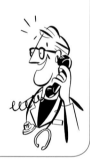

理解を深める
咳嗽の原因となる主な疾患と特徴

原因疾患	特徴
後鼻漏	鼻汁が喉に垂れ込む感じや、喉に引っ掛かり飲み込みたくなる痰。臥位で悪化する
咳喘息	就寝時、深夜から早朝に悪化。眠れないほどの咳や起座呼吸が見られることもある。症状の季節性を伴うことも多い。喘鳴は認めない
胃食道逆流症（GERD）	胸やけなどの消化管症状を伴うことが多い。会話時、食後、起床直後、上半身前屈時に悪化することが多い。肥満や体重増加によっても悪化が見られる
感冒後咳嗽	上気道炎が先行。自然に軽快に向かう
薬剤性	ACE阻害薬によるものが多い。服薬開始後の咳に注意する
慢性閉塞性肺疾患（COPD）	喫煙習慣を背景に中高年に発症する。歩行時や階段昇降時などに息切れを感じる労作時呼吸困難や慢性の咳や痰がある。喫煙歴を確認する
アトピー咳嗽	喉頭や気管の掻痒感（イガイガ感）を伴う。就寝時、深夜から早朝、起床時に悪化。アレルギー疾患（花粉症やアトピー性皮膚炎など）の合併が見られることが多い
結核	寝汗、体重減少が見られる。結核暴露歴や結核治療歴を確認する

吐き気

「吐き気がする」と訴えられたら
あらゆる疾患を念頭に、痛みや便の確認も

　急性の悪心・嘔吐を訴える患者の原因疾患として特に多いのは、ウイルス性胃腸炎であろう。ただし、悪心・嘔吐を来す疾患は多く、心血管障害や脳血管障害など重篤な疾患の初期症状として表れることもある。在宅訪問時や電話などで患者やその家族から悪心・嘔吐を訴えられたら、緊急度の高い疾患の可能性を考えて情報を収集し、医師に伝えてほしい。

　嘔吐中枢が刺激されて起こる悪心・嘔吐としては、脳血管障害や脳腫瘍、髄膜炎、脳炎などによる頭蓋内圧の上昇などによるものがある。また、前庭障害や内耳の炎症によっても悪心・嘔吐が起こる。

　消化器系の疾患では、胃や腸管などの消化管閉塞、腸管運動不全、消化性潰瘍、胆嚢炎、膵炎、肝炎、虫垂炎、胆石といった腹腔内疾患が、悪心・嘔吐を起こし得る。またウイルス性や細菌性の胃腸炎、肺炎、尿路感染症などの感染症、尿毒症や糖尿病性ケトアシドーシスなどの内分泌・代謝性疾患によって電解質異常を来し、悪心・嘔吐が起こることもある。

　さらに、薬剤性や精神疾患、女性の場合は妊娠による悪心・嘔吐の可能性も忘れてはならない。

吐き気を来す主な疾患

中枢神経系	脳血管障害や脳腫瘍、髄膜炎、脳炎などによる頭蓋内圧上昇、片頭痛、てんかん、前庭障害、内耳炎
消化器系	胃潰瘍、過敏性腸炎、神経性胃炎、食道アカラシア、腸重積、腫瘍、幽門狭窄、虫垂炎、胆嚢炎、炎症性腸疾患、腸間膜虚血、肝炎、膵炎、消化性潰瘍、腹膜炎
感染症	急性中耳炎、細菌性腸炎、肺炎、特発性細菌性腹膜炎、尿路感染症、ウイルス性胃腸炎
内分泌	副腎疾患、糖尿病性ケトアシドーシス、腫瘍随伴症候群、副甲状腺疾患、甲状腺疾患、尿毒症、妊娠
薬剤性	抗不整脈薬、抗菌薬、抗てんかん薬、抗癌剤、ジゴキシン、エタノール過量摂取、非ステロイド抗炎症薬（NSAIDs）、オピオイド
その他	急性緑内障、急性心筋梗塞、腎結石、疼痛、精神疾患

ポイント
経過やシックコンタクトなどを確認

> **こう聞こう！**
>
> ☐ 症状はいつ頃、始まりましたか？
> ☐ 吐いてしまうことがありますか？
> ☐ 吐き気の強さはどの程度ですか？
> ☐ 吐き気が強く表れるときはありますか？
>   それはどのようなときですか？
> ☐ 周りに同じような症状の人はいませんか？
> ☐ 焼き肉や生の魚などを食べませんでしたか？

　まず、症状の発現時期や経過、さらに症状が悪心だけなのか、嘔吐を伴うのか、嘔気の強さや頻度、起こりやすい場面（体位変換など）などを聞く。

　例えば、ウイルス性胃腸炎の場合、最初は心窩部の痛みと悪心・嘔吐が中心で、悪心・嘔吐は24時間程度でピークとなり、その後、頻回の水様性下痢が起こることが多い。24時間を超えて悪心・嘔吐が続く場合や、24時間以上たっても頻回の水様性下痢が見られない場合は、ウイルス性胃腸炎以外の疾患の可能性を併せて考える必要がある。

　感染性胃腸炎を疑った場合には、感染者との接触（シックコンタクト）や食事についても確認したい。ウイルス性胃腸炎は感染者との接触感染が原因となる。周りに同じような症状の人がいないかを聞く。

　また、細菌性胃腸炎は食べ物によることが多い。加熱処理がなされていない、あるいは十分でない肉や魚からの感染が多く、それらを摂取していないかも要チェックだ。

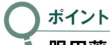

ポイント
服用薬や患者背景を再確認

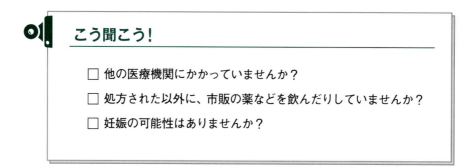

こう聞こう！

- □ 他の医療機関にかかっていませんか？
- □ 処方された以外に、市販の薬などを飲んだりしていませんか？
- □ 妊娠の可能性はありませんか？

　現病歴、既往歴など基本情報の再確認も大切である。最も緊急度が高い脳血管障害と心血管障害のリスクとなる糖尿病や高血圧、不整脈、脂質異常症、血液凝固異常（抗凝固薬などを内服している人など）などの基礎疾患の有無を改めて確認したい。慢性腎臓病（CKD）がある場合は、尿毒症による悪心・嘔吐も考えられる。

　服用薬の再確認も重要だ。抗癌剤やオピオイド、抗菌薬、抗不整脈薬、経口血糖降下薬、経口避妊薬、非ステロイド抗炎症薬（NSAIDs）などが胃腸障害を起こす可能性がある。OTC薬も含め服用していないかを確認しよう。

　また、女性であれば、妊娠の可能性は必ず聞いてほしい。

第1章 症状別 情報収集とアセスメントのコツ

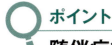

ポイント
随伴症状をしっかり聞き出す

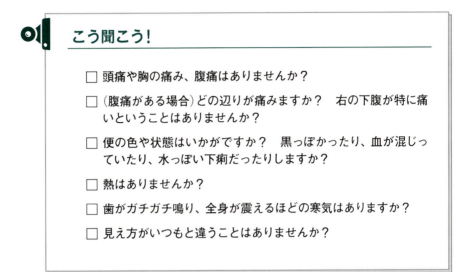

こう聞こう！

- □ 頭痛や胸の痛み、腹痛はありませんか？
- □ （腹痛がある場合）どの辺りが痛みますか？ 右の下腹が特に痛いということはありませんか？
- □ 便の色や状態はいかがですか？ 黒っぽかったり、血が混じっていたり、水っぽい下痢だったりしますか？
- □ 熱はありませんか？
- □ 歯がガチガチ鳴り、全身が震えるほどの寒気はありますか？
- □ 見え方がいつもと違うことはありませんか？

　悪心・嘔吐は様々な疾患が原因になり得るため、医師が鑑別診断をする上で、他にどのような症状を伴うかが鍵となることが多い。医師に連絡をする前に必ず、随伴症状を詳しく聴取したい。特に、痛みについては、頭部から順に確認していこう。

　頭蓋内圧亢進など中枢性の悪心・嘔吐では、強い頭痛を併発することが多い。緑内障でも、頭痛とともに悪心・嘔吐を伴う。

　胸痛や肩の痛み、心窩部痛などを伴う場合は、心筋梗塞など心血管障害も疑われる。ただし、高齢者や糖尿病患者では、心筋梗塞であっても胸痛が見られず、悪心・嘔吐のみが表れる場合もあるため、胸痛がないからといって安心はできない。

　悪心・嘔吐の原因疾患として頻度が高いのは、ウイルス性胃腸炎の他に、腸閉塞や消化性潰瘍、肝・胆・膵の炎症、虫垂炎、腎盂腎炎、胆石などが挙げられる。これらは腹痛を伴うことが多い。

　虫垂炎は、右下腹部の局所的な痛みが特徴的だが、最初は悪心・嘔吐が強く、心窩部痛や部位が特定できない腹痛から始まる場合も多い。右下腹部の痛みがない場合でも注意が必要だ。

　下痢を伴う場合には、便の性状も詳しく確認したい。先に述べた通り、水

薬学管理に生かす臨床推論　75

様性下痢を伴う場合は、ウイルス性胃腸炎の疑いが強い。黒色便が見られれば、消化管出血が疑われる。

発熱があり、さらに悪寒戦慄（歯がガチガチと鳴り、全身が震えるような寒気）を伴う場合は、菌血症が起こっていると考えられる。緑内障で急に眼圧が高まった場合には、悪心に加えて視覚異常が生じることがあるので、それらの有無もチェックしたい。バイタルサインは、できる限り確認したい。

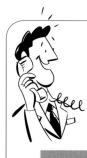

医師への伝え方の一例

当薬局をかかりつけにしている75歳男性患者から電話があり、「吐き気がする」と相談があった。

薬剤師
心房細動でワルファリンを服用している○○さんから、「一昨日から少し吐き気がする」と連絡がありました。みぞおち（心窩部）の辺りが少し痛いようですが、歩いて響くほどの痛みではないようです。下痢や熱はなく、周囲で胃腸炎がはやっていることもないようです。黒色便や血便などもないと言っています。頭痛や胸痛などもありません。先生が処方されている降圧薬とワルファリン以外に、少し前から整形外科を受診しており、急性腰痛症と診断され、NSAIDsを服用しています。血圧や心拍数などはいつもと変わらないようです。

医師
軽い吐き気だけで、1日たっても下痢がないようなので、ウイルス性胃腸炎ではなさそうですね。吐き気がひどくならないようであれば、慌てて受診してもらう必要はなさそうなのですが、ご高齢でワルファリンに加えてNSAIDsを長く飲んでいることが気になります。黒色便はないようですが、胃潰瘍がないかを含めて一度、きちんと検査をした方がよさそうですね。ご連絡ありがとうございます。

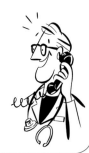

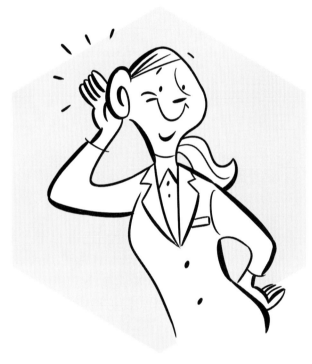

関節痛

「関節が痛い」と言われたら
痛みの経過と腫れの有無を必ず確認

　関節痛は、高齢者の訴えとして多い症状である。関節痛を起こす主な疾患としては、外傷や変形性関節症に加え、痛風や偽痛風、化膿性（感染性）関節炎、関節リウマチなどが挙げられる。中でも多いのは変形性関節症で、部位は膝であろう。変形性膝関節症では、膝の内側の痛みを訴えることが多い。ダイエットによって膝の負担を減らすことや、鎮痛薬による対症療法が治療の中心となる。

　痛風による関節痛も少なくない。痛風は、典型的には母趾基部に痛みや腫れが生じるが、痛風発作を繰り返している場合、膝や肩などの関節に痛みが起こることがある。

　関節リウマチは、多くの関節が対称性に慢性的に痛むことが多いが、初期は膝などの1つの関節の痛みから始まることがある。

　重篤な疾患である化膿性関節炎では腫れや熱感に加え、高熱を伴うことが多い。無治療の場合、数日間で関節破壊を来し機能障害を起こし得るため、見逃してはならない。

　受診が必要な疾患による痛みであるにもかかわらず、市販の鎮痛薬による対症療法のみで対応してしまうことのないように注意し、症状を聞き出して的確に医師に情報提供したい。

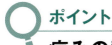

ポイント
痛みの発症時期と経過をチェック

こう聞こう！

- □ 痛みが起こったのは、いつ頃ですか？
- □ 急に痛くなったのですか、それとも徐々に痛みを感じるようになったのですか？
- □ これまでも同じような痛みがありましたか？
- □ 転んだりひねったりしたなど、けがの原因となるようなことはありませんでしたか？
- □ 安静にしていても改善しない、痛みが強くなっていることはありませんか？

　まず、(1)痛み始めた時期、(2)急に痛みが起こった、徐々に痛みを感じるようになったなどの発症形態、(3)以前にも経験したことがある痛みを繰り返しているか——を詳しく聞いていこう。また、発症時から今までで痛みは強くなる傾向にあるのか、弱くなる傾向にあるのかといった経過、どういったときに痛みが増強、緩和するかなどをチェックしたい。

　他の様々な症状でも同じことがいえるが、痛みに関しても慢性の痛みや繰り返す痛みの場合は、緊急度はそれほど高くなく、時間的に多少余裕があると考えてもよい。一方、痛みが急に起こり、安静にしていても改善しない、痛みが増強しているといった場合は、レッドフラッグサインであり、すぐに受診するように伝える。

　また、慢性の経過や繰り返す痛みであっても、いつもと違いがないか、注意深く確認したい。慢性の膝痛があり変形性膝関節症と診断され、ヒアルロン酸の関節注射を行っていた患者で、化膿性関節炎を起こしていたケースもある。

　急な痛みについては、転んだりひねったりするなど外傷につながるような出来事がなかったかを忘れずに質問してほしい。受傷機転が明確であれば、すぐに原因が解明できるからだ。

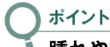

ポイント
腫れや関節炎がないかを確認する

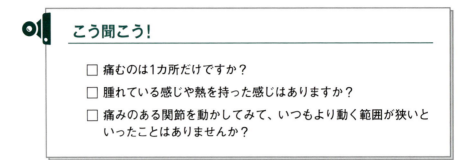

こう聞こう！

☐ 痛むのは1カ所だけですか？
☐ 腫れている感じや熱を持った感じはありますか？
☐ 痛みのある関節を動かしてみて、いつもより動く範囲が狭いといったことはありませんか？

　痛みがある部位と、どのような痛みかの確認も必須だ。部位については、1つの関節が痛いのか（単関節痛）、複数の関節が痛いのか（多関節痛）によって、疑うべき疾患が違ってくる。また、痛みとともに腫脹を認めるかどうかの情報は、医師が鑑別する際の重要な手掛かりとなる。

　腫脹がある場合には重篤な関節炎である可能性があり、それが多関節に認められれば関節リウマチなどの全身性炎症性疾患が疑われる。一方、腫脹を伴う単関節痛の場合には、痛風や偽痛風が多いが、細菌感染による化膿性関節炎の可能性もある。

　医師が診察する場合でも、身体所見によって腫れているかを判断するのは意外に難しい。一見して腫れていなくても、本人は腫脹感を自覚していることがある。従って、患者に「腫れている感じはありますか」と尋ねてみて、「腫れている」と感じているようであれば、関節炎を疑い受診勧奨する。

　また、関節炎の場合、痛みと腫脹に加えて発赤、熱感、可動域制限（いつも動かせた範囲であっても動かせないなど）などが起こりやすい。見た目には分かりにくい程度の腫脹でも、可動域制限を伴う場合は関節炎の可能性は高い。無理のない範囲で動かしてもらい、いつもとの違いを本人に確認してもらう。

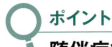

随伴症状のチェックも忘れずに

こう聞こう！

- ☐ 熱があったり、歯がガチガチと鳴り全身が震えるような寒気はありませんか？
- ☐ 他の医療機関にかかっていたり、免疫に関係するお薬を飲まれていたりといったことはありませんか？
- ☐ これまでに関節注射をしたことはありませんか？
- ☐ 痛風と診断されたり、尿酸値が高いと言われたり、足の親指の付け根辺りが痛んだりしたことはありませんか？
- ☐ お酒は飲まれますか。

　緊急度が高い化膿性関節炎を見逃さないためには、随伴症状と免疫抑制の有無についての確認も重要だ。随伴症状の中でも悪寒戦慄の有無は、医師が感染症を診断する上では重要な情報となる（28ページ参照）。

　また、免疫抑制の有無は感染症リスクを考える上で重要な情報である。免疫に関係する薬の服用歴の確認は忘れてはならない。さらに感染症のリスク因子である関節注射の経験の有無も聞いてほしい。

　痛風や偽痛風の可能性も見逃さないように確認したい。痛風や偽痛風が疑われる場合には、飲酒の有無や痛風発作の既往についても改めてチェックしたい。

医師への伝え方の一例

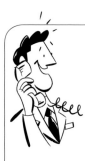

いつも処方箋を持って来局する 50 歳男性患者が、
この日は「膝の関節が痛い」と言って、
OTC 薬を買いに来た。

薬剤師 高血圧で通院されている○○さんですが、「数日前から膝の関節が痛い」と言って鎮痛薬を買いに来られています。急に痛みが出たようで、痛いのは右膝だけですが「少し腫れているように感じる」と本人は話しています。発熱や悪寒はないようで、免疫系に影響を与えるような薬は服用していません。変形性膝関節症の既往、関節注射の経験などもありません。以前に母趾基部が少し痛くなって、「痛風の疑い」と言われたことがあるそうです。

医師 痛風の発症部位として膝は典型的ではないのですが、聞き取っていただいた経過からは、以前に軽い痛風発作を起こしている印象ですね。そうであれば今回の膝の痛みも痛風発作かもしれませんね。一度、検査をしてみましょう。とりあえず今日は、鎮痛薬を買って飲んでもらって、早めに受診するように言ってください。もし、痛みが強くなったり熱が出るようなら、すぐに受診が必要であることも伝えてください。

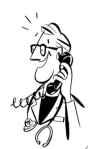

理解を深める
痛風と偽痛風の主な特徴

	痛風	偽痛風
原因	尿酸が蓄積・結晶化	ピロリン酸カルシウムが結晶化
性差	男性に多い	男女差なし
発症年齢	30〜50代に多い	高齢者に多い
血清尿酸値	高値	正常値
痛みの発現部位	典型的には母趾基部の痛みと腫脹だが、痛風発作を繰り返すうちに、膝や肩の関節でも認められる	膝関節に多く、他に手関節、肩関節、足関節、脊椎関節でも認められる

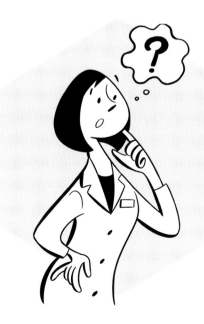

むくみ

「足がむくむ」と言われたら
むくみのある部位と発症経過を必ず確認

　浮腫（むくみ）を訴えて受診する患者は多い。浮腫は、血管外の皮下組織に過剰な水分がたまることで起こる。毛細血管内の圧力と細胞外液（組織間質液）の圧力のバランスが崩れ、毛細血管内の圧力がより高まることで、水分が皮下組織に移動する。

　軽度な浮腫は、日常的にも起こり得る。検査などで原因が特定できない浮腫を「特発性浮腫」という。原因となる疾患が特になくても起こる浮腫として、長時間の立ち仕事などが誘因となる「起立性浮腫」がある。重力により水分が下に移動するという最も基本的な原理によるものであり、両下肢にむくみが生じやすい。

　通常、ふくらはぎの筋肉が静脈を締め付け、ポンプの役割を果たし血液を押し上げるが、下肢の筋肉量や活動量が減ると、ポンプ機能が低下して静脈還流障害を来し、浮腫を生じやすくなる。特に高齢者は起立性浮腫が起こりやすい。

　また、下肢の筋肉活動が減ったり、座って過ごす時間が増えるといった日常生活の変化、塩分の過剰摂取によっても浮腫は起こる。その場合には、ウオーキングなどの軽い　運動や食事の指導によって改善を促すようにする。

　突発性浮腫は、女性の月経周期に応じて起こることもある。両側性であり、体重の変化や倦怠感などを伴うことがあるが、生理的なものである。

　心不全や腎不全、肝不全などが原因で、浮腫が起こることも少なくない。また、血清アルブミン値が低下することで起こる栄養障害性浮腫、リンパ節切除やリンパ管閉塞などによるリンパ浮腫（片側性）、深部静脈血栓症（片側性）や上大静脈症候群（顔面、手は片側性）などの血管閉塞や、甲状腺機能低下症（両側性）によっても浮腫は起こり得る。その中で、緊急度が高い浮腫は、急性心不全や急性腎不全、深部静脈血栓症などによるものである。ほかに、緊急度の高いものとしては、血管浮腫、蜂窩織炎などの感染症もある。

　さらに忘れてはならないのは、薬剤性浮腫である。カルシウム拮抗薬や非ステロイド抗炎症薬（NSAIDs）、経口ステロイド、甘草などが有名だ。これら以外にも多くの薬剤に浮腫の副作用がある。アレルギー性の副作用によるアナフィラキシーショックにも注意したい。

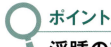
ポイント
浮腫の部位と圧痕を確認

こう聞こう！

- ☐ むくむのは足だけですか？　顔や唇などのむくみはありませんか？
- ☐ 足のむくみは片足だけですか、それとも両足ですか？
- ☐ 親指で、すねの前面を10秒程度押して離したときに、指の痕が残りますか？

　浮腫は、全身性浮腫と局所性浮腫がある。まずは、浮腫が片足だけにあるのか両足にあるのか、足以外に浮腫がないかを確認する。両足に浮腫が見られれば、足だけであっても全身性の浮腫と考える。全身性の浮腫は、心不全、肝不全、腎不全、甲状腺機能低下症などによって起こるものに注意が必要だ。

　心不全による浮腫は、通常は足以外にも見られるが、発症早期は両下肢の浮腫だけの場合がある。下肢の方が上肢よりも静脈圧が高く、むくみやすいためだ。腎性浮腫であれば両下肢に加えて顔面、特に起床時に眼瞼周囲の浮腫が起こることが多い。

　片側性の浮腫で、特に緊急度が高いのは、深部静脈血栓症だ。まずは深部静脈血栓症の除外が必要となる。骨盤の手術歴があればリンパ浮腫が考えられる。発赤や熱があれば蜂窩織炎などの感染症を疑う。関節炎による腫れが浮腫のように見えることもあるため、可動域制限がないかのチェックも併せて行いたい。

　唇がむくんでいる場合は、アナフィラキシーを含む血管浮腫の可能性があり、その場合はレッドフラッグサインである。

　圧痕も確認しておきたい。脛骨の前面を親指で10秒程度、圧迫してもらう。指を離した後に圧痕が残るものを「pitting edema（圧痕性浮腫）」、すぐに回復し圧痕が残らないものを「non pitting edema（非圧痕性浮腫）」という（282ページ参照）。甲状腺機能低下症による浮腫などは非圧痕性浮腫だが、ほとんどの浮腫は圧痕性浮腫である。

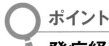

発症経過と増悪因子を聞く

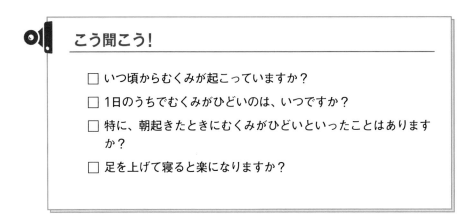

　浮腫が起こったのは突然なのか、急性あるいは慢性なのか発症経過を確認しよう。浮腫が突然起こった場合は、血管浮腫（アナフィラキシーを含む）、深部静脈血栓症、その他の血管閉塞など、緊急度の高い疾患が考えられる。

　浮腫が、1〜2週間以内に起こった場合は急性であり、感染症、非感染炎症性疾患、心不全、腎不全、肝不全、甲状腺機能低下症などが原因である可能性が考えられる。

　また、どのような時に浮腫が強く出るのか（増悪因子）も聞いてほしい。朝、起床時は軽いが夜に増悪する、足を上げて寝ると改善するといった場合は、心不全、静脈還流障害などが考えられる。

　一方、起床時から強い浮腫がある場合、腎不全、肝不全、栄養障害、甲状腺機能低下症などによることが多い。

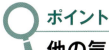

ポイント
他の気になる症状がないかを聞く

> **こう聞こう！**
> ☐ 息苦しいと感じますか？
> ☐ 痛みや熱はありますか？
> ☐ 体重は増えていませんか？
> ☐ 他にいつもと違った気になる症状はありませんか？

　いつもと違って気になる症状がないかも確認しよう。呼吸困難がある場合は、急性心不全やアナフィラキシーなど緊急度の高いことが多い。急性発症の浮腫で局所の発赤や疼痛、発熱があれば、壊死性筋膜炎、蜂窩織炎などの感染症が疑われる。浮腫による体重増加が見られないかも聞いてほしい。

症状モニタリングのワンポイント・レッスン

　体重や妊娠の有無などは、女性患者に対して聞きにくいことが多い。また、聞き方によっては、気分を害する患者も少なくない。そうした聞きにくいことを確認する必要がある場合は、一言、「とても大切な質問なので、お聞きしますが」と前置きするようにしよう。また、なぜその質問をするかを分かりやすく説明することで、スムーズに聞き出すことができることがある。

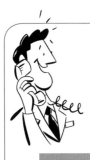

医師への伝え方の一例

居宅療養管理指導のために78歳男性患者の自宅を訪れたところ、患者から「足がむくむ」と訴えがあった。

薬剤師 高血圧、糖尿病のある○○さんのお宅を訪問したところ、「最近、足がむくむ」と訴えられました。少し前から両足がむくむようになったとのことで、本人は意識していないようですが、若干、顔のむくみもあるように思います。呼吸困難など他に気になる症状はないようですが、少し倦怠感があるようです。体重は数kgですが、増えているようです。カルシウム拮抗薬とアンジオテンシンII受容体拮抗薬（ARB）を飲んでいますので、そちらも気になります。血圧は、特にいつもと変わりません。

医師 なるほど、あまり良い徴候ではないようですね。カルシウム拮抗薬はむくみが出やすいので、そのせいかもしれませんが、顔のむくみがあるのは気になります。ARBも飲まれていますし、腎機能の確認が必要ですね。ご高齢で体重も数kg増えているのであれば、心機能も気になります。全身性浮腫として精査をする必要がありそうです。気付いてくださって、ありがとうございます。今日、訪問してみます。

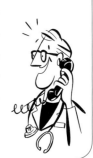

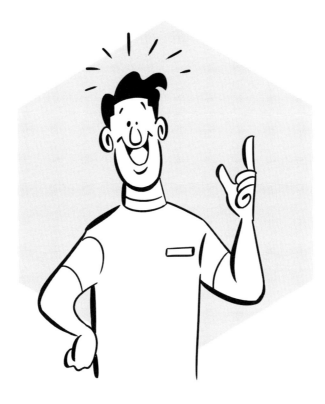

喉の痛み

「喉が痛い」と言われたら
まず、かぜの3症状をチェック

　「喉が痛い」という訴えの多くは、ウイルス性上気道炎（いわゆる、かぜ）によるものである。他には、抗菌薬の適応となるA群溶血性連鎖球菌咽頭炎などの細菌性の感染性疾患が比較的多い。リンパ節や甲状腺など咽喉頭以外の頸部臓器の疾患も考えられる。

　さらに、心筋梗塞や狭心症、大動脈解離による放散痛を「喉が痛い」と患者が表現することがある。声の出し過ぎなど機械的刺激による喉の痛みもある。また、魚の骨などの異物や飲食物によるやけどなどによる損傷でも、咽頭痛は起こり得る。

ポイント
嚥下痛か否かを確認

> **こう聞こう！**
>
> □ 唾を飲み込んだときに痛みがありますか？
> □ 痛い部分を触ってみて、痛みを感じますか？
> □ 痛いのは喉の奥ですか？　それとも首の辺りですか？

　「喉が痛い」という訴えがあると、多くの人は「咽頭痛」を思い浮かべるだろう。咽頭痛とは、感染に伴う咽頭の炎症などにより起こるものであり、唾や食べ物を飲み込んだときの嚥下痛が存在する。

　しかし、患者が言う「喉が痛い」は、必ずしも咽頭痛とは限らない。「首の

辺りが痛い」と感じているときに、「喉が痛い」と表現する患者も少なくない。例えば、リンパ節や唾液腺、甲状腺など咽喉頭以外の頸部臓器に問題が生じている場合だ。こうしたケースでは、亜急性甲状腺炎のように嚥下痛が起こり得る疾患もあるが、基本的には咽頭痛とは異なり嚥下時の痛みが出にくい。また、心筋梗塞に伴う狭心痛が喉の辺りに放散している場合も、嚥下痛は起こらない。

　なお、心筋梗塞・狭心症、大動脈解離では、その典型的な症状とされる胸痛を訴えないケースが少なくない。むしろ放散痛を認めることが多く、「肩が凝る」「首や顎の辺りが痛い」「歯が痛い」といった訴えが多い。放散痛の場合、痛いと感じている部位自体には痛みがない。痛みを感じる部位を触ってみて、痛くない場合には放散痛の可能性を疑う。放散痛の場合は、原因を探る必要があるので、受診を勧めたい。

ポイント

かぜの3症状と熱の有無をチェック

こう聞こう!

- □ 咳や鼻水はありますか？　どの程度ですか？
- □ 食事を取ると、喉の痛みは治まりますか？
- □ 唾を飲み込むのもつらいくらいの強い痛みがありますか？
- □ 熱はありますか？　何℃くらいですか？

　嚥下痛があって喉の痛みが咽喉頭の炎症と考えられる場合、次に聴取したいのは、ウイルス性上気道炎（かぜ）か、細菌性の咽頭痛かの判断に必要となる情報だ。

　そのために有用なのが、かぜの3症状チェックだ。かぜの3症状とは、鼻症状、咳、咽頭痛（嚥下痛）を指す。ウイルス感染と細菌感染では、この3症状の出方が大きく違う。

ウイルス性上気道炎では、この3症状がほぼ同時期に、同程度に起こることが多い。つまり、喉の痛み（嚥下痛）に加えて、咳がひどく、鼻水もダラダラ出ているといったケースでは、ウイルス性の上気道炎であることが多いといえる。その場合、医療機関を受診しても対症療法以外に治療はない。OTCの総合感冒薬などでも、十分対応が可能だ。

　それに対し、細菌感染では多領域の症状が出にくいのが特徴だ。細菌性の咽頭炎であれば咽頭痛と熱が主で、咳や鼻水といった他のかぜ症状は見られないか、あっても軽いことがほとんどだ。

　咽頭痛の程度や特徴も聞いておきたい。ウイルス性の場合は、（1）起床時に痛みが強い、（2）加湿すると軽快する、（3）食事を始めた時には痛みがあるが食べ進めるうちに痛みが気にならなくなる——といった特徴を示すことが多い。

　一方、A群溶血性連鎖球菌咽頭炎などの細菌性疾患では、咽頭痛が強く、唾を飲み込むのがつらかったり、ご飯が食べられないほどの強い痛みがあることが多い。

　熱についても必ず聞いてほしい。A群溶血性連鎖球菌咽頭炎では38℃以上の熱が数日間、出ることが多い。

ポイント
腫脹や他の症状がないかを確認

> **こう聞こう！**
>
> □ 耳の後ろと左右の鎖骨の間を結ぶラインよりも顎側部分（首の前側）で、腫れていたり押さえると痛い部分はありませんか？
> □ 鏡で口の奥を見たときに、白い苔のようなものが付いていませんか？
> □ 口が開けにくいといったことはありませんか？
> □ 息苦しさはありませんか？
> □ 他に気になる症状はありませんか。

喉の痛みやかぜ症状以外に、気になる症状がないかも必ず確認してほしい。A群溶血性連鎖球菌咽頭炎など細菌性疾患の場合は、前頸部リンパ節の腫脹、圧痛が見られることが多い。前頸部リンパ節は、耳の後ろと左右の鎖骨の間を結ぶラインよりも顎側で、顎より下の部分にある（図1）。患者自身に触ってもらい痛みがないかを確認してもらう。

　咽喉頭に白苔が見られるのも、A群溶血性連鎖球菌咽頭炎の特徴的な症状だ。口を大きく開いて「あー」と言いながら、鏡で喉の奥の状態を見て、白い苔のようなものが付いていないかを確認してもらうとよい（257ページ参照）。

　扁桃周囲膿瘍の場合には、口が開けにくいといった症状が表れる。また、呼吸困難がある場合には、急性喉頭蓋炎が疑われる。声門の上にある喉頭蓋が腫れて気道を塞ぎ、腫れがひどい場合には気道閉塞が起こる。重症例では急速に進行し、窒息の危険性もあるため、呼吸困難が見られる場合には、一刻も早く受診が必要となる。見逃さないようにしたい。

図1　前頸部リンパ節の位置

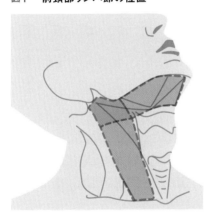

医師への伝え方の一例

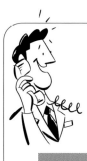

患者宅に居宅療養管理指導で訪れた際に、
78歳女性患者から「喉が痛い」との訴えがあった。

薬剤師 在宅患者さんで、脳梗塞後遺症、糖尿病のある○○さんが、「孫が遊びに来た数日後に、かぜを引いたようで、その時から喉が痛い」と言っていました。37℃の微熱があり、咳や鼻症状もあります。喉の痛みは嚥下痛ですが、それほど強くないようでした。喉の奥を見せてもらいましたが、白い苔のようなものも見当たりませんでした。息苦しさなど他に気になる症状もなかったので、暖かくして寝るように話しました。また、熱が38℃以上になったり、症状がひどくなってつらい、息苦しいといったことが起こったときは、すぐに私か先生に連絡するように伝えました。

医師 ありがとうございます。高齢者はかぜを引きにくいのですが、お話を伺う限りでは、かぜの3症状がしっかりあり、強い症状がないようですし、小さなお子さんとの接触歴もあるので、ウイルス性上気道炎、つまり、かぜでしょうね。肺炎かどうかが心配ですが、今のところ大丈夫でしょう。悪化したときのサインや対応方法をお伝えいただき、ありがとうございます。もし症状がつらいなどでそちらに連絡が入ったら、すぐに教えてください。そのときは往診します。

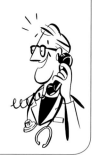

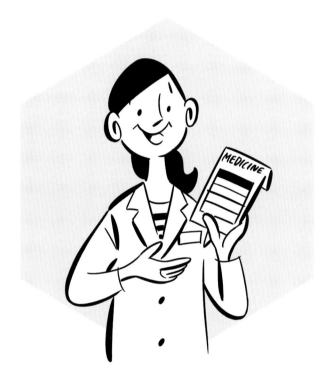

鼻水

「鼻水が出る」と言われたら
鼻汁の性状、痛みや2峰性の経過を確認

　「鼻水が出る」と言ってOTC薬の購入を希望する人が来局したり、在宅患者から「鼻症状があるので、かぜ薬を飲んでもよいか」と相談された場合、どのように考え、対応すればよいだろうか。

　「鼻水が出る」といった鼻症状で、重篤な疾患が紛れている可能性は、それほど高くない。しかし、鼻症状は患者にとって不快な症状であり、相談を受けたときには、薬剤師として適切に対応したい。

　鼻症状を呈する疾患として多いのは、いわゆるかぜ（ウイルス性上気道炎）であり、特に鼻症状が強い場合はウイルス性鼻炎・副鼻腔炎であることが多い。他には、細菌性副鼻腔炎を考える必要がある。非感染症であれば、アレルギー性鼻炎、花粉症などの季節性鼻炎が多い。

　経過が長い場合は、薬剤性である可能性も考えられる。α遮断薬やβ遮断薬、ACE阻害薬、カルシウム拮抗薬などの降圧薬、ベンゾジアゼピン系薬、クロルプロマジン塩酸塩（商品名コントミン他）、ガバペンチン（ガバペン）などの抗てんかん薬などが鼻症状を起こし得る。患者の服用薬を必ず確認したい。

　ウイルス性副鼻腔炎やアレルギー性・季節性鼻炎であれば、緊急受診の必要性は低く、まずはOTC薬で様子を見るという対応で構わないことが多い。最近は、スイッチOTCの抗アレルギー薬が出ており、受診してもOTC薬と同じ成分の薬が処方されるだけの場合もある。受診は時間がかかる上に、受診料などが必要となり、OTC薬の方が費用的にも安く済む場合が少なくない。

　患者がOTC薬を希望した場合は、現病歴や服用薬、アレルギー歴に気を付けたい。第1世代抗ヒスタミン薬では、尿閉の原因となったり、鎮静作用が問題となることがある。相互作用にも留意して薦めたい。さらに、一定期間服用して症状が治まらなければ、受診するよう指導することも忘れてはならない。

　なお、すぐに受診勧奨すべきなのは、細菌性副鼻腔炎で治療が必要な患者である。

第1章 症状別 情報収集とアセスメントのコツ

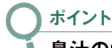

ポイント
鼻汁の性状などをチェック

こう聞こう！

- □ 鼻水はどのような状態ですか？　さらっとした水っぽい鼻水ですか？　それとも黄色や緑色のどろっとした鼻水ですか？
- □ 症状は、1日中同じくらいの強さですか？　それとも朝や夜、寝床に入ったときに強くなったりしますか？
- □ 毎年、同じ時期に、鼻の症状が表れるといったことはありませんか？
- □ 目の痒みはありませんか？

　まず、鼻汁の性状を聞こう。黄色から緑色のどろっとした鼻汁（膿性鼻汁）か、さらっとした水っぽい鼻汁なのかを確認する。膿性鼻汁は、細菌性副鼻腔炎を示唆する所見の1つである。

　ただし、ウイルス性副鼻腔炎であっても、粘膜上皮細胞が傷害を受けることによって膿性鼻汁が出ることがあり、膿性鼻汁のみで細菌性副鼻腔炎と確定診断できないことを知っておいてほしい。つまり、「膿性鼻汁の訴えのみ」で受診勧奨をする必要はない。

　症状が強く出たり、緩和する時間帯や時期を聞くことも大切だ。アレルギー性鼻炎では、朝方や夜、寝床に入ったときに症状が強く出ることが多い。また、明らかな季節性があれば、花粉症を疑う。なお、アレルギー性・季節性鼻炎の場合には目の痒みを伴うことが多い。

薬学管理に生かす臨床推論　97

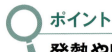

発熱や咳などの他の症状を確認

こう聞こう！

☐ 熱はありませんか？　何℃くらいですか？
☐ 咳や喉の痛みなどはありませんか？
☐ 額や頬の辺りに違和感や痛みはありませんか？
☐ 上の奥歯の辺りが痛むことはありませんか？
☐ 鼻の横の辺りを押すと痛みはありませんか？

　発熱、咳、咽頭痛がないかは必ず聞いてほしい。細菌性副鼻腔炎では、38℃以上の熱が出て持続する場合が多い。

　また、細菌感染症の場合、原則として1つの臓器に感染が起こるため、複数臓器に同時に細菌感染が起こるのは特殊なケースに限られる。鼻症状が強く、咳も咽頭痛もあれば「かぜの3症状」が全てそろっており、いわゆるかぜと考えられる。

　痛みの有無も確認しよう。細菌性副鼻腔炎では、片側の前頭部や頬部に痛みや圧痛、腫脹が認められる場合が多い。うつむいたときに痛みを訴えることも多い。

　なお、副鼻腔は上歯に隣接しており歯痛が生じることもある。歯痛を訴えOCT薬を希望する人は、細菌性副鼻腔炎の場合もあるので注意したい。

第1章 症状別 情報収集とアセスメントのコツ

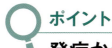

ポイント
発症からの経過を聞こう

こう聞こう！

- ☐ 症状はいつから続いていますか？
- ☐ 症状がいったん落ち着いたのに、ぶり返したように感じていませんか？

　細菌性副鼻腔炎の場合、強い症状が持続したり、2峰性の経過を示すことが少なくない。2峰性の経過とは、1度症状が強く出て、いったん落ち着いた後に、再び症状が強くなる経過のことである。

　細菌性副鼻腔炎の2峰性の経過は、例えば最初は咳、鼻汁、37℃程度の微熱があり、3日目くらいまではいずれの症状も改善傾向にあったが、その数日後、再度鼻症状が悪化し、38℃の熱が出た――といったものだ。

　このケースでは、最初の咳、鼻汁、発熱の症状は、ウイルス性上気道炎（いわゆるかぜ）によるものと考えられる。2回目のピーク（2峰目）は、鼻症状が強く頬部の痛みを伴っており、細菌性副鼻腔炎と考えられる。つまり、一度、軽快したが、その後、こじらせて細菌性副鼻腔炎になったケースといえる。

理解を深める
アレルギー性鼻炎とかぜ（鼻炎型）を見分ける主なポイント

アレルギー性鼻炎	●就寝時から明け方にかけて症状が強くなる ●目の痒みを伴う　●季節性がある（花粉症） ●アレルギー素因（既往歴、家族歴）がある
かぜ（鼻炎型）	●咳や咽頭痛、熱を伴う（かぜの3症状＋熱がある） 　※特に熱と咽頭痛があればかぜをより疑う ●シックコンタクトがある ●急性の病歴がある

薬学管理に生かす臨床推論　99

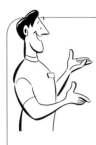

医師への伝え方の一例

クリニックと薬局の合同勉強会で、処方医に顔を合わせる機会があった。その際に、先日OTC薬を買いに来た患者のことを伝えた。

薬剤師：（他の話のついでに）そういえば、先日、糖尿病と脂質異常症で受診している○○さんが「鼻水が出るので薬がほしい」とOTC薬を買いに来られました。水っぽい鼻水で平熱、咳と喉の痛みが少しあり、頰の痛みなどはなく、かぜのようでしたので、現在の服用薬との相互作用を確認した上で、総合感冒薬をお薦めしました。もし、鼻の辺りの違和感や痛み、熱が出るようなことがあったり、2、3日様子を見て症状が治まらないようであれば、受診するようにお伝えしました。その後、○○さんは受診されましたか。

医師：いや、いらっしゃっていませんね。お話を伺う限り、ウイルス性副鼻腔炎のようですね。きっとOTC薬で症状が治まったのでしょう。○○さんは前立腺肥大症もあるので、もし来局されたら、薬の影響で尿が出にくくなっていないかを確認してください。ご報告、ありがとうございました。

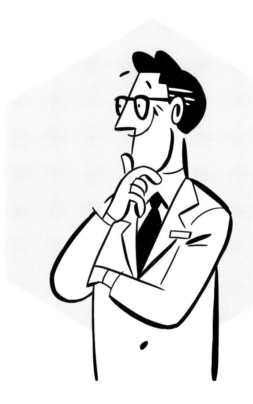

意識障害

「様子がおかしい」と言われたら
意識レベルと随伴症状、服用薬を必ず確認

　意識障害は、外界や体内で生じた刺激に反応できない状態であり、思考や判断、記憶などの能力が損なわれた状態である。

　ただし、普段から見当識障害を認めるなどの場合は、見当識障害があっても意識障害とはいえない。普段との意識の状態の違いがポイントとなることから、家族や介護者からの情報収集が重要となる。

　意識障害の原因は、脳に障害が生じている場合と、それ以外に大きく分けられる。脳に障害が生じて意識障害をもたらす疾患としては、脳血管障害（脳梗塞、脳出血、くも膜下出血など）、脳腫瘍、外傷による脳挫傷、てんかん発作などが挙げられる。

　それ以外の原因としては、低血糖、呼吸不全や循環不全、電解質異常などがある。その他に、感染症、一酸化炭素中毒や薬物、アルコールなどによる中毒症状、低体温などによっても意識障害が起こり得る。

　意識障害の主な原因は、AIUEO-TIPS（アイウエオチップス）と覚えるとよい（表1）。

表1 意識障害の主な原因（カーペンター分類）

A ： alcoholism（急性アルコール中毒）
I ： insulin （インスリン：低血糖、ケトアシドーシス、高浸透圧高血糖症候群）
U ： uremia（尿毒症）
E ： endocrine（甲状腺、副腎疾患）、 encephalopathy（肝性脳症、高血圧性脳症）、 electrolytes（電解質異常：Na、Ca）
O ： oxygen（低酸素）、overdose（薬物中毒）
T ： trauma（頭部外傷）、temperature（体温異常）
I ： infection（感染症）
P ： psychiatric（精神疾患）、porphyria（ポルフィリア）
S ： seizure（てんかん）、stroke（脳卒中）、shock（ショック）

第1章 症状別 情報収集とアセスメントのコツ

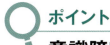

意識障害のレベルと経過を確認する

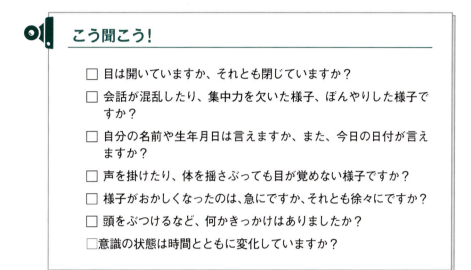

こう聞こう！

- □ 目は開いていますか、それとも閉じていますか？
- □ 会話が混乱したり、集中力を欠いた様子、ぼんやりした様子ですか？
- □ 自分の名前や生年月日は言えますか、また、今日の日付が言えますか？
- □ 声を掛けたり、体を揺さぶっても目が覚めない様子ですか？
- □ 様子がおかしくなったのは、急にですか、それとも徐々にですか？
- □ 頭をぶつけるなど、何かきっかけはありましたか？
- □ 意識の状態は時間とともに変化していますか？

　まず、意識障害のレベルを確認する。意識障害には様々なレベルがあり、昏睡状態といった明らかな状態ばかりではなく、傾眠傾向、会話が混乱する、集中力を欠く、ぼんやりするといった程度のこともある。そうした場合、普段の様子を知らないと、意識障害と判断するのが難しいことがあり、家族や介護者への確認が重要となる。

　意識レベルの評価については、ジャパン・コーマ・スケール（Japan Coma Scale：JCS）（表2）と、グラスゴー・コーマ・スケール（Glasgow Coma Scale：GCS）が使われる。患者の異変に気付いた時などで、緊急度を測る必要がある場合は、簡易で分かりやすいJCSを用いることが多い。

　JCSは、意識レベルを「Ⅰ：覚醒している（目が開いている）」「Ⅱ：刺激に応じて一時的に覚醒する」「Ⅲ：刺激しても覚醒しない」の3つに大きく分けられており、それぞれに状態が決められている。例えば、覚醒しているが名前や生年月日が言えない状態であれば「Ⅰ-3」といったように表す。なお、GCSは、遷延性の意識障害などで患者の状況を細かく見る際に使用されることが多い。

　意識障害のレベルに加えて、症状が起こったのが突然か、緩徐かも確認したい。突然に様子がおかしくなった場合は、脳血管障害や心血管障害など、

緊急度が高い疾患がより強く疑われる。

　頭をぶつけたり、転倒したりといったきっかけがある場合は、脳挫傷や急性硬膜下血腫が考えられる。ただし、慢性硬膜下血腫の場合は、頭部外傷後、3週間以上経過してから症状が起こることもあるため、頭をぶつけたなどの外傷歴は3週間前までさかのぼって確認する。なお、高齢者などでは外傷歴がはっきりしないことも少なくない。

表2　ジャパン・コーマ・スケール（JCS）

I. 覚醒している （1桁の点数で表現）	0	意識清明
	1	見当識は保たれているが意識清明ではない
	2	見当識障害がある
	3	自分の名前・生年月日が言えない
II. 刺激に応じて 一時的に覚醒する （2桁の点数で表現）	10	普通の呼び掛けで開眼する
	20	大声で呼び掛けたり、強く揺するなどで開眼する
	30	痛み刺激を加えつつ、呼び掛けを続けるとかろうじて開眼する
III. 刺激しても 覚醒しない （3桁の点数で表現）	100	痛みに対して払いのけるなどの動作をする
	200	痛み刺激で手足を動かしたり、顔をしかめたりする
	300	痛み刺激に対し全く反応しない

※ この他、R（不穏）・I（糞便失禁）・A（自発性喪失）などの付加情報をつけて、JCS 200-Iなどと表す。

ポイント
「+α」の症状を確認する

こう聞こう！

- ☐ 手足の動かしにくさやしゃべりにくさは見られませんか？
- ☐ 冷や汗や手の震えはありませんか？
- ☐ 寒がって歯がガチガチ鳴るような様子はありませんか？
- ☐ 頭痛や胸の痛みはありませんか？

　四肢の麻痺や運動障害、構音障害などの神経症状を伴う場合、脳梗塞や脳出血の可能性が考えられる。冷や汗や手の震えなどがある場合は、低血糖が疑われる。冷や汗は、アルコールやベンゾジアゼピン系薬などの離脱症状、急性冠症候群などでも見られる。

　強い頭痛や後頸部痛がある場合は、くも膜下出血や髄膜炎、胸痛がある場合には、急性冠症候群や大動脈解離、肺血栓塞栓症などが考えられる。また、感染症でも意識障害が起こり得るが、悪寒戦慄が見られる場合には、敗血症の可能性も考えられる。

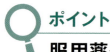
ポイント
服用薬や既往歴を改めて確認する

こう聞こう！

- □ 他の薬局で薬をもらっていたり、市販薬を飲んだりしていませんか？
- □ 糖尿病で、薬を飲んでいたり、注射を打っていたりしますか？

　糖尿病治療薬の中でも、スルホニル尿素（SU）薬やインスリンなど、低血糖を起こしやすい薬が処方されている患者の場合には、より低血糖が疑われる。特に、普段から低めの血糖値でコントロールされている場合は、注意が必要だ。

　また、特に高齢者ではベンゾジアゼピン系薬や抗てんかん薬、第1世代抗ヒスタミン薬やH_2受容体拮抗薬でも意識障害が起こり得る。市販薬にも含まれているので、注意を払いたい。電解質異常では、利尿薬による低ナトリウム血症、骨粗鬆症治療薬による高カルシウム血症でも意識障害が起こり得るため、気を付けたい。

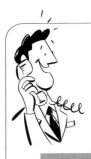

医師への伝え方の一例

在宅療養中の85歳男性の自宅を、昼前に訪問したところ、家族が患者の様子がおかしいと訴えてきた。

薬剤師 高血圧や心房細動がある、在宅患者の○○さんですが、「様子がおかしい」と家族が心配しています。現在の○○さんの様子は、少しぼんやりしていて、名前はしっかり言えますが、会話がいつもよりちぐはぐした感じです。朝食時には、特におかしな様子はなかったそうですが、「少し頭が痛い」と話していたそうです。血圧は152/78mmHgと普段より若干高いですが、心拍数は68回/分でSpO_2も98%と異常ありません。手の震えや、手足の動かしにくさはなさそうです。家族の話では、1カ月ほど前に転倒したそうです。

医師 ご連絡、ありがとうございます。少し心配ですね。午後には様子を見に行ってみますが、もしそれまでに、意識レベルが落ちてきたり、呼吸がおかしくなるなど、変わった様子が見られたら、すぐに連絡するように伝えてください。

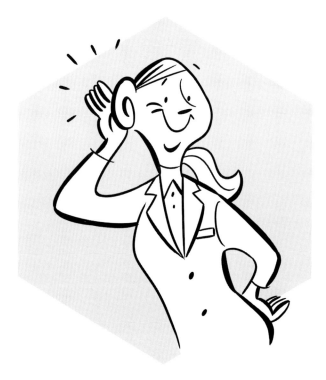

第 2 章

カンファレンスで学ぶ
臨床推論

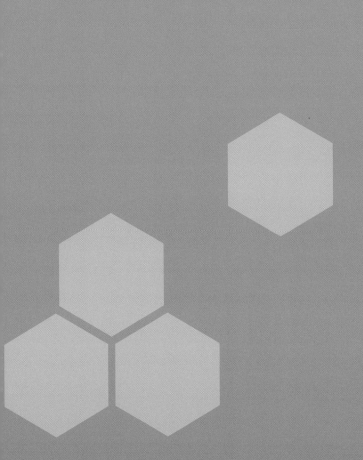

この章で学びたいこと

　第2章では、トライアドジャパン（相模原市南区）の若手薬剤師が参加するカンファレンスを通じて、臨床推論の考え方を学び、薬学管理に生かす方法をお伝えします。本書では、2016年3月～19年3月にかけて実施したカンファレンスを実況中継のように再現しています。

　カンファレンスは、ある人が経験した症例について、参加者全員がその患者に対応していると想定し、その状況下でどう考えて、どう行動するかを話し合うものです。最初に、症例提供者は、患者からの訴えのみを提示し、それを基に参加者が必要な情報を聞き出しながら、進めていきます。

　参加者になったつもりで、患者や家族からどのような情報を収集し、どう答えるかを考えながら読み進めてください。

　薬剤師は、診断するわけではないので、病名を当てる必要はありません。しかし、目の前の患者の状態を的確に把握し、受診が必要かどうかを判断する場面は多々あります。カンファレンスを通じて、薬剤師が患者や家族から情報収集する際のポイントやコツ、得られた情報からどう判断するか、そしてどう患者に伝えるかを学びましょう。

□ **情報収集のポイントとコツ**
網羅的情報収集と、症状から疾患を想起し、患者に質問する方法を学ぶ

□ **受診勧奨のポイント**
レッドフラッグサインを知る

□ **患者や家族への説明**
薬剤師としての見解、受診のタイミングなど、伝えるべき内容と伝え方を学ぶ

小児 | 発熱

小児の発熱、「解熱薬を使っていいか」と母親から相談されたら

症例1

月曜日の午後7時、その日の午前中に小児科診療所を受診し、当薬局で薬を交付した小児患者の母親から電話があった。「子どもが発熱して今、39℃くらいあります。以前に購入した『こどもパブロン坐薬』(第2類医薬品)を使ってもいいでしょうか」と相談された。

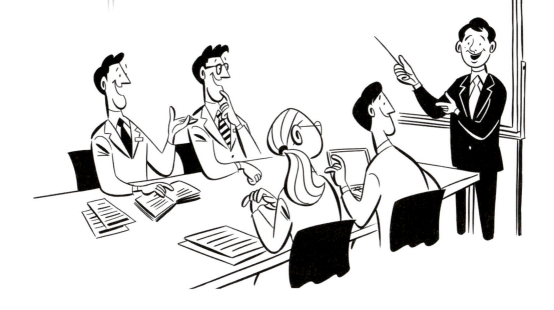

小児の母親から、「子どもが発熱したので、以前に買った解熱薬を使っていいか」と相談されました。

岸田　今回は、Aさんが小児患者の母親から電話で受けた相談です。Aさん、症例を紹介してください。

A　はい。月曜日の午後7時ごろ、その日の午前中に小児科診療所を受診し、当薬局で薬を交付した小児患者の母親から電話がありました。「子どもが発熱して、39℃くらいあります。以前に購入した『こどもパブロン坐薬』（第2類医薬品）を使ってもいいでしょうか」という相談でした。

岸田　Aさんが実際に受けた相談ですが、自分が電話を受けたと想定して、考えてみましょう。このような問い合わせに答えるには、どのような情報が必要でしょうか。

B　まず、この日の処方を薬歴で確認したいですね。

A　はい、アスベリン（一般名チペピジンヒベンズ酸塩）やメプチン（プロカテロール塩酸塩水和物）、ポララミン（d-クロルフェニラミンマレイン酸塩）、オラペネム（テビペネムピボキシル）などが処方されていました（処方箋）。

岸田　Bさんは、どうして処方を確認したかったのでしょうか。

B　診療所で解熱薬が処方されていて、子どもが既に解熱薬を飲んでいる可能性があると思ったのです。何の薬かを正確に把握せずに飲ませてい

処方箋

（1）アスベリンドライシロップ2%　　1回0.65g（1日1.3g）
　　メプチンドライシロップ0.005%　　1回0.3g（1日0.6g）
　　【般】カルボシステインシロップ用50%　　1回0.4g（1日0.8g）
　　ポララミンドライシロップ0.2%　　1回0.4g（1日0.8g）
　　オラペネム小児用細粒10%　　1回0.6g（1日1.2g）
　　　　1日2回　朝夕食後　5日分

（2）【般】ツロブテロールテープ1mg　5枚
　　　　1回1枚　背中に貼付　1日1回

112　薬学管理に生かす臨床推論

第2章 カンファレンスで学ぶ 臨床推論

る母親は案外いますから。それと、この日に処方された薬と「こどもパブロン坐薬」のアセトアミノフェンの相互作用も気になりました。

C この日は、解熱薬が出ていないようですが、受診した段階では熱はなかったのでしょうか。

A 受診したときの熱の様子は聞いていないので、分かりません。

D 熱はあったが、医師に「以前にもらった解熱薬があるからいらない」と言ったのかもしれない。だとすると、昼以降に解熱薬を使ってしまったということになります。そうなると、状況は変わりますよね。

E でも、「家にあるから、解熱薬はいらない」と医師に言ったとしたら、母親は薬局に電話せずに使うのではないでしょうか。受診した段階では、熱はなかったと思います。

岸田 いろいろ考えられますね。「昼間は、なぜ解熱薬が出なかったのでしょうか」と母親に直接聞くといいと思います。疑問に感じたことは、その場で解消する習慣を付けましょう。

小児は必ず体重を確認

岸田 他に聞くべきことはありませんか。

F 過去に、解熱鎮痛薬が処方されたことはなかったのでしょうか。

A 2カ月前にカロナール（アセトアミノフェン）が、3カ月前にアンヒバ坐剤（アセトアミノフェン）が出ています。

G アンヒバ坐剤と「こどもパブロン坐薬」は、同じアセトアミノフェンの坐薬ですよね。3カ月前にアンヒバが出た時の用量は分かりますか。

A 頓用で、「発熱時にアンヒバ坐剤小児用200mgを3分の2個使用」でした。

G そのときの体重と今の体重も知りたいですね。

岸田 子どもは、短期間で成長しますから、薬歴に最近の記録があったとしても、「体重は○kgで変化ありませんか」と確認した方がよいですね。実際は、どうでしたか。

A 確認したところ、15kgで変わっていませんでした。

岸田 他にはどうですか。

C アンヒバが処方されたとき、他には何が処方されていたのでしょうか。今回と同じ処方にアンヒバがプラスされた処方だったとすれば、使ってもよいと思うのですが。

A アンヒバ以外は、今回と同じ処方でした。

岸田 なるほど。OTC薬と医療用医薬品という違いはあっても、「以前の先生の処方と同じなので、使っても大丈夫」と言えれば、母親に対する説

薬学管理に生かす臨床推論 113

得力がありますね。

解熱の必要性を考える

岸田　他にどんなことを知りたいですか。

B　患者の全身状態はどうでしょう。

岸田　いいですね。しかし、聞き方が難しいですね。「全身状態はどうですか」と聞くと、母親は答えにくいかもしれません。

B　小児の発熱であれば、「お母さんから見て、ぐったりしていませんか」と聞きます。他に、水分や食事が取れているかも確認したい点です。

岸田　なぜ、ぐったりの程度や水分摂取の状況を知りたいと思いましたか。

B　熱はあるけれどピンピンしていて機嫌が良く、食事もしっかり取れているのであれば、解熱薬を使わなくてもいいと思うからです。少し熱が出ただけで脳症になるのではないかと過度な心配をする母親が少なくありませんが、小児で38～39℃くらいの熱であれば、それほど心配ないように思います。

岸田　素晴らしいですね。「解熱薬を使っていいですか」という質問に対して「使っていい」「使ってはいけない」だけでなく、「使ってもいいが使わない」という選択肢を示すわけですね。

B　実際に私は、「解熱薬を使ってもいいですが、熱が出ていること自体は悪いことではないので、熱を無理に下げる必要はないですよ」といった説明をすることが多いです。

岸田　具体的に何℃まで大丈夫だと言いますか。

B　「40℃を超えなければ、大丈夫です」と説明しています。

岸田　いいですね。救急外来でも同様の質問を受けることが多いのですが、私は「41～42℃程度にならないと、基本的には脳症は起こりにくい」と答えています。ただ、薬局ではもう少し早めの受診を促した方がよいでしょう。39℃くらいが妥当だと思います。

G　医師は、どのような説明をするのですか。

岸田　私であれば、「熱は、微生物が増殖するのを抑える身体の防御反応の1つです。熱を下げると、微生物をより増殖させる可能性があり、病気を長引かせる原因の1つになってしまう恐れがあります」といった説明をした上で、「本人がつらくなければ、無理に下げなくても大丈夫ですよ」と伝えます。「解熱薬を飲まない方がよい」とか「熱は下げない方がよい」といった断定的な言い方はしません。また、電話では判断する上で限界があることも素直に伝え、最終的に母親の判断に任せるように

第2章 カンファレンスで学ぶ 臨床推論

します。

熱性痙攣の既往は必ず聞く

F　熱性痙攣の既往を聞く必要はないでしょうか。

岸田　素晴らしいですね。どのような場合でも既往歴は必ず確認したい情報
　　　ですが、特に小児の発熱の場合には熱性痙攣の既往が重要です。もし
　　　熱性痙攣の既往があれば、どうしますか。

F　熱性痙攣を起こしたことがなければ、解熱薬を使って無理に熱を下げる
　　必要はないと思いますが、既往があれば解熱薬を使ってしっかり熱を
　　下げた方がいいと思います。

D　熱性痙攣の経験がある患者には、予防的にダイアップ坐剤（ジアゼパム）
　　を使うのでしょうか。そうであれば、受診を促した方がよいですよね。

知っておこう！

熱性痙攣とは

生後6～60カ月の小児が、38℃以上の高熱を出したときに起こす痙攣を「熱性痙攣」という。髄膜炎や代謝異常など原因が明らかな痙攣は除く。熱が急激に上がる際に起こりやすく、突然意識がなくなり、白目をむいて体を反り返らせて硬直したり、手足をガクガク震わせたりする。顔色や唇が紫色になることもある（チアノーゼ）。大半は5分以内で止まり、基本的に予後は良好である。

小児の急性の発熱の主な原因疾患

● **ウイルス性疾患**：かぜ、RSウイルス感染症、インフルエンザ、胃腸炎、突発性発疹、水痘など

● **細菌性疾患**：中耳炎、副鼻腔炎、A群溶血性連鎖球菌咽頭炎、蜂窩織炎、腎盂腎炎、肺炎、髄膜炎など

● その他：虫垂炎、薬剤性など

薬学管理に生かす臨床推論　115

岸田　熱性痙攣の診療は、ここ10年ほどで大きく変化しています。以前は、熱性痙攣の既往があれば、予防的にダイアップを投与することが多かったと思います。しかし、2015年3月に改訂された「熱性けいれん診療ガイドライン2015」では、発熱時にダイアップを予防的に投与することによる熱性痙攣の再発抑制効果は不明確とされており、推奨されていません。

D　熱性痙攣の既往があっても、受診の必要性はそれほど高くないということですか。

岸田　いえ、むしろ逆です。熱性痙攣の既往のある小児患者が発熱したのであれば、OTC薬で対応しようと考えるのではなく、受診を促して、医師に任せればよいと思います。

急性の発熱の原因疾患は?

E　そもそも、この日の診察はどうだったのでしょうか。

岸田　それは知りたいですね。病名は聞きましたか。

A　聞きませんでした。

岸田　「昼間受診されたときには、病名は何だと言われましたか」と、ストレートに尋ねればよかったですね。では、ここで小児の急性の発熱について、原因となる疾患としては何が考えられるか、挙げてみましょう。

D　冬場なら、かぜやインフルエンザ。

岸田　いわゆるかぜというのはウイルス性上気道炎ですから、いずれもウイルス性の感染症ですね。他にRSウイルス感染症、胃腸炎、突発性発疹、水痘なども考えられます。

C　オラペネムが処方されているので、細菌性の感染症と医師が診断している可能性が高いと思います。例えば、中耳炎や副鼻腔炎、溶連菌咽頭炎などです。

岸田　熱の原因と考えれば蜂窩織炎や腎盂腎炎、肺炎、髄膜炎などもありますし、虫垂炎などでも熱が出ます。他に薬剤による発熱もあり得ます。では、今回は何が原因だと思いますか。

G　抗菌薬が出ているので、可能性が高いのは、やはり副鼻腔炎とか中耳炎でしょうか。

岸田　そうですね。抗菌薬を適正に処方しているとすれば、前回もオラペネムが処方されていますし、副鼻腔炎か中耳炎を繰り返しているのではないかと考えられます。中耳炎なら耳の痛みがあるかもしれない。そうであれば解熱だけでなく鎮痛も目的に、アンヒバを使う必要性が出

116　薬学管理に生かす臨床推論

てくるかもしれません。

レッドフラッグサインを確認する

B 熱以外の症状について、もう少し聞いた方がよさそうですね。耳の痛みとか、咳とかはどうでしょうか。

A 咳はあった……ように思います。

岸田 質問したのですか。

A いえ、アスベリンやツロブテロールが処方されていたので、咳があったのかと思ったのです。

岸田 処方解析してしまったのですね。処方解析するのは構いませんが、実際の患者の状態を必ず確認するようにしましょう。薬を使ってもよいかと聞かれたら、薬の使用可否とともに受診の必要性がないかを考える必要があります。その際に、症状や身体の状態を聞き、「レッドフラッグサイン」がないかを確認します。

本来、「レッドフラッグサイン」とは重篤な疾患を疑う「危険な徴候」を指しています。しかし、ここでいうレッドフラッグサインは、「医療機関を受診させた方がよい徴候」や「医師に的確に伝えるべき徴候」と広く捉えた、薬剤師向けに修正したものと考えてください。

小児の発熱時のレッドフラッグサインとしては、(1)ぐったりしている、(2)水分が取れていない、口が渇いているなどの脱水の所見があ

小児の発熱時のレッドフラッグサイン

- ☑ 熱性痙攣の既往
- ☑ 意識障害(痙攣)
- ☑ ぐったりしている
- ☑ 水分が取れていない
- ☑ 呼吸がおかしい(胸がヒューヒューいっている、息苦しそう)
- ☑ 循環状態がおかしい(チアノーゼあり)
- ☑ 保護者や周りの人が過度に心配している
- ☑ 発疹がある

薬学管理に生かす臨床推論 117

表1 小児の発熱の場合に確認したい情報

◎ 年齢

◎ 性別

◎ 体重

◎ 病名

◎ 現病歴

◎ 既往歴（特に熱性痙攣）

◎ 熱以外の症状

◎ 最後に飲んだ薬について（いつ、何を飲んだか）

◎ 成長・発達は順調だったか

◎ アレルギー歴

◎ 発疹はないか

◎ 錠剤が飲めるか

◎ 下痢をしていないか（特に坐薬が処方されている場合）

◎ ワクチン接種歴

る、（3）意識レベルが下がっている、（4）痙攣がある、（5）ヒューヒューという胸の音がしたり息苦しそうなど呼吸状態が悪い、（6）発疹がある、（7）唇が青ざめるなど循環状態が悪い（チアノーゼ）——などが挙げられます。小児の場合には、普段から接している保護者の印象が重要になります。先ほども話に出ましたが、「お母さんから見て、ぐったりしている様子はありませんか」「今晩、このまま寝られそうですか」といった質問が、緊急性を知るには有用です。

他に、小児のケースでは体重だけでなく年齢も聞きたいですね。現病歴や既往歴も確認する必要があります。処方歴やOTC薬の服用歴、アレルギー歴などは、薬歴に記載があっても再確認したいですね。特にアレルギー歴は、「薬のアレルギーはないということで大丈夫ですよね」と念を押した方がよいでしょう。また、発疹の有無に加え、坐薬を使う場合は下痢がないかも確認しておきましょう。

さらに小児患者の場合、成長・発達過程に問題がなかったかも質問し

ておきたいですね。言葉の発達が遅れたなど問題があった場合は、見つかっていない疾患の可能性もありますので、発熱時には早めの受診を促した方がよいでしょう。

受診の目安も必ず伝える

岸田　では、これらの情報を踏まえて、この母親からの「以前に購入した解熱薬の坐薬を使ってもよいか」という質問に対して、どう考え、どう伝えますか。

C　子どもが熱でつらそうにしているのであれば、解熱薬を使ってもよいと思いますが、そうでなければ薬であえて熱を下げる必要はないと伝えると思います。

D　私も、解熱薬を使わなくてよいように思いますが、母親の質問に対しては「使ってもいいです」と答えてしまいそうです。体重や用量、以前にアンヒバを使っていることなどを考えれば、使うのが悪いわけではないので。

岸田　「この解熱薬を使うことに大きな問題はないが、使わないという選択肢もある」ということで、皆さんの見解は一致しているようですね。では、どう伝えるべきかを考えてみましょう。

F　私の経験からすると、電話をかけてくる母親は、薬を使いたいけれど不安なので、薬剤師に「使っていい」と言ってもらいたいことが多いと思います。

B　そうなんです。だから、私自身は薬を使わなくていいだろうと思っていても、そこはあえて強調せずに、「使っても問題ないけれど、使う必要がある状況かどうかは、お母さんが判断してください」といった伝え方をします。

C　あと、「使っても熱が下がらないようであれば、受診してください」といったことも言った方がいいですよね。

岸田　受診の目安ですね。レッドフラッグサインの徴候が見られたら、すぐに受診するように伝えておく必要があります。ただし、母親が理解しやすく、かつ過度に不安にならないように伝える必要があります。

母親の様子にも気を配る

岸田　では、実際にどう対応しましたか。

A　薬歴で処方歴を確認するとともに、使いたいと言っている薬について、

薬学管理に生かす臨床推論　119

パッケージに書いてある表示を読んでもらい、確かに「こどもパブロン坐薬」であり、1個につきアセトアミノフェン100mgが含まれている製剤であることを確認しました。そして「今日、熱冷ましのお薬を飲んだり、お尻に入れたりしましたか」と聞き、解熱薬を使用していないことを確かめました。

　以前、アンヒバ坐剤小児用200mgを1回につき3分の2個使用という処方であったのと、体重が15kgでその時と同じと聞いたので、「以前に先生から出された坐薬と同じ成分なので、使うのは問題ありません。使う場合には、1個と3分の1を使ってください」と伝えました。

岸田　母親の反応はどうでしたか。

　A　「分かりました」という感じでした。

　D　母親は慌てている感じでしたか。

　A　声を聞く限り、慌てている印象は受けませんでした。

岸田　その雰囲気は、ぜひ感じ取りたいですね。今回のように「熱が出たが解熱薬を使っていいか」という質問に答えるために確認したい情報は、118ページ表1の通りです。薬の面からは、用法・用量、訴えている症状に対して使おうとしている薬が適切か、他の薬との相互作用、その日の同効薬の使用有無なども含めて、その子どもに飲ませても大丈夫な薬かといった確認が必要です。

　　そして、何より重要なのは緊急性がないかのチェックです。母親が慌てていないことなどから、緊急性が高くないと感じたのだと思いますが、ここでも推測で終わらせずレッドフラッグサインがないことを必ず確認しましょう。

　　伝え方も大切です。「水分をしっかり取らせてあげてください」など療養上の注意とともに、「こんな症状が見られたら必ず受診してください」と、レッドフラッグサインを使って受診が必要な目安を伝えます。最後には必ず「他に不安なことや聞いておきたいことはありませんか」と聞く習慣をつけましょう。

患者や家族への説明のポイント

原則
- 最終的に判断するのは患者や家族であることを忘れない。
- 「大丈夫です」「受診の必要性はありません」などとは決して言わない。

説明の流れ

薬剤師としての提案であることを伝える

例「薬剤師として言えることは」
　「薬剤師としてのアドバイスですが」　　など

薬剤師としての考えを、根拠とともに話す

判断するのは相談者であること、電話では限界があることを知ってもらう

例「ご心配なら受診するようにしてください」
　　と繰り返し伝える

受診の目安や療養上の注意事項を伝える

例「こうなったときにはすぐに受診してください」
　「水分をしっかり取らせてあげてください」　　など

不安が解消されたかを確認する

例「他に不安なことや聞いておきたいことはありませんか」
　　など

患者への伝え方の一例

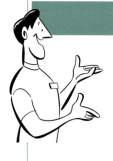

　「こどもパブロン坐薬」は、以前に先生が出されたアンヒバというお薬と同じ成分です。そのことと、今、お伺いした内容を踏まえると、あくまで薬剤師としての判断ですが、このお薬を使うことに問題はないように思います。 ◀ 薬剤師としての考えを伝える

　ただ、発熱は体の中でウイルスなどの微生物が増えるのを抑える防御反応の1つです。お薬で熱を下げてしまうと微生物が増えることになる場合もあり、病気が長引く原因の1つになってしまうことがあります。お母さんから見て、お子さんの様子はいかがですか。ぐったりしている、様子がおかしい、水分が十分に取れていないといったことがなければ、体を冷やすなどして対応し、無理に薬で熱を下げる必要はないように思いますが、いかがでしょう。 ◀ 療養上の注意事項を伝える

　いずれにしても、お母さんが心配に思われるなら、受診してもよいと思います。様子を見られて、もしもぐったりすることがあったり、おかしな言動が見られたり、水分が取れないといったことがあれば、すぐに受診してください。 ◀ 受診の目安を伝える

Take Home Message

- 疑問に感じたことや診断名などは、処方解析や推察だけで終わらせず、できるだけ確認する。
- 断定的な言い方をするのではなく、保護者が判断するための材料（情報）を提供し、最終的な判断は保護者に任せるようにする。
- 特に小児患者の場合、体重やアレルギー歴は、薬歴に記録があっても、再度、確認する。
- 小児の発熱では、必ず熱性痙攣の既往を確認し、もしあれば「以前に熱性痙攣を起こしているのなら、受診されたらいかがですか」と促す。
- 薬を使ってもよいかという問いに対して、「使ってよい」「悪い」だけでなく、患者の状態を聞き、薬を使う必要性があるかどうかも考える。
- 療養上の注意事項や受診の目安を伝えるとともに、「ご心配なら受診するようにしてください」と、繰り返し伝えることも重要。

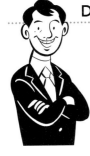

Dr. 岸田からのメッセージ

　最初は、以前に購入したOTCの解熱薬を使ってよいか否かの議論だったのが、最終的には患児の様子を聞いて「使っても悪くないが、使わないという選択肢もある」というアドバイスに至ったのは、素晴らしかったと思います。

　薬の使用の可否を考える上では、受診の必要性の有無を見極めることが重要です。ケースカンファレンスを繰り返すうちに徐々に慣れていくと思いますが、患者の状態に目を向け、常にレッドフラッグサインを念頭に置いて、緊急度が高くないことを確認する習慣を付けましょう。

　今回は、熱性痙攣の既往もポイントでした。これを機に、熱性痙攣についておさらいをしておきましょう。

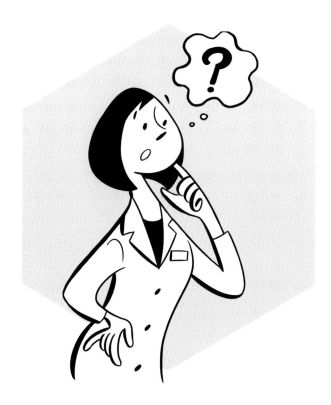

悪心

「この吐き気と軟便は薬の副作用ではないか」と相談されたら

症例2

平日の午後、薬局に女性患者から電話がかかってきた。「新しい薬を飲み始めてから、吐き気がして便が軟らかくなった。薬の副作用ではないかと心配になり電話したのですが、薬を飲むのをやめてもいいでしょうか」と相談された。

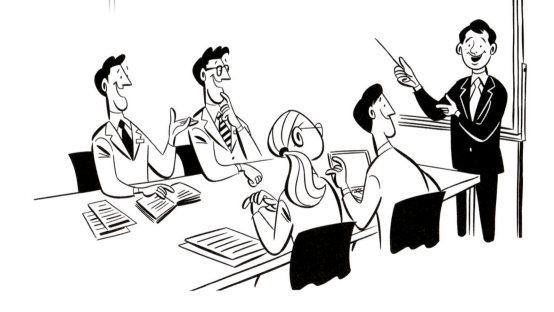

女性患者から電話で「吐き気と軟便があるが、薬の副作用ではないだろうか」と相談されました。

岸田 今回の症例は、薬の副作用ではないかという女性患者からの電話相談です。では、Aさん、症例を紹介してください。

A 先日の午後、女性患者から薬局に電話がかかってきて、「新しい薬を飲み始めてから、吐き気がして便が軟らかくなった。薬の副作用ではないかと心配になり電話した。薬を飲むのをやめてもいいだろうか」と相談されました。

岸田 自分が薬局で電話を受けたと想定して、一緒に考えてみてください。さて、示された内容だけでは判断が難しいですよね。追加でどのような情報を聞きたいですか。

B 年齢を知りたいです。

岸田 年齢はどうやって聞きますか。成人女性だと聞きにくいですよね。

B 「失礼ですが」と前置きして尋ねます。

C 「薬歴を確認しますので、お名前と生年月日を教えてください」と聞きます。

岸田 薬歴の確認を理由に生年月日を聞くのはいい方法ですね。我々医師は、聞きにくいことを質問するときは「大切な情報なので、教えていただけますか」と、一言前置きして聞きます。そうすると、患者の気分を害さずに聞くことができます。さて、今回の相談者はどうでしたか。

A 36歳女性です。

E 新しく飲み始めた薬は何で、いつから飲んでいますか。あと、他に飲んでいる薬はありませんか。

A 新しく飲み始めたのはイソバイド（一般名イソソルビド）で、3日前からです。アデホス（アデノシン三リン酸二ナトリウム水和物）とメチコバール（メコバラミン）も飲んでいます。

岸田 幾つか聞き出せましたね。患者から電話が薬局にかかってきた場合は、相談者の薬歴が見られるので、自薬局で薬を交付したときの情報はありますよね。処方歴を紹介してもらいましょう。

A 相談者は、電話相談があった1カ月ほど前に婦人科を受診し、来局しました。その日の処方薬は、バナン（セフポドキシムプロキセチル）が1日4錠で3日分です。その後、来局していません。2週間前にアデホスとメチコバール、3日前に今回問題となっているイソバイドが処方され

第2章 カンファレンスで学ぶ 臨床推論

処方箋

● 1カ月前、Aが勤務する薬局にて交付

バナン錠100mg　1回2錠（1日4錠）　　1日2回　朝夕食後　3日分

● 2週間前、他の薬局にて交付

メチコバール、アデホス（詳細不明）

● 3日前に2週間前と同じ薬局にて交付

イソバイド（メチコバール、アデホスに追加で処方。詳細不明）

ていますが、それらは他の薬局でもらったものです（処方箋）。

D 2週間前、相談者はなぜ受診したのでしょうか。また、イソバイドは3日前に追加された処方ですか。

A 2週間前、耳が聞こえにくくなって耳鼻科を受診しアデホス、メチコバールが処方され、それでも良くならないので、3日前にイソバイドが処方されたようです。

G めまいや難聴はありますか。また、イソバイドが追加された理由、つまり診断名は何だったのでしょうか。

岸田 いい質問ですね。処方解析をしたり、推測だけで終わらせずに、「医師から病名は何と聞いていますか」と、ストレートに聞くことはとても大切です。

A めまいも難聴もありません。また、相談者は病名を把握していませんでした。

岸田 医師がはっきり病名を伝えなかったのかもしれませんし、医師は説明したけれど、相談者が忘れたのかもしれませんね。

症状や病歴は具体的に質問して聞き出す

D 軟便の状態はどうですか。固形便なのか、それとも水様便なのでしょうか。あと、排便は1日何回ですか。

A 水様ではなく、少しおなかが緩い程度で、排便は1日2回ほどだそうです。

岸田 1日に2回の排便というのは、どう考えますか。

D 多くはないですよね。

薬学管理に生かす臨床推論　127

岸田　そうですね。軟便よりも吐き気がポイントという感じになってきました。

D　吐き気はいつからですか。これら3種類の薬は、これまで服用したことがありましたか。

A　イソバイドを飲み始めてすぐに出始めたようです。また、いずれも初めて飲む薬とのことでした。

岸田　以前に服用したときには何も症状が出なかったと聞くと、副作用である可能性は下がりますが、今回はいずれも初めて飲んだ薬ということです。

D　3日前から吐き気があるけれど、相談があった日までイソバイドは継続して飲んでいたのでしょうか。服薬をやめてしまっていたにもかかわらず吐き気が続いているのであれば、副作用ではない可能性が高いと思います。

A　続けて飲んでいます。

岸田　仮に副作用としても、飲み続けられるレベルの副作用なのだと考えられますね。

F　嘔吐していますか。それと、吐き気はずっとあるのか、それとも食後とか決まったときに出るのかも知りたいです。

岸田　これは病歴聴取として重要な内容です。ただし、「薬を飲んだ後に症状が出ていますか」というように具体的に尋ねないと、患者さんは正確に答えてくれないでしょう。実際はいかがでしたか。

A　嘔吐はありません。食事や薬の服用とは関係なく、ずっと気持ち悪いとのことでした。

妊娠の可能性をどう聞くか

B　ところで、妊娠の可能性はないのでしょうか。

岸田　36歳女性ですから、妊娠の可能性はぜひ確認しておきたいですね。問題はその聞き方ですが、どう聞きますか。

B　「失礼ですが、妊娠の可能性はあったりしますか」

岸田　たぶん、「ありません」と答えられてしまうでしょう。

G　「妊娠していると、今回と似た症状が出る」「妊娠していた場合、薬によっては子どもに影響が出る」という説明を追加してはどうでしょうか。

岸田　こちらが、何のために質問しているかを伝えるということですね。それは、いい方法です。ただ、本人が妊娠に気付いていない場合もあります。

第2章 カンファレンスで学ぶ 臨床推論

F 「最終月経はいつですか」と聞いてみます。

岸田 最終月経を聞いても、必ずしも正しく判断できません。異所性妊娠（子宮外妊娠）の場合は、生理様の不正出血があり、それを最終月経と勘違いしている可能性があるからです。

　　医師は、例えば、X線撮影（特にCT検査）の前に必ず妊娠の可能性を確認しますが、「大変失礼ですが、100％妊娠していないと言い切れますか。もし100％と言い切れないのであれば、妊娠検査を行い、妊娠していないことを確認します」というように尋ねます。薬局でそこまでシビアに確認すべき状況はまれでしょうが、聞き方は知っておいてください。今回はどうでしたか。

A 実は確認していません。

市販薬やサプリメントについても尋ねる

D アデホスとメチコバールが処方された2週間前に、他の薬が処方されていませんか。

A ありません。

岸田 いいですね。他の薬などを飲んでいないかを聞くことはとても重要で、必ず押さえてほしいところです。ただ、「薬」というと、患者は処方薬だけをイメージし、市販薬やサプリメントを答えてくれないことがあります。病院で出された薬だけでなく、OTC薬やサプリメントの服用の有無も必ず確認するようにしましょう。他にはどうですか。

B その他に気になる症状、例えば、発熱や腹痛などがなかったかを聞きたいです。

A 熱も腹痛もありませんでした。

岸田 ある症状を訴えられたときには、必ず他の症状もないかを確認してほしいですね。「熱はありませんか」「腹痛はありませんか」というように、具体的に症状を挙げて聞くと、患者は答えやすいでしょう。ちなみに、なぜ熱や腹痛の有無を聞きたかったのですか。

B 感染症の可能性を考えたからです。そうであれば、発熱や腹痛があるかと。また、我慢できないほどの腹痛があれば、すぐに受診してもらった方がよいと思います。

岸田 そうですね。発熱があれば感染症が想起されますよね。薬剤師の皆さんは、症状を訴えられたときに、副作用の可能性を考えることは非常に大切です。ただし、それだけでは不十分です。類似した症状を示す他疾患を必ず一緒に考える癖をつけてほしいと思います。なぜなら、

薬学管理に生かす臨床推論　129

副作用は原則、除外診断だからです。
　　今回、相談者が訴えている吐き気や軟便を示す疾患としては、何が考えられますか。

C　突発性難聴、妊娠、胃食道逆流症（GERD）。

D　ストレスや胃潰瘍、胃腸炎もあります。

岸田　それらを思い浮かべたときに、相談者に何を聞きたいと思いますか。

D　胃腸炎であれば、「最近、何か変なものを食べませんでしたか」とか。

岸田　研修医もよくそう尋ねるのですが、もし皆さんがそう質問されたら、どう答えますか。

A　「変なものなんて食べていません！」

岸田　そうですよね。「変なもの」と思って食べる人はいません。こういうときは「焼き肉やバーベキューをしませんでしたか」「刺し身など生の魚介類や、生卵を食べませんでしたか」というように具体的に質問した方がよいでしょう。では、過去いつまでの食事内容を聞きますか。

D　3〜4日前でしょうか。

岸田　教科書的には1週間前くらいまでは細菌性胃腸炎の原因になり得ます。1週間前までの食事なんて誰も詳しく覚えていませんので、「この1週間で、刺し身や焼き肉、生ものなどを食べませんでしたか」といった聞き方がよいでしょう。
　　なお、吐き気や下痢などがある場合、最も頻度が高いのはウイルス

知っておこう！

ウイルス性胃腸炎の3症状と自然経過

［悪心・嘔吐］　［腹痛］　［下痢］

　これらの3症状が「急性に」「同時期に」「同程度」存在すれば、ウイルス性胃腸炎（おなかのかぜ）と考えてよい。流行期は2つの症状でもウイルス性胃腸炎である可能性が高い。
　ウイルス性胃腸炎の場合、最初は悪心・嘔吐が中心で、腹痛はみぞおち（心窩部）や腹部全体の間欠痛。通常、悪心・嘔吐は24時間程度でピークとなり、その後は頻回の水様性下痢となる。

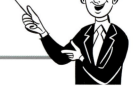

性胃腸炎ですが、疑う場合には必ず「悪心・嘔吐」「腹痛」「下痢」の3症状をチェックして、発現の有無と症状の表れ方を確認するするようにしましょう。

受診勧奨すべき症状の有無を必ずチェック

岸田 症状が薬剤の副作用かどうかを検討するときの問診ポイントも整理しておきましょう。服用した薬は何か。併用薬や、市販薬、サプリメントも含めて同時に飲んでないかをよく確認してください（下記「知って

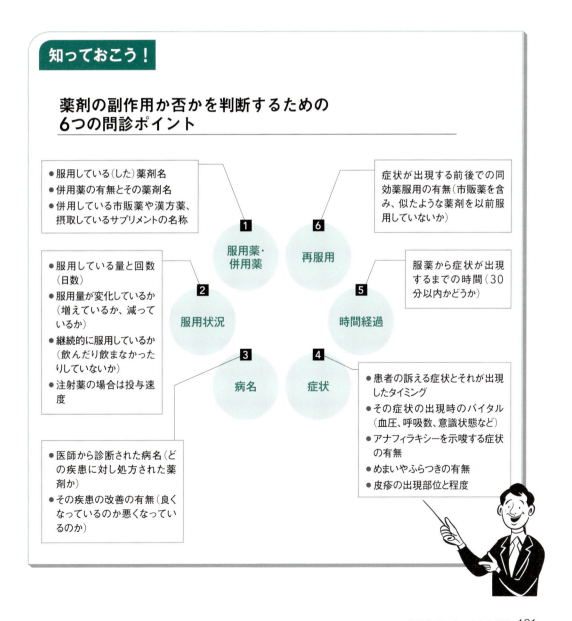

知っておこう！

薬剤の副作用か否かを判断するための6つの問診ポイント

1. 服用薬・併用薬
   - 服用している（した）薬剤名
   - 併用薬の有無とその薬剤名
   - 併用している市販薬や漢方薬、摂取しているサプリメントの名称

2. 服用状況
   - 服用している量と回数（日数）
   - 服用量が変化しているか（増えているか、減っているか）
   - 継続的に服用しているか（飲んだり飲まなかったりしていないか）
   - 注射薬の場合は投与速度

3. 病名
   - 医師から診断された病名（どの疾患に対し処方された薬剤か）
   - その疾患の改善の有無（良くなっているのか悪くなっているのか）

4. 症状
   - 患者の訴える症状とそれが出現したタイミング
   - その症状の出現時のバイタル（血圧、呼吸数、意識状態など）
   - アナフィラキシーを示唆する症状の有無
   - めまいやふらつきの有無
   - 皮疹の出現部位と程度

5. 時間経過
   - 服薬から症状が出現するまでの時間（30分以内かどうか）

6. 再服用
   - 症状が出現する前後での同効薬服用の有無（市販薬を含み、似たような薬剤を以前服用していないか）

おこう！」**1**）。症状が出たときの服用量と回数、飲む量が増えたり減ったりしていないか、服用の有無や増減に伴う症状の変化がないかも知りたいところです（同**2**）。

病名と、その疾患が良くなっているか悪くなっているかもチェックしてください。疾患が原因であれば、疾患の増悪と症状の程度が相関します（同**3**）。

症状は主訴だけにとらわれず、特にアナフィラキシーを示唆する症状がないかは必ず確認してください（同**4**）。投与から症状出現までの時間が30分以内かどうか。これはアナフィラキシーの可能性を判断するためです（同**5**）。以前に薬効が同じ、あるいは似た薬を飲んでないか。過去に同じような薬を飲んで発疹などを経験していれば、アレルギー性の副作用である可能性は高くなりますし、これまで同じ薬を飲んでいて問題なければ、その可能性は下がります（同**6**）。

副作用かどうかの判断には問診が重要です。ぜひ網羅的に聞き取ってください。特に、気が遠くなるようなめまい、呼吸が苦しい、結膜や口腔内や陰部のただれ、唇の腫れ——などはアナフィラキシーを示唆する所見なので、発現していないことを必ずチェックしてください。患者が言わないからといって、ないことにはなりません。もしアナフィラキシーの疑いがあれば、直ちに救急車を呼んで受診してもらう必要があります。

ところで、薬剤の副作用で何か抜けていませんか。

知っておこう！

アナフィラキシーの可能性を判断するためのポイント

- 症状出現が服薬から30分以内か
- 気が遠くなるようなめまいがないか
- 収縮期血圧が80mmHg未満ではないか
  （高齢者の場合は、普段より30mmHg以上低くないか）
- 呼吸が苦しくないか、胸がヒューヒューいっていないか
- 皮疹は局所のみではなく、全身性ではないか
- 結膜、口腔内、陰部などのただれ（粘膜疹）がないか
- 唇の腫れ（血管浮腫）などがないか

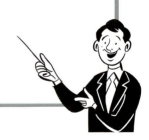

第2章 カンファレンスで学ぶ 臨床推論

一同 ………。

岸田 相談者は1カ月前に抗菌薬を服用していますね。抗菌薬服用患者の場合、クロストリジウム・ディフィシル感染症を忘れないようにしてください。同感染症は、抗菌薬関連大腸炎や偽膜性大腸炎とも呼ばれ、抗菌薬の使用が原因で起こります。症状は、便が少し軟らかくなる程度から、血性の下痢や腹痛、発熱など多岐にわたります。日本では重症例はまだ多くないですが、抗菌薬による副作用の1つと認識して、それらの知識を持っておいてください。

さて、相談者は吐き気と軟便を訴えていますが、受診勧奨すべきかをまず考えましょう。受診勧奨すべきレッドフラッグサインとして何が考えられますか。そのためには何を聞きますか。

E 食事、水分が取れているか。頻回の下痢がないか。

D 粘膜疹や全身性の皮疹、血便がないか。

岸田 いいですね。24時間以上、吐き気のみが続いていたら要注意です。虫垂炎の可能性を示す右下腹部に限局した痛み、妊娠の可能性なども考える必要があるでしょう。38℃以上の熱が数日続いたり、下痢が1日に6回以上、便に血が混じっている、歩いたり咳をすると響くような強い腹痛といった症状はレッドフラッグサインです。いずれの場合も、脱水が強く食事や水分が十分に取れていない場合は、受診を勧めましょう。

🚨 吐き気のレッドフラッグサイン →

- ☑ 38℃以上の熱が数日続く
- ☑ 1日に6回以上の下痢を伴う
- ☑ 便に血が混じっている
- ☑ 黒い便（タール便）が出る
- ☑ 腹痛が強い（歩いたり咳をしただけで響く）
- ☑ 脱水が強く、食事や水分が十分取れていない
- ☑ 吐き気のみが24時間以上続く
- ☑ 右下腹部に限局した痛みがある
- ☑ 妊娠の可能性がある
- ☑ 高齢者や免疫不全患者である

薬学管理に生かす臨床推論 133

薬学だけでなく医学的な知識の習得を

岸田 これまでの情報を踏まえて、皆さんであれば、この相談者にどう対応しますか。

B 初めて飲んだ薬で、服用後すぐに症状が出ているので、副作用の可能性はゼロではないと思います。ただ、副作用としてもアナフィラキシーではなさそうですし、皮疹などもないようですし、服用し続けられる程度なので、服薬を続けてはどうかと提案します。

F 副作用の可能性は捨て切れませんが、他疾患の可能性もあると思います。嘔吐も下痢もないので、相談者が我慢できるのであれば、そのまま続けてもらう方がよいと考えました。

C もともとの疾患による症状であり、服薬し始めて3日なので、効果が出ていない可能性もありますよね。服薬を続けた方がよいように思います。

岸田 副作用の可能性は捨て切れないが、症状が軽微であること、疾患による症状の可能性が低くないことから、服用を継続して様子を見るという意見でだいたい一致しているようですね。実際にはどう対応しましたか。

A まずイソバイドの添付文書で副作用の頻度を確認し、イソバイドの服用によって悪心が起こるのは100人中3人程度の割合だと説明しました。さらに、吐き気と軟便という症状は、薬の副作用とは限らず胃腸炎かもしれないことも説明し、このまま服用を続けて様子を見るよう勧めました。また、もし水分が十分に取れないほどの吐き気や、脱水になるくらいの下痢が起こったら、すぐに受診するように説明しました。仮に服薬を中止して2〜3日で症状が治まったとしても、胃腸炎も2〜3日で軽快するので、必ずしも副作用といえるものではなく、最終的には医師の判断になるといった話もしました。

D イソバイドは根治療法薬ではなく、服用の継続が必須の薬剤でもないと思うので、相談者が副作用ではないかと、かなり気にしているようであれば、いったんやめてみるという手もあるような気もします。

岸田 診療ガイドラインやその薬剤のエビデンスなどを基に、その薬を服用する必要性があるかを考えることは、薬剤師にとっても大切なことだと思います。ただ、薬剤師は処方を変更できませんし、何よりも患者を診ているのは処方医ですから、薬剤師としての解釈やデータを医師に示し、薬物治療のサポートをするというスタンスで関わることが重要です。そのためには、臨床に携わる薬剤師は、薬学的知識に加えて医学的な知識の習得にも努める必要があるでしょう。

患者への伝え方の一例

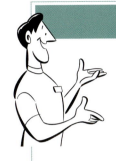

　電話で伺った内容からは、吐き気と軟便は3日前から飲まれているイソバイドの副作用の可能性もありますが、もともとの病気による症状や胃腸炎である可能性も考えられると思います。　　　　　　　　　　　　　◀ 聞き取った情報を踏まえ、薬剤師としての考えを話す

　もし、食事や水分を取れなくなったり、水っぽい下痢を1日に6回以上したり、血が混じった便や黒い便が出たりするようであれば、すぐに受診してください。38℃以上の発熱が数日続いたり、右下腹部が特に痛くなったときも、すぐに医師の診察を受けてください。妊娠している可能性がある場合も、受診が必要です。　◀ 受診の目安や療養上の注意事項を伝える

　どうしても飲むのがつらかったり、副作用が心配であれば、私からも先生に相談してみますが、薬剤師としては、吐き気などの症状が耐えられないほどでなければ、もう少し飲み続けて様子を見られてはいかがかと思います。ちなみに、イソバイドについて調べたところ、副作用で吐き気が出ることがあり、100人中3人程度です。　　　　　　　　　　　　　　　　　◀ 薬剤師としての判断であることを伝える

　今よりも症状が強くなったり心配になったときにはいつでもご連絡ください。　　　　　　　　　　　◀ いつでも相談に乗ることを示す

　これまでの説明でよく分からなかったり、他にお聞きになりたいことはありますか。　　　　　　　　　◀ 不安や疑問が解消されたかを確認する

Take Home Message

- 聞きにくい情報を聞くときは、「大切な情報ですので、教えていただけますか」と前置きをする。また、薬剤師として判断する上で必要な情報である旨を説明した上で、質問する。
- 食事歴は、胃腸炎の原因になり得る食事内容を例示して（魚介類：刺し身、生ガキ、肉類：焼き肉、鶏刺し、バーベキューなど）、確認する。
- 薬の副作用を疑ったときには、類似した症状を示す疾患も思い浮かべ、その可能性を考える。
- 「薬をやめてもよいか」という質問に対しては、中止の可否だけでなく、その薬を使う必要性についても考える。
- 薬剤師による中止の判断はせず、聞き取った情報を医師に伝え、判断材料としてもらう。

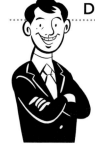

Dr. 岸田からのメッセージ

　患者に「薬の副作用ではないか」と相談されると、服用薬と副作用の関係だけを考えてしまいがちです。しかし、その症状は別の疾患による、あるいはもともとの疾患による可能性が十分にあります。今回のカンファレンスでは、副作用に類似した他疾患、特に頻度が高い疾患の可能性が指摘できたのは大変良かったと思います。

　副作用かどうかは除外診断になります。今回提示したポイントを患者から聞き取り、医師に情報提供してもらえると診断の助けになります。患者からいろいろな情報を得る必要がありますが、聞き方一つで正確な答えが得られるかどうかが変わってきますので、十分に注意してください。

　薬剤の中止の提案を考える上では、その薬剤が治療にどの程度必要なのか、重要なのかを把握しておく必要があります。ただし、それを患者に伝えるのではなく、処方医と話し合う必要があるでしょう。医師と一緒に考えるというスタンスを忘れてはなりません。

低血圧

β遮断薬を使用する患者、家族に「血圧が低くて心配」と相談されたら

症例3

74歳男性。脳梗塞後遺症で在宅療養中。居宅療養管理指導のため患者宅を訪問したところ、介護をしている家族から、「降圧薬を使っているが、上の血圧が90mmHg台と低い。このまま薬を使い続けても大丈夫だろうか」と相談された。

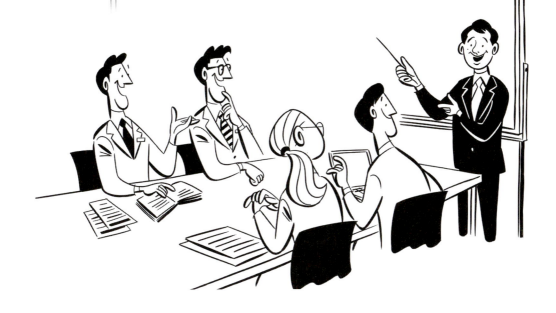

β遮断薬を使用する高齢患者の家族から「血圧が低くて心配」と相談されました。

岸田　今回は在宅患者のケースですね。では、Aさんに症例を説明してもらいましょう。

A　はい。患者は、脳梗塞後遺症があり在宅療養している74歳男性です。β遮断薬であるビソノ（一般名ビソプロロール）のテープ剤を使用していて、収縮期血圧が90mmHg台と、かなり低めです。キーパーソンである患者の娘が不安に感じたようで、「このまま、ビソノを使い続けても大丈夫だろうか」と相談されました。

　最初の頃は、訪問しても玄関先で薬を渡すだけだったのですが、家族との会話の中で必要に応じてアドバイスをしていたところ、家族から患者の状態についても話が聞けるようになり、先のような相談を受けました。

岸田　少しずつ信頼を得て、今回の相談に至ったわけですね。素晴らしいですね。臨床推論を学ぶことで、自信が付いて、患者の訴えに耳を傾けることができるようになりますので、しっかり学んでいきましょう。

　では、いつものように追加で必要だと思う情報を聞いていきましょう。どのような情報が必要でしょうか。

B　併用薬はあったのでしょうか。他にも降圧薬を服用しているのであれば、血圧低下はやはり薬のせいのように思います。

岸田　実際はどうでしたか。

A　併用薬は、アズノール軟膏（ジメチルイソプロピルアズレン）やイソジンガーグル液（ポビドンヨード）のみで、他に降圧薬などは処方されていません。

C　既往歴や現在の状況などを聞きたいです。

A　31歳で糖尿病、65歳で高血圧と診断され、73歳で脳梗塞を発症、最近まで誤嚥性肺炎で入院していました。両側踵部に重度の褥瘡があります。入院中に両側の閉塞性動脈硬化症（ASO）と診断されましたが、ステント手術の適応とならず、手術はしていません。

C　高血圧や脳梗塞の既往があって、血圧を下げるためにビソノが出されたということですね。

A　はい、そのように理解しています。

血圧を正しく測定できているかをチェック

D 血圧は、どういう状態で測ったのでしょうか。たまたま低い測定値が出てしまったという可能性はありませんか。

A 訪問看護師が測った値だと聞きましたので、測り方が悪くて低い値になったわけではなさそうです。

岸田 「血圧が高い、低い」という訴えがあったときに、血圧の測り方を確認することは大切です。血圧は、ちょっとしたことで変動したり、実際の値よりも高くなったり低くなることがありますから。では、どのような状況であれば、本来の血圧と異なる値となりやすいでしょうか。

D 今回は「血圧が低い」と言っているので当てはまりませんが、動いた後は血圧が高く出ます。従って、安静にしてもう一度測ってもらう必要があります。測る時間帯はいつも一定の方がよいと思います。

C 座位と仰臥位では血圧は違ってきます。座位で心臓の高さにカフを巻いて測っているかを確認する必要があります。

岸田 いずれも正しいですね。他に測定機器による問題もあります。指や手首で測る測定機器は精度が低いとされていますので、上腕で測定する

知っておこう！

家庭血圧の正しい測り方

- 朝と晩にそれぞれ2回ずつ測り、それぞれの平均値を記録する
- 朝起きて1時間以内に、排尿後、食事や服薬の前に測る
- 夜は、寝床に入る直前に測る
- 静かで、適当な室温の環境で、1、2分安静にした後に測る
- 原則として背もたれ付きの椅子に脚を組まずに座って測る
- 肘より上腕にカフを巻き、測定部と心臓が同じ高さになるようにする

「高血圧治療ガイドライン2019」を基に作成

血圧と心拍数は非常に関係が深いので、必ず確認しましょう。

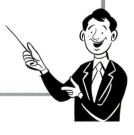

タイプの血圧計かどうかも確認したいですね。実際は、どうだったのでしょうか。

A 患者は、寝たきりなので運動後ではなく、仰臥位だと思います。機器については分かりません。

岸田 皆さんが血圧計を持って行って、その場で測るのも、患者とコミュニケーションを図る上でよいでしょう。また、基本的に、高血圧の患者には家庭血圧を毎日、測ってもらうように指導します。家庭血圧は、日本高血圧学会の「高血圧治療ガイドライン2019」で測り方が示されていますので、参照してください。

肝機能や腎機能にも着目

E 患者の日常生活動作（ADL）を知りたいです。脳梗塞後遺症は、どの程度なのでしょうか。歩行は自力でできるのか、食事はしっかり取れているか、また、経口摂食でしょうか。

A 自力歩行はできず、寝たきりで、経口摂取はできていません。

E 胃瘻ですか。どういう経緯で在宅療養を始めたのか、血圧が90mmHg台に下がった時期や、もともと低めだったのか急に下がったのかなど血圧変動の状況も知りたいです。

A 患者は最近まで、誤嚥性肺炎で入院していました。経口摂取が困難な状態ですが、本人と家族が胃瘻を希望せず、中心静脈栄養は血管確保ができず、今は維持輸液の持続皮下注射を行っています。肺炎発症後、貧血が進んでいますが、輸血はしていません。在宅療養を始めて、しばらくして収縮期血圧が90mmHg台となったようです。

F 腎機能が低下し、薬物の血中濃度が上昇して降圧薬の効果が強く出ているという可能性はありませんか。ビソプロロールの最高血中濃度（Cmax）および血中濃度時間曲線下面積（AUC）は、腎機能正常患者に比べて、腎機能低下患者は高まるというデータが添付文書に示されています。

A 検査値などのデータは、見せてもらっていません。

岸田 肝機能や腎機能が低下し、薬の効果が過剰に発現することはよくあります。

G 心拍数はどうですか。β遮断薬であるビソノは、主に交感神経のβ受容体を遮断することで心臓の心拍数を減少させて、結果的に血圧を下げる薬です。徐脈があれば、血圧が下がっているのはビソノのせいのように思います。

A 心拍数は、確認しませんでした。

岸田 ちなみに頻脈ならどう考えますか。

G 頻脈や不整脈の場合は、ビソノのせいではないように思います。ただ、程度によりますが、心拍数に異常があれば、徐脈でも頻脈でも医師に報告すべきだと思います。

岸田 異常値とは、具体的にどのくらいでしょうか。

G 正常値は1分間に60〜100回なので、60回未満なら「徐脈」、100回超なら「頻脈」でしょうか。

岸田 教科書的にはそうです。ただ、少し極端な例ですが、マラソン選手などいわゆる「スポーツ心臓」の人では心拍数が30回/分でも正常な場合があります。大切なのは、普段の心拍数を意識して、いつもと比べてどうかを考えることです。

　　ただし、β遮断薬を使っている場合は、通常は心拍数が60回/分未満なら、医師にβ遮断薬の減薬を提案したいですね。40回/分以下であれば、無症状に見えても緊急で医師に連絡する必要があります。

F 頻脈は、どう考えればよいのですか。

岸田 一般には100回/分超が異常値ですが、高齢者に限れば、80回/分以上は頻脈と考えた方がよいでしょう。

C ビソノはいつ頃から使っているのでしょうか。

A 入院中から使っています。

C 入院中は、血圧が高くビソノが処方されたが、家に戻って血圧が落ち着いてきた。にもかかわらず、ビソノが使われているという可能性はないでしょうか。

岸田 いい視点ですね。血圧に限らず、入院という特殊な状態で処方された薬が、退院後に必要なくなることはよくあります。その辺りの経緯も聞きたいですね。

A 入院前の血圧の状態や、入院中にビソノが処方された理由、収縮期血圧が90mmHg台になったのはいつ頃からかなど、詳しい経緯は不明です。

C 入院中に他の薬は飲んでいましたか。

A ビソノ以外は、聞いていません。以前は糖尿病の治療もしていたようですが、退院後は血糖降下薬は処方されていません。

岸田 恐らく入院をきっかけに、それ以前の薬は中止したのでしょう。誤嚥性肺炎を起こした場合、通常は入院した時点でそれまでの内服薬をいったん中止して、嚥下機能を評価します。嚥下機能に問題があり経口摂取にリスクがあるとなれば、経口薬以外の剤形を検討します。この患者の場合、経口摂取が危険で血圧が高かったために、貼付薬である

薬学管理に生かす臨床推論　141

ビソノのみが処方された可能性が高いと考えられます。

B 在宅療養に至った経緯は分かりますか。既に終末期で、自宅で看取りを希望されているような段階ですか。

A 医師は余命2カ月程度と考えているようで、看取りの段階と認識していました。

岸田 高齢者は様々な疾患を持ち、その多くは極めてよくある疾患です。ただし、高齢者の場合、治療方針が状況や状態に応じて個別性が高く、ガイドラインなどと大きく異なることがあることを知っておいてください。例えば、大腸癌は若ければ手術や化学療法で根治を目指しますが、高齢であれば緩和ケアを行うだけで積極的な治療を行わない場合もあります。

また、余命が短い場合、糖尿病や脂質異常症、高血圧の治療など、将来起こり得る重篤な合併症を防ぐための治療は必要ないという考え方もあります。何をゴールにするか、その話し合いが患者・家族とできているかが大切です。

この患者の場合、先ほど説明があったように、誤嚥性肺炎を起こした後、糖尿病治療薬は処方されていません。そう考えると、ビソノについても、その必要性を医師と話し合ってみてもよいかもしれません。

プレショック状態を見極められるようにする

C 患者の自覚症状はどうでしょうか。ふらつきや意識が遠くなる感じはなかったでしょうか。

知っておこう！

貼付薬の貼り替えのトラブルに注意！

貼付薬の場合、替え忘れがないように「入浴後に貼り替えるように」と指示することが多い。しかし、そう伝えると風呂に入らなかった日や、シャワーを浴びただけで浴槽に漬かっていない日には貼り替えないという患者が、結構いる。貼付薬の貼り替えにまつわるトラブルは少なくない。ぜひ気を付けてほしい。

142 薬学管理に生かす臨床推論

第2章 カンファレンスで学ぶ 臨床推論

A　寝たきりなので、ふらつきは確認できませんが、意識状態が悪くなっている様子はないとのことでした。

岸田　血圧の異常は自覚症状が重要です。自覚症状が分かりにくい高齢者では、「ご家族から見て、変わった様子はないですか」と聞くとよいでしょう。

C　呼吸数も知りたいです。

A　呼吸数は聞いていません。

D　他の薬を使ったなど、血圧が下がるきっかけになるような別の要因はありませんでしたか。

岸田　血圧が下がる要因として、どのようなことが考えられますか。

D　例えば、発熱や薬によるものが考えられます。

岸田　熱が出る原因には何が考えられますか。

D　誤嚥性肺炎の再発や新たな感染症などが考えられます。

岸田　そうですね。血圧が下がっているときに注意しなければならないのは「ショック」状態かどうかです。ショックは、感染症でも起こり得ます。薬剤師がショック状態の患者に遭遇することは多くないと思いますが、ショックに陥る前のプレショック状態を早めに察知できるように、知識を持っておく必要があります。

　　　ショックとは、急性に心拍出量が生体の酸素需要を満たさなくなった状態をいいます。収縮期血圧が普段より30mmHg以上低下したときや、心拍数が異常な場合はショックを考えます。ショックは、病態によって(1)循環血液量減少性ショック、(2)血液分布異常性ショック、(3)心原性ショック、(4)閉塞性ショック、(5)その他——に分けられます。循環血液量減少性ショックは、出血や内出血などによって著しい失血が起こった場合や、過度の下痢や嘔吐、発汗などによって体液が喪失した状態、つまり脱水などで起こります。出血性ショックは、事故などによる外傷以外ではどのような場合が考えられますか。

F　消化管出血などが考えられます。

岸田　その場合、どのような症状が表れますか。

F　吐血や下血、便に黒いものが混じること（黒色便）もあります。貧血が起こる場合もあります。

岸田　「便が黒いといったことはありませんか」と聞いて確認したいですね。血液分布異常性ショックは、敗血症ショックや、脊髄損傷など循環調節に関わる神経系が障害されて起こる神経原性ショック、アナフィラキシーショックなどがあります。

　　　アナフィラキシーショックは、薬剤性も含めて、アレルゲンとの

薬学管理に生かす臨床推論　143

接触後に蕁麻疹や粘膜疹が起こり得ます。腸管粘膜が異常を来すこともあり、蜂に刺された人が下痢を訴えて受診することがよくあります。また、呼吸困難も起こり得ます。アレルゲンとの接触後30分以内に症状が起こるのが特徴です。

　心原性ショックは、心筋梗塞や不整脈などによって、心不全となり心拍出量が減少して起こります。閉塞性ショックは、薬剤師にはあまりなじみがないかもしれませんが、心タンポナーデや緊張性気胸などによって、心臓や大血管の血流が障害されることで起こります。

　いずれにしてもショックは、速やかに処置しないと命に関わりますので、プレショックの段階でいかに早く察知できるかが重要です。普段の血圧から30mmHg程度下がっていれば、ショックバイタルに近いと考えられますので、至急医師に伝える必要があります。

　血圧計がない場合には、頸動脈や大腿動脈を確認しましょう。頸動脈の拍動が触れれば収縮期血圧は60mmHg以上、大腿動脈の拍動が触

知っておこう！

「ショック」とは

急性に心拍出量が生体の酸素需要を満たさなくなった状態。

（1）循環血液量減少性ショック
　著しい失血、過度の下痢や嘔吐、発汗などによる体液の喪失（脱水）などで起こる

（2）血液分布異常性ショック
　敗血症、神経原性（脊髄損傷など循環調節に関わる神経系が障害され起こる）、アナフィラキシーなどで起こる

（3）心原性ショック
　心筋梗塞、不整脈などによって、心不全が起こり心拍出量が減少して起こる

（4）閉塞性ショック
　心タンポナーデ、緊張性気胸などによって、心臓や大血管の血流が障害されることで起こる

（5）その他
　副腎不全、甲状腺機能低下、薬剤性など

第2章 カンファレンスで学ぶ 臨床推論

れると80mmHg以上だと考えられます。

脱水の可能性も考える

G　在宅療養を始めてから、何か変化はありませんでしたか。

A　退院時に維持輸液としてソルデム3Aを末梢静脈から点滴する指示がありましたが、末梢静脈の血管確保が困難で持続皮下注射となりました。当初、輸液量は1000mL/日でしたが、痰が多くなってきて500～800mL/日に減らしています。

G　輸液量を減らしたために、循環血液量が減って血圧が下がっていることも考えられますよね。循環血液量の減少では脱水も考えられます。

岸田　そうですね。脱水の所見があれば、循環血液量の減少が原因であり、より早くビソノの中止を検討した方がよいことになります。脱水の確認には、どのような情報が必要ですか。

C　尿量が減っていないか、尿の色が濃くなっていないかを確認したいです。

岸田　おむつをしている場合、排尿後のおむつの重さを測り、未使用のおむつの重さを引いて1日尿量の目安にする「おむつカウント」が有用です。では、尿以外の脱水の所見はどうでしょう。

F　口腔内や唇が渇いていないかを確認します。

岸田　脱水があれば、必ず口腔内が乾燥します。また、体重が測定できれば、とても大きな指標になります。

レッドフラッグサインを優先的に確認

岸田　では、この辺りで少し整理してみましょう。患者家族は、「血圧が低いのにビソノを続けて大丈夫か」と聞いてきています。まず、ビソノによる血圧低下の可能性について考える上では、副作用を判断するための問診ポイントを思い出してください（131ページ参照）。ビソノによる血圧低下が起こっている可能性については、血圧が高くないのに使用されている場合や、腎機能低下によるビソノの効果増強があり得ます。可能性は低いですが、アレルギー性のプレショック状態に陥っていることも考えられます。

　　次に、薬剤以外の血圧低下の原因を改めて挙げてみましょう。

B　血圧の測定ミス、感染症や循環血液量減少による血圧低下などが考えられます。

G　心不全などの心原性ショックも考えられます。

薬学管理に生かす臨床推論　145

岸田 心不全を疑う場合、どんな情報が必要ですか。

G 脚などにむくみがないか、息切れの有無についても確認します。

岸田 浮腫と呼吸苦ですね。心不全の呼吸苦で特徴的なのは、起座呼吸や夜間発作性呼吸困難です。心不全による呼吸苦は、座位になると楽になり、臥位になると苦しくなりますので、そのような状態がないかを確認しましょう。

E 出血性ショックを起こしかけている状態もあるかと思います。貧血があると言っていましたが、消化管出血を起こしている可能性もあるのではないでしょうか。

岸田 抗凝固薬や非ステロイド抗炎症薬（NSAIDs）を服用している場合は、特に気を付ける必要があります。

　これらの血圧低下を招く要因を頭に浮かべた上で、家族からの相談に答えるには、何を考えるべきでしょうか。

B まず、緊急で医師に連絡すべき状態ではないか、つまりレッドフラッグサインが表れていないかを確認します。

岸田 その通りです。では「血圧が低い」と訴えられたときのレッドフラッグサインを挙げてみましょう。

低血圧のレッドフラッグサイン

- ☑ 意識状態が悪い（ぼーっとしている状態も含む）
- ☑ 尿量の減少（0.5mL/kg［体重］/時以下）
- ☑ バイタルサインの異常、徐脈、頻脈、低酸素血症
- ☑ 黒色便・血便、黒色・血性嘔吐
- ☑ ひどい口渇
- ☑ 脱水所見（起立試験で収縮期血圧20mmHg以上の低下、もしくは心拍数20回/分以上の上昇）
- ☑ 発熱（特に悪寒戦慄を伴う）
- ☑ 胸痛を伴う
- ☑ 呼吸苦を伴う
- ☑ 降圧薬を内服

B　心拍数が60回/分未満、意識が低下している、脱水がひどく口が渇いていたり、尿量が減っている場合。

岸田　そうですね。臥位から立位（もしくは座位）にしたときの変化も参考にしてください。臥位のときに比べて立位（座位）の収縮期血圧が20mmHg以上下がる、もしくは心拍数が20回/分以上上がる場合は、脱水が考えられます。

　　　尿量については、正常は1mL/kg（体重）/時と覚えておいてください。つまり 体重1kg当たり1時間に1mLです。60kgの人であれば1時間に60mL、1日当たり1440mLです。0.5mL/kg/時以下なら、すぐに医師に連絡すべき状態です。

D　下血や吐血、黒色便もレッドフラッグサインですよね。

C　発熱もレッドフラッグサインだと思います。

岸田　具体的に、発熱のレッドフラッグサインは何℃くらいを考えますか。

F　小児は39℃でしたが、高齢者では38℃くらいでしょうか。

岸田　そうですね。高齢者は高熱が出ないことが多いので、38℃以上であればレッドフラッグサインと考えた方がよいでしょう。さらに、感染症で緊急性の高い病態として「悪寒戦慄」が挙げられます。ガチガチと歯を鳴らして震えるような状態が見られれば、すぐに医師に連絡しましょう（28ページ参照）。

G　心不全による呼吸苦もレッドフラッグサインですよね。息苦しそうな様子がないか、また客観的指標としてSpO_2を見ます。

岸田　SpO_2が90％以下であれば、レッドフラッグサインと考えてよいでしょう。では、家族の「ビソノを使い続けても大丈夫だろうか」という問いに対して、どう答えましょうか。

B　脈拍を測って60回/分未満であれば、ビソノによる影響の可能性が十分あると思われますので、医師に連絡し、薬をいったん中止してはどうかと提案します。

D　血圧の低下は本当にビソノのせいでしょうか。輸液を減らしていることが影響している可能性や、感染症など他の要因も考えられます。ただ、いずれにしても血圧が低めでご家族が心配されていることを、医師に報告します。

E　医師が、血圧が低いことを認識しているかどうか、ですよね。医師の前回訪問時にも90mmHg台だったのなら、医師も把握していることだと思うので、つらそうな症状がなければすぐに医師に報告する必要はないかもしれません。家族には、レッドフラッグサインを伝え、それらが見られたらすぐに医師に連絡するよう説明します。

薬学管理に生かす臨床推論　147

岸田　なるほど。どれもいいですね。実際にＡさんは、どのような対応を取ったのですか。

Ａ　医師に報告する上で、血圧の推移を知りたかったので、家庭血圧を記録していないかを聞いたところ、測定していないとのことでした。そこで、こちらからも医師に報告しておくことと、輸液の皮下注射のために看護師が毎日訪問しており、血圧の記録があるはずなので、それを次回の訪問診療のときに医師に見せて相談するよう話しました。また、もし意識がもうろうとしているなど、家族から見て「おかしい」と思うことがあれば、薬を使わず、医師に連絡するように伝えました。

岸田　その後、どうなりましたか。

Ａ　次回の医師の訪問診療で、ビソノが減量となりました。急にやめると心配なので、漸減するために処方量は半分になり、ビソノを半分に切って使うよう指示がありました。その1週間後に私が訪問したときには、収縮期血圧は100mmHg台で落ち着いていました。

岸田　十分な対応だったと思います。

Take Home Message

- 特に高齢者の場合は、ゴール（治療の目的）を考えて、通常とは異なる治療方針を取ることがある。

- レッドフラッグサインは明確な基準（具体的な数値）を覚えておく。

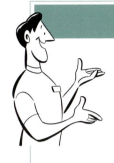

患者への伝え方の一例

　上の血圧が90mmHg台というと、少し低めですね。私からも先生にお伝えしておきますが、薬以外の理由も考えられますので、今度、先生が診察に来られたときにお話ししてみてください。

　毎日の血圧の記録があると先生も判断しやすいと思いますので、訪問看護師に記録を見せてもらっておくか、血圧計をお持ちなら毎日、測定されるとよいと思います。

　急に血圧が下がったり、意識がもうろうとした様子など、ご家族から見て「おかしい」と思うことがあれば、薬を使わずに、すぐに先生に連絡するようにしてください。他に、おしっこの量が少ないとか、脈が速くなったり呼吸が苦しそうだったり、熱が出るようなことがあった場合にも、すぐに先生に連絡してください。

- 聞き取った情報を踏まえ、薬剤師としての考えを伝える
- 療養上の注意事項として家庭血圧の測定を勧める
- 緊急で医師に連絡すべき状態の目安を伝える

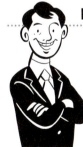

Dr. 岸田からのメッセージ

　今回の患者は、医師は余命2カ月程度と考えていて、本人や家族は延命処置を望まないというケースでした。他の薬は全て中止していますし、ビソノの必要性についても医師とともに考える必要があるでしょう。一概に、中止した方がよい、継続すべきだとは言えません。十分な検討が必要です。

　今回、ビソノを半分量にして結果的に血圧が100mmHg台になったようですが、脱水の可能性が否定されたわけではありません。とはいえ、輸液を増やすと痰が増えるなど、患者が苦しむことにもなりかねません。痛みや苦しいといったつらい症状を十分に取る治療が求められます。

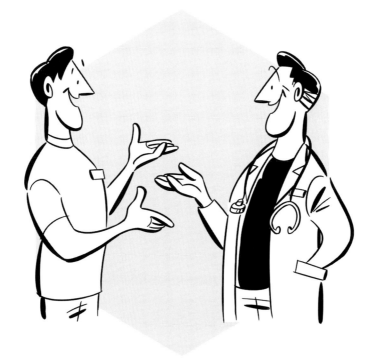

口渇

「口が渇くので薬を飲みたくない」と相談されたら

症例4

49歳男性。近隣医療機関を受診後、処方箋を持って来局し、「最近、口の渇きがひどい」と訴えた。男性は、先日、会社の健康診断で医師に口渇について相談したところ、薬の副作用だと言われ、薬をやめたいと思っている。

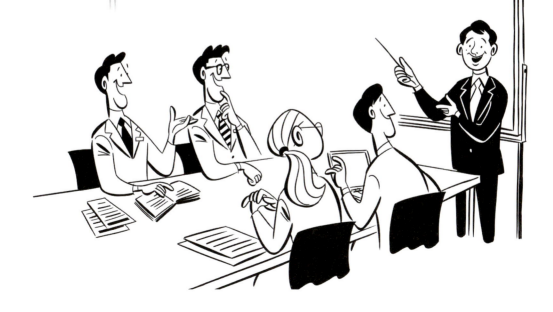

「最近、口の渇きがひどい。薬のせいだと思う」と患者から相談されました。

岸田　今回は、薬局の店頭で患者から相談された症例です。どのような情報を患者から引き出し、どう検討すべきか、一緒に考えていきましょう。では、Aさん、症例を紹介してください。

A　はい。患者は、以前から当薬局に通う49歳男性です。近隣医療機関を受診し、処方箋を持って当薬局を訪れ、「最近、口の渇きがひどい」と訴えました。先日、会社で健康診断を受けた際に、医師に口渇について相談したところ「薬の副作用だ」と言われたそうで、本人は薬をやめたいと思っているようです。

岸田　受診時に、薬をやめたいと医師には言えず、薬剤師に訴えてきたわけですね。患者の思いを薬剤師が聞いて、医師との橋渡しをすることは、とても大切なことです。さて、対応する上で必要な情報は何でしょうか。

B　何の薬を飲んでいるかを知りたいです。

岸田　そうですよね。皆さんは薬剤師ですから、服用薬は最も気になる要素であり、当然、確認すべき点だと思います。しかし、今回はあえて処方を見ずに、できるだけ広く考えてみましょう。まずは薬以外の情報を収集してみましょう。

あえて薬を除外して考えてみる

C　口の渇きはいつから出ていますか。

A　薬を飲み始めた頃から出ていたようです。

C　具体的には、薬を飲み始めたその日からなのか、数日後からなのか、分かりますか。

A　それは聞いていません。

岸田　なぜ、時期にこだわっていますか。

C　服薬時点と症状発現時間との関係で、副作用の疑いが分かると思ったからです。また、服薬30分以内に何か症状が出ているのであれば、即時型のアレルギーの可能性もあるかと思いました。

岸田　まずは、危険性の高いものを確認したわけですね。

D　1日の中で、特に口渇がひどい時間帯がありますか。朝のみであれば、夜、口を開けて寝ているだけかもしれません。

A　口の渇きが特にひどい時間帯は聞きませんでしたが、日中も渇いていると話していました。

D　食事はどうですか。うまく取れていますか。

A　食事は取れている様子でした。

岸田　なぜ、食事のことを聞いたのですか。

D　食事が取れないほどの口渇であれば、薬局で対応できるレベルではないので、受診勧奨すべきだと思ったからです。

岸田　いいですね。他にはどうでしょうか。

B　尿量や水分摂取状況はどうでしょうか。もし、水分が取れていないようであれば、脱水による口の渇きも考えられます。

A　「口が渇くので、水分を取る量が増えた」と話していましたが、具体的な摂取量は聞いていません。尿についても、「多い」と話していました。

D　口が渇くから、水分を多量に取って、尿量も増えるという状態が考えられますよね。

E　口渇が起こり始めたのは、具体的にはいつ頃ですか。

A　7月初めと聞きました。

E　暑くなる頃ですね。めまいやふらつきはありませんか。あれば、脱水の可能性も考えられます。

A　特に訴えはありませんでした。

F　他に気になる症状、例えば、便秘や眠気はありませんか。抗ヒスタミン薬や抗コリン薬を飲んでいて、口が渇いているのだとすれば、眠気や便秘など、他の副作用も出ているのではないでしょうか。

A　便秘については、こちらからは聞いていませんが、少なくとも訴えはありませんでした。睡眠については、「夜、十分に寝た感じがしない」と話していました。

E　なぜ、十分に寝た感じがしないのでしょうか。

A　夜、トイレに起きるためとのことです。

E　何回くらい起きるのでしょうか。また、日中のトイレの回数はどのくらいでしょうか。

A　毎晩、3回くらいは起きるらしいです。昼間の回数は聞いていません。

岸田　3回は多いですね。医学的には、夜間に1回でもトイレに起きるのは夜間頻尿といえます。

B　夜間頻尿といえば、前立腺肥大などが考えられますが、医師から指摘されていないのでしょうか。

A　聞いていません。

C　糖尿病の可能性はありませんか。糖尿病では、口が渇くし、多飲になり、

薬学管理に生かす臨床推論　153

結果、尿量が多くなると思います。

岸田　糖尿病を疑ったとしたら、何を聞きますか。

C　家族歴はどうですか。家族に糖尿病の方はいませんか。

A　聞いていません。

B　肥満はありますか。身長、体重はどのくらいでしょうか。

A　太っています。身長は180cm、体重は90kgくらいです。

E　糖尿病だと体重が減ることがあると思いますが、体重の変化はいかがですか。

A　痩せてきているといった様子はありません。

岸田　口渇があって、多飲多尿があり、体重が減っているというのであれば、糖尿病ではよく見られるパターンですね。このように、特定の病気を想起して、それに基づいた情報収集をしていくのは、臨床推論の基本であり、とても有効な方法です。

ツールを使って網羅的に情報収集

岸田　一方で、網羅的に情報を収集する方法もあります。網羅的情報収集には、主訴、現病歴・既往歴、服用歴、社会歴などの聴取があります。社会歴も聞いておきましょう（表1）。

D　患者の職業は聞いていますか。

A　引っ越し業者です。

D　となると、口の渇きは病的なものではなく、仕事柄、喉が渇いて、水分をたくさん取ってしまうという可能性も高いですね。飲酒とか喫煙歴は

表1 **基本情報を網羅的に収集するための項目**

◎ 主訴

◎ 現病歴・既往歴

◎ 服用歴

◎ アレルギー歴

◎ 社会歴（飲酒歴、喫煙歴、職業など）

◎ 家族歴

◎ ワクチン接種歴　　　　　　　　　　　など

どうですか。

A　たばこは1日に30～40本吸っているそうです。飲酒に関する情報はないです。

岸田　飲酒に関する情報もあるとよかったですね。アルコールは、分解する過程で大量の水分を使うため、脱水を招き、口渇が起こり得ます。

　では、さらに網羅的に情報収集を行うための「OPQRST」というツールを紹介しましょう。これは、特に痛みを訴える患者から、鑑別診断に必要な情報を収集する上で有用なツールとされていますが、あらゆる症状についての情報収集に役立ちますので、ぜひ覚えてください。

　「O：onset」は発症形態で、症状が突然に起こったか、急に起こったか、緩徐に起こったかを聞きます。頭痛の場合、「突然」は症状が起こり始めて数秒で頂点に達するイメージです。「急」は数時間くらい、「緩徐」は日単位で徐々に起こる状態と考えてください。

　「P：provocative・palliative」は、増悪・緩解因子、つまり症状が悪くなる誘因と、良くなる誘因です。例えば、動くと痛いが安静にしていると痛くないとか、空腹時に痛む、寝る時に横になると症状が増強するなどです。

知っておこう！

症状に関する情報を網羅的に収集するための「OPQRST」

Onset（発症形態）	突然に起こったか、急に起こったか、緩徐に起こったか
Provocative・**P**alliative（増悪・緩解因子）	症状が悪くなる誘因と、良くなる誘因
Quality（性状）	痛みであれば、鋭い痛み、鈍い痛み、締め付けられるような痛みなど
Region/**R**elated symptom（部位/随伴症状）	〈部位〉 　頭痛であれば、頭頂部、頸部近くなど 〈随伴症状〉 　他に気になる症状
Severity（程度）	「最悪の痛みを10とすると幾つくらいですか」など
Time course（時間経過）	症状が改善傾向にあるか、増悪傾向にあるか、持続しているか、間欠的かなど

薬学管理に生かす臨床推論　155

「Q：quality」は性状です。痛みであれば、鋭い痛み、鈍い痛み、締め付けられるような痛みなど、同じ症状でも様々な性状があります。例えば、胸痛の場合、締め付けられるような痛みであれば狭心痛が疑われます。鋭い痛みや鈍い痛みといった表現であれば、別の疾患の疑いが強くなります。

「R：region」は部位です。例えば「頭が痛い」という訴えがあったときに、痛い部位が頭頂部と頸部近くでは違ってきます。Rはさらに「related symptom（随伴症状）」もあります。主訴以外の症状がないかも、必ず確認しましょう。

「S：severity」は、程度です。痛みの場合、「人生最悪の痛みを10とすると、今の痛みは幾つくらいですか」といった聞き方をすることがよくあります。

「T：time course」は時間経過。症状が改善傾向にあるか、増悪傾向にあるか、持続しているか間欠的かなどを確認します。

ここまでで聞き出せた情報を当てはめると、Oは薬を飲み始めてから、Pは恐らく「薬を飲んだら悪くなる」ですね。薬を飲むのをやめているときには症状はないかも確認できればよかったですね。Rは、尿量が多く、夜間頻尿、多飲がある。Tは「最近、ひどい」と言っているので、悪くなっていると考えられます。Qの性状は口渇の場合、難しいでしょう。Sの程度も、口渇の場合は聞き出すのが難しそうですね。

処方薬以外の副作用の可能性も考える

岸田　薬以外の情報はかなり収集できたので、この辺りで処方情報を出してもらいましょう。どのような薬が処方されていましたか。

A　ピタバスタチンカルシウム水和物（商品名リバロ他）、カンデサルタンシレキセチル・ヒドロクロロチアジド（エカード他）、アロプリノール（ザイロリック他）、カンデサルタンシレキセチル（ブロプレス他）、ニフェジピン徐放（アダラートCR他）、ランソプラゾール（タケプロン他）です（処方箋）。

岸田　これらを服用していると聞いて、どうでしょうか。

C　糖尿病の薬物治療は受けていないようですが、高血圧や脂質異常症、尿酸異常症などがあるようです。

岸田　薬の副作用だとしたら、どの薬が原因と考えられますか。

D　エカードは、アンジオテンシンII受容体拮抗薬（ARB）とサイアザイド系利尿薬の配合薬ですよね。サイアザイド系利尿薬の副作用には、口

第2章 カンファレンスで学ぶ 臨床推論

処方箋

(1) 【般】ピタバスタチンCa錠1mg　　1回1錠（1日1錠）
エカード配合錠HD　　1回1錠（1日1錠）
アロプリノール錠100mg　　1回1錠（1日1錠）
カンデサルタン錠4mg　　1回1錠（1日1錠）
　　1日1回　朝食後　30日分

(2) ニフェジピンCR錠20mg　　1回1錠（1日2錠）
　　1日2回　朝夕食後　30日分

(3) ランソプラゾールOD錠15mg　　1回1錠（1日1錠）
　　1日1回　就寝前　30日分

渇があります。

岸田　では、処方されている薬以外で、副作用で口が渇く薬にはどのような
ものがあるか挙げてみましょう。

　F　ベンゾジアゼピン系薬や選択的セロトニン再取り込み阻害薬（SSRI）な
どは、口渇を来しやすい薬です。

　E　ブチルスコポラミン臭化物（ブスコパン他）や、第1世代抗ヒスタミン薬
など抗コリン作用のある薬も、口渇を来しやすい。特に抗ヒスタミン
薬は、OTCのかぜ薬にも入っているので、もしかすると飲んでいるか
もしれません。

岸田　患者は、他の医療機関で出された薬やOTC薬を飲んでいることを、言
わないことがよくあります。処方箋から考えるだけでなく、その症状
を起こしやすい薬を思い浮かべて、服用していないか、健康食品も含
めて聞くようにしましょう。他にはどうですか。

　F　健診を受けた医師が「薬の副作用だ」と言ったとのことでしたが、その医
師はどの薬について、言ったのでしょうか。

　A　降圧薬全般を指して言ったのだと思い、詳しく聞きませんでした。多く
の降圧薬の添付文書で、副作用に口渇が書かれていますから。

岸田　その医師は、恐らくエカードに配合された利尿薬について言ったよう
に思いますが、患者に「どの薬の副作用と言われましたか」と聞いた方
がよかったですね。

薬学管理に生かす臨床推論　157

副作用については、添付文書の記述と実臨床ではギャップがあるように思います。ニフェジピンやカンデサルタンといった降圧薬を服用して口が渇くようになったという患者からの訴えは、私自身は聞いたことはないです。

処方カスケードに着目する

B　49歳と比較的若いにもかかわらず、血圧の薬が多いですね。カンデサルタンが単剤と配合剤を合わせて1日12mgも処方されています。さらに、カルシウム（Ca）拮抗薬も出ています。

D　血圧はどのくらいでしょうか。

A　その日に聞いた値は160/92mmHgでした。家庭血圧ではなく、クリニックで測定した値です。

D　高めですね。服薬はきちんとできていますか。

A　少なくとも、処方日数通りに受診しており、本人も残薬はないと話していました。しかし、本当にきちんと飲めているかどうかは、分かりません。

D　きちんと飲んでいそうな人ですか。

A　あくまでイメージですが、おおらかな感じの方なので、全部しっかり飲めているかというと、少し怪しい気がします。とにかく、いろいろ我慢したくないようで、水分を控えるのも嫌だし、食事や生活習慣につ

知っておこう！

「処方カスケード」とは

ある病態に対して処方されたA薬の副作用で、別の症状が出たときに、A薬の副作用と気付かず、別の疾患を疑ってB薬を処方し、B薬の副作用でまた別の症状が起こり、それに対してC薬を処方するといったことが繰り返されることをいう。最終的に重篤な状態に陥ることもある。例えば、カルシウム拮抗薬を服用していて浮腫が起こり、浮腫に対して利尿薬が処方され、高カリウム血症を引き起こす──など。多剤併用（ポリファーマシー）が起こる要因の1つに挙げられている。（246ページ参照）

いても制限されたくないと言っていました。それなのに薬はやめたいと言っています。

岸田 確かに、この年齢でしっかり降圧薬が処方されているのに、コントロールが良くないのは、何かあるかもしれませんね。きちんと服用しているのであれば、他の原因疾患があって血圧上昇を来している「二次性高血圧」が疑われます。高血圧の原因を調べてもらうようアドバイスが必要かもしれません。やはり病名や、症状が落ち着いているのか悪くなっているのかなどの治療経過は把握しておきたいですね。

　アロプリノールに関しては、過去に痛風発作があったかどうかも確認したいところです。痛風発作などの症状が見られない「無症候性高尿酸血症」は、世界的には無治療とする傾向にあります。

　また、サイアザイド系利尿薬は、血清尿酸値を上昇させることがあります。エカードの服用により、尿酸値が上昇し、アロプリノールが処方されているといった、いわゆる「処方カスケード」が起こっている可能性も考えられます。処方カスケードについてや、患者が「口が渇いて、夜間のトイレも多いので薬をやめたい」と話していることを医師に伝え、利尿薬の処方を検討してもらうことも必要かもしれません。

レッドフラッグサインを見極める

岸田 患者の訴えをまとめると、薬を飲み始めて口渇が始まった、口が渇くので水を多く飲む、引っ越し業という仕事柄、日中は水分摂取を控えられない、他にも、とにかく我慢はしたくないと話している、そして、薬の副作用を疑い、薬をやめたい──という状況です。

　まず、患者が訴える症状、口渇、多飲、多尿に対して、推論してみましょう。薬剤性を含め、症状を来す疾患を考えてみましょう。3つの症状を網羅していなくても、口渇だけ、多飲だけを起こす疾患も含めて、挙げてみましょう。

F 口渇は、サイアザイド系利尿薬による副作用があります。

C 多飲と、それによる多尿を起こす疾患として、多飲症も考えられます。

岸田 心因性多飲症、心の病気が背景にある場合ですね。

B 先ほどから出ていますが、口渇とそれによる多飲、多尿が起こる疾患として、糖尿病の可能性はありますよね。

E シェーグレン症候群では、口や目の渇きがあります。

F 夜間頻尿については、前立腺肥大や尿崩症（中枢性、腎性）も考えられます。

E 脱水の可能性もあります。

岸田　いずれも正しいですね。例えば、シェーグレン症候群を疑ったら、目の渇きもないか聞くなど、疾患を想起することで質問が考えられます。

　　　では、どう対応するかを考えていきましょう。そのためには、すぐに受診すべきレッドフラッグサインがないかを、まず確認することが大切です。今回は、多飲・多尿のレッドフラッグサインを挙げてみましょう。

C　尿崩症や、夜間頻尿で生活に支障を来している場合。

岸田　正常な尿量は、1日に1.5L程度です。医学的には1日3L以上であれば、尿崩症が疑われます。

D　体重減少が見られるなど糖尿病が疑われる場合。

F　不眠などもあり、心の病気が疑われる場合。

E　脱水やショックに近い状態になっている場合。

岸田　いずれもいいですね。他に、38℃以上の発熱や多量の寝汗があるような場合も、受診勧奨が必要です。レッドフラッグサインが見られない状況であれば、患者にどのように話しますか。

D　家庭血圧を測るように指導するというのはどうでしょう。白衣高血圧の可能性もありますし、血圧測定してもらうことで、疾患について意識することにもつながります。

E　私はやはり、薬がきちんと飲めていない可能性が高いと思うので、服薬アドヒアランスを確認します。きちんと飲むことで、薬を減らせる可

🚨 多飲・多尿のレッドフラッグサイン →

- ☑ 体重減少が見られる（糖尿病の疑い）
- ☑ 精神的な症状が見られる（心因性多飲症の疑い）
- ☑ 尿量が多い（利尿薬によるもの、尿崩症［尿量が1日3L以上］）
- ☑ 脱水所見がある
- ☑ ショックバイタルが見られる（プレショック）
- ☑ 38℃以上の発熱
- ☑ 寝汗がある（寝具の交換が必要なほど）
- ☑ 夜間頻尿がある（前立腺肥大症の疑い、薬剤性［抗コリン薬、第1世代抗ヒスタミン薬など］）

第2章 カンファレンスで学ぶ 臨床推論

能性があることを説明し、医師にも相談してもらうようにします。

岸田　なるほど。どれもいいですね。では実際には、どのように対応したのでしょうか。

A　「水分はしっかり取りたい」と言っていますし、脱水のリスクもあるので、水分を控えるのではなく、水の代わりに経口補水液の摂取を提案しました。夜間については、あめをなめたり、氷を口に含むなどして渇きを癒やして、水分摂取量を減らすようにしてはどうかと伝えました。また、「薬をやめたい」と話していたので、心筋梗塞など重篤な合併症を引き起こすリスクがあるので、自己判断で服薬を中止しないように話しました。

岸田　まず、患者が最も気にしている口の渇きの対策を提案したのですね。経口補水液なら、脱水も防げるし、トイレの回数も減らせる可能性があります。その後、患者はどうなりましたか。

A　次回、エカードから、利尿薬が配合されていないユニシア（一般名カンデサルタンシレキセチル・アムロジピンベシル酸塩）に処方が変更されました。その後は、まだ来局していません。

岸田　訴えの多い患者だったようですね。

A　最初は、とてもイライラしているようで、怒鳴り込むような感じでした。でも、こちらが話を聞くうちに少しずつ落ち着かれて、最後はすっきりして満足した様子で帰られました。結局、1時間弱は話されていたと思います。

岸田　素晴らしい対応だったと思います。医療者は、患者の訴えに対して明確な解決策を提示したいと考えがちですが、患者は聞いてほしいだけのことも少なくありません。話を聞き、悩みに寄り添う姿勢が大切です。

Take Home Message

● 患者の訴えに対して、副作用にとらわれず、広く原因を考えることも大切。そのために薬を排除して考えてみることも有効。

● 副作用が疑われる症状の訴えがあったら、その症状を副作用に持つ薬を幅広く考えて、服用していないかを聞く。

薬学管理に生かす臨床推論　161

患者への伝え方の一例

　口が渇いたり、夜間に何度もトイレに起きるのは、つらいですよね。口が渇く原因は様々で、薬が関係していることもありますが、必ずしも薬のせいだとは言い切れません。私からも、先生にお伝えしておきますので、自己判断で服薬を中止しないようにしてください。脳卒中や心臓病など、重大な病気のリスクにつながります。

　水分をたくさん取ると、どうしてもトイレに何回も行きたくなってしまいます。脱水を起こさないためには、日中の水分摂取は大切ですが、水ではなくOS-1など体に吸収されやすい経口補水液を取るようにしてみると良いかもしれません。また、夜中にトイレに起きるのを防ぐためには、仕事後はあめや氷をなめるなどして口の渇きを癒やし、水分を控えるようにしてみてはどうでしょう。

　ところで、薬は余っていませんか。飲めていない薬があるようでしたら、しっかり飲むことで、薬の種類を減らすことができるかもしれません。その辺りも先生に相談しながら、〇〇さんにとって良い方法を考えていきましょう。

> 患者の言葉に共感する

> 自己判断で薬を中止しないように伝える

> 患者が最も気にしている口渇への対策を提案する

> 服薬状況を確認しつつ、服薬への動機付けをする

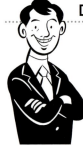

Dr. 岸田からのメッセージ

　一見、わがままな患者でも、共感し、親身になってアプローチすることで、話を引き出すことができ、信頼関係ができれば、こちらの話を聞いてくれるようになることがあります。その結果、家庭血圧を測るようになったり、食事に気を付けるなど、気持ちや行動に変化が表れることもあります。

　まずは、「水は我慢できない」と言われたら、「水は我慢できないんですね」「我慢するのは難しいですよね」と、患者の言葉を繰り返すことを心掛けてみてください。それだけで、患者は自分から様々なことを話し始めたり、解決策を見つけて満足することもあります。そうした信頼関係が築けるのが「かかりつけ薬剤師」だと思います。ぜひ、医師よりも患者に近い存在になってください。

低Na血症

「ナトリウム値を下げる薬剤を服用していないか」と看護師から相談されたら

症例5

高齢者施設に勤務する看護師から、電話で次のような相談を受けた。「当施設に新しく入居された患者さんなのですが、ナトリウム値が低いようです。服用薬の中にナトリウム値に影響を与える可能性のある薬剤はありますか」

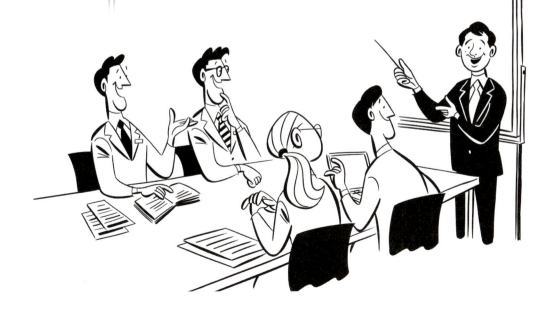

「ナトリウム値が下がっているが薬の影響ではないか」と看護師から相談されました。

岸田　今回は、他職種からの相談です。Aさん、症例を紹介してください。

A　はい。高齢者施設に勤務している看護師から、薬局に電話がかかってきました。内容は、「高齢者施設に新しく入居した患者のナトリウム（Na）値が低いようです。影響を与える可能性がある薬として、思い当たるものはありますか」というものでした。

岸田　では、さっそく始めましょう。まず、追加で聞きたい情報は何ですか。

B　今飲んでいる薬は何でしょうか。

岸田　影響を与える薬を教えてほしいとのことですから、当然聞きたいですよね。どうでしたか。

A　飲んでいる薬は、エチゾラム（商品名デパス他）、クロピドグレル硫酸塩（プラビックス他）、ミノサイクリン塩酸塩（ミノマイシン他）、ランソプラゾール（タケプロン他）、リマプロストアルファデクス（オパルモン、プロレナール他）、アーガメイト（一般名ポリスチレンスルホン酸カルシウム）、エパデール（イコサペント酸エチル）、チラーヂンS（レボチロキシンナトリウム水和物）、バクタ（スルファメトキサゾール・トリメトプリム）、マグミット（酸化マグネシウム）です（処方箋）。

岸田　看護師は、薬による低Na血症の可能性を指摘しています。服用薬の影響を考えるとともに、薬以外の要因も考えながら進めていきましょう。

処方薬と既往歴・現病歴の整合性を確認する

D　年齢と性別を教えてください。

A　92歳女性です。

E　Na値は、どのくらいですか。

A　入居2日後が118mEq/Lで、入居前のデータはありません。

D　既往歴は分かりますか。

A　既往歴は、胸椎の圧迫骨折、腎結石、副甲状腺機能低下症と聞いています。

岸田　皆さんは薬剤師ですから、処方薬から病名を推測する処方解析をよくされていると思います。今回は、処方薬と現病歴や既往歴との整合性を検討してみましょう。この薬が処方されているのであれば、この病名があるはずだと考えて、実際に聞いている病歴と比べてみましょう。

164　薬学管理に生かす臨床推論

第2章 カンファレンスで学ぶ　臨床推論

処方箋

(1) 【般】クロピドグレル錠25mg　　1回2錠（1日2錠）
　　チラーヂンS錠50μg　　1回1錠（1日1錠）
　　　1日1回　朝食後　　14日分

(2) 【般】ランソプラゾール口腔内崩壊錠15mg　　1回1錠（1日1錠）
　　　1日1回　夕食後　14日分

(3) アーガメイト20％ゼリー25g　　1回1個（1日2個）
　　エパデールS900　1回1包（1日2包）
　　【般】リマプロストアルファデクス錠5μg　　1回1錠（1日2錠）
　　　1日2回　朝夕食後　14日分

(4) 【般】ミノサイクリン塩酸塩錠100mg　　1回1錠（1日2錠）
　　バクタ配合錠　　1回2錠（1日4錠）
　　　1日2回　朝夕食後2時間　14日分

(5) マグミット錠330mg　1回1錠（1日3錠）
　　　1日3回　朝昼夕食後　14日分

(6) 【般】エチゾラム錠1mg　　1回1錠（1日1錠）
　　　1日1回　就寝前　14日分

C　抗血小板薬のクロピドグレルを飲んでいるので、心筋梗塞か脳梗塞の既往があるのでしょうか。でも、既往歴にはそれらしきものがありません。

A　頭部MRI検査をしたことがあり、その結果、脳梗塞はないと判断されています。また下肢麻痺があり、臥床時はフットポンプを使用しています。

岸田　恐らく深部静脈血栓症の予防を目的に使用されていたのでしょう。リマプロストは1日2錠なので、血流改善目的でしょう。

E　チラーヂンSが処方されています。既往歴が副甲状腺機能低下症とありましたが、甲状腺機能低下症の間違いではないでしょうか。

岸田　そうですよね。副甲状腺機能低下症は珍しい疾患ですし、そうであればカルシウム（Ca）が処方されているはずですから。実際に、このようなケースに遭遇したら、「たぶん間違いだろう」で済まさず、処方医に必ず確認するようにしたいですね。
　　　他に、薬からどんな病名が考えられますか。

E　ランソプラゾールから胃潰瘍、エチゾラムから不安や不眠、マグミットから便秘があると考えられます。エパデールは、中性脂肪が高いとい

薬学管理に生かす臨床推論　165

うことでしょう。

岸田 アーガメイトは、どうでしょう。

C 腎機能が悪く、高カリウム（K）血症の患者に処方されます。

岸田 バクタとミノサイクリンを併用すべき感染症は、何でしょう。

D バクタはニューモシスチス肺炎に使われることが多いように思います。

岸田 そうですね。バクタは、尿路感染症にも使われます。ミノサイクリンはどういうときに使われますか。

E にきびです。

岸田 確かにその通りですが、92歳ですから、さすがに違うでしょう。非定型肺炎にはミノサイクリンを処方する医師は結構います。具体的には、マイコプラズマ肺炎やクラミドフィラ（クラミジア）肺炎、レジオネラ肺炎などでしょうか。感染症についての情報はありますか。

A 入居時から尿路感染症が認められていました。その後、骨髄炎の可能性が考慮され、バクタとミノサイクリンが処方されました。

岸田 なるほど。これからの薬剤師には、処方された薬が本当に必要な薬かどうかを考え、医師と一緒により良い処方にしていくことが求められます。そのためには、疾患と処方の整合性を常に考える必要があるでしょう。感染症の場合は、原因菌に応じた抗菌薬かどうかと、治療期間を確認する必要があります。尿路感染症の治療期間は、知っていますか。

F 2週間でしょうか。

岸田 尿路感染症のうち、膀胱炎であれば3日です。腎盂腎炎では抗菌薬の投与は通常2週間で、少なくとも1週間は絶対必要です。骨髄炎の可能性も指摘されていますが、骨髄炎は、最低8週間です。

検査の基準値を把握しておく

E アーガメイトが出ていますが、K値が高いのでしょうか。

A 入居直前の検査値では、5.1mEq/Lでした。

岸田 検査値についても、今後、知識が求められます。主なものは把握しておくようにしましょう。

A 共用基準範囲は、Kは3.6〜4.8mEq/L、Naが138〜145mEq/Lです。

D 腎臓に関する検査値はどうでしょう。

A クレアチニン値は0.98mg/dL（共用基準範囲［女性］0.46〜0.79mg/dL）、尿素窒素（BUN）は32mg/dL（同8〜20mg/dL）です。

岸田 少しだけ高いですね。ただ、アーガメイトを飲む必要があるのは、通

常はもう少し高値でしょう。この人がアーガメイトを飲んでいる理由で、思い当たるものはありますか。

一同 ……。

岸田 実は、バクタによる可能性が考えられます。バクタの服用によってK値が上昇することがあり、その場合にはアーガメイトを処方することがあります。ところで、高K血症になると何が起こりますか。

B 心停止が起こり得ます。

岸田 その通りです。生命に関わる重篤なイベントが起きる可能性があるので、細心の注意が必要です。この患者のK値は、5.1mEq/Lと高めです。もう少しアーガメイトを続けて様子を見ましょう、ということだと思います。

　　　随分、情報が得られてきましたが、他に聞きたいことはありませんか。

C 脱水の所見はないでしょうか。

岸田 具体的には、どう聞けばいいですか。

C トイレに行く回数が減った、1回のおしっこの量が減ったということはありませんか。

A 摂取水分量と同じくらいの尿が出ていると言っていました。つまり減っていないので、恐らく尿量低下はなさそうです。

F 脈拍はどうですか。

A バイタルサインは聞いていません。

岸田 バイタルサインについては、相談を受けたときに質問しておくとよかったですね。

F Naが118mEq/Lというのは、臨床的にどうなのでしょうか。

岸田 かなり低い値といえます。低Na血症の症状が表れてもおかしくないと思います。

　　　ここで簡単に、低Na血症について勉強しておきましょう。まず急性と慢性で病態が異なることを覚えておいてください。

　　　急性の場合、通常、130mEq/Lくらいまで下がると吐き気や嘔吐、食欲低下などの症状が表れ始めます。120mEq/L以下になると意識を消失する恐れがあります。一方、慢性の場合、120mEq/L以下でも無症状の方がいます。今回、118mEq/Lなのに、現場にはそれほど切迫感がなかった様子です。恐らく、数週間くらいかけて徐々に下がってきた慢性患者だと思います。

　　　Na値が下がると、筋肉の痙攣や脚のつり、歩行障害やふらつき感、軽い吐き気や頭痛、意識障害などが起こり得ますが、高齢者の場合、認知症が進んだかなとしか捉えられない場合もあります。いつもと様

薬学管理に生かす臨床推論　**167**

子が違うといった場合で、Na低下を起こす薬を服用している場合には、他の症状がないかも必ず確認したいですね。

低Na血症の原因に薬剤性あり

岸田　Na値に限らず、検査値に異常がある場合は、その原因を考えることが大切です。低Naに対して、Naを投与するのは簡単ですが、原因が分からないままに対応しても、Na値の変化の予測がつかず、過剰になってしまう可能性もあります。Na値が低下している原因について、主治医はどう考えていたのでしょうか。

A　看護師から「先生は、バクタのせいではないかと思っているようだ」と聞きました。

岸田　医師は、バクタを疑っているわけですが、追加で聞きたいことはありませんか。

E　バクタはいつから飲んでいるのですか。

A　入院中からで、3週間程度です。

E　この3週間のNa値のデータはありませんか。

A　K値であれば分かります。バクタを飲み始めて5日後にK値が上昇（値は不明）。そこでアーガメイトを開始し、12日後に基準値に戻ったので、いったんアーガメイトを中止。しかし、K値が6.0mEq/Lに再上昇し

知っておこう！

低ナトリウム血症の主な原因

（1）薬剤性
- 利尿薬
- 抗うつ薬（SSRI、SNRI）
- ベンゾジアゼピン系薬
- バクタ　　　　　　　　など

（2）非薬剤性
- 副腎不全
- （心因性）多飲症
- 心不全
- 甲状腺機能低下症
- 腎不全
- 熱中症
- 抗利尿ホルモン過剰分泌症候群（SIADH）
- 肝硬変
- 脱水
- 維持輸液
- 過度の飲酒

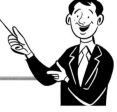

たため、アーガメイトを再開したところ、5.1mEq/Lを維持しています。

E　6.0mEq/Lというのは、かなり高いですよね。

岸田　はい、致死的な不整脈が起きるかもしれないレベルです。骨髄炎であれば、バクタの投与はやめられないので、アーガメイトを出しながら継続する方針にしたのでしょう。低Na血症になる恐れがある代表的な薬剤を挙げてください。

B　サイアザイド系利尿薬、ループ利尿薬。

岸田　そうですね。K保持性利尿薬を含め、利尿薬全般が該当します。このほか、選択的セロトニン再取り込み阻害薬（SSRI）やセロトニン・ノルアドレナリン再取り込み阻害薬（SNRI）も多いです。

　これらの薬剤による低Na血症の発症メカニズムには、「抗利尿ホルモン過剰分泌症候群（SIADH）」が関与しています。「抗利尿ホルモン（ADH）」という、利尿を抑制するホルモンが過剰に分泌されるので、尿量が減り、その結果、体内に水分がたまりNa濃度が低下します。

　低Na血症が見られたら、利尿薬やSSRI、SNRIを飲んでいないかをチェックしてください。ベンゾジアゼピン系薬でも、低Na血症は起こり得ます。

　また、バクタに含まれるトリメトプリムと、K保持性利尿薬のトリアムテレン（商品名トリテレン）の構造式はほとんど同じであり、K保持性利尿薬で生じるのと同様のメカニズムで、バクタによる低Na血症が起こり得ます。

　次に、低Na血症について、薬剤以外の原因を挙げてみましょう。

E　多飲症による水分の取り過ぎ。

岸田　多飲症では、1日8Lくらい飲まないと理論上、低Na血症になりません。しかし、SIADHであれば、脱水や尿路感染症の予防といった理由で、通常より少し多めに水分を取ったり、維持輸液を行うだけで、低Na血症になることがあります。SIADHは、感染症や呼吸器疾患、頭蓋内疾患、悪性腫瘍などによって起こり得ます。特に、頭と肺の疾患で起こりやすいと覚えておきましょう。例えば、肺癌の患者で多く見られます。

B　食事が取れていない。

岸田　食事は理由に挙げられやすいのですが、現実には、通常の食事をしていて、単一の微量元素だけが不足することはありません。ですから、食事の摂取不足による電解質異常は、ほぼないと思ってください。

C　慢性腎臓病（CKD）や感染症。

岸田　CKDにおける電解質異常は、Naというより、マグネシウム（Mg）、K、リン（P）の上昇が特徴的です。高値になるものを「マグカップ（MgKP）」

と覚えます。Caは低下傾向になります。肺炎では、Na値が下がるといわれています。

　　低Na血症が起こり得るのは、副腎不全、多飲症（心因性が多い）、甲状腺機能低下症、SIADH、心不全、腎不全、肝硬変、熱中症などです。

F　SIADHは、どのように診断するのですか。

岸田　低Na血症の場合、多くは脱水があります。ただ、この患者は直前まで入院していたので、脱水はなかったと考えてよいでしょう。次に、尿中Na値を見ます。脱水のない低Na血症で尿中にNaが出ている場合、鑑別すべき主な疾患は甲状腺機能低下症、副腎不全、SIADHの3つです。検査により、甲状腺機能低下症と副腎不全が否定できれば、SIADHと診断します。つまり除外診断なのです。

低Naによる痙攣や意識障害は緊急対応

岸田　低Na血症が疑われたときのレッドフラッグサインを考えてみましょう。

F　痙攣や意識障害。

岸田　いいですね。痙攣と意識障害は同じランクの位置付けで、緊急対応が必要です。

E　頭痛や吐き気、倦怠感などもあります。

D　高齢者の場合、意識障害まで行かない、物忘れなどの認知機能障害が見られることがあります。

岸田　どれもいいですね。食欲低下や吐き気といった軽い症状から、傾眠傾向、物忘れ、意識がないなど重い症状まで幅があります。ぴくぴくする、普段と異なる変わった動きをするのも痙攣と思っていいでしょう。皆さんは薬剤師ですから、症状が軽くてもレッドフラッグサインと考え、医師に報告するので構いません。

　　薬剤性が疑われる場合、つまり利尿薬やSSRIなどを服用している人で、Na値が130mEq/L未満になったら、薬剤性の低Na血症の可能性を疑って、薬剤の調整を提案すべきです。たとえ疑わしい薬剤がなくても、130mEq/L未満であれば、早急な対応が必要です。

　　それでは、今回の電話相談にどう答えますか。

E　「バクタに含まれるトリメトプリムはトリアムテレンと構造が似ているので、Na値が低下する可能性はあります」と回答します。

岸田　それを聞いた看護師が「医師に投与をやめるかどうかを聞いてください」と言ったら、どうしますか。

E　骨髄炎であることを踏まえると、バクタをやめるのは難しいと思います

ので、Naを補うよう提案します

岸田 今の思考過程は素晴らしいですね。バクタの投与に医学的に妥当な理由があり、担当医が継続投与を必要と判断するのであれば、対症療法としてNaを補うという、論理的なアプローチです。

F このNa値で、在宅療養を続けることは可能なのでしょうか。薬の変更を含めて、再入院も検討してもらう必要はないでしょうか。

岸田 そうですね。在宅療養が続けられるかを医師と相談することも大切でしょう。その場合、患者や家族の希望、つまり再入院してもいいのか、それともずっと自宅で療養することを希望しているのかを確認する必要がありますね。

患者はその後、どうなりましたか。

A 塩化Naが3g/日、朝・昼・夕食後服用で処方され、バクタは1日4錠から2錠に減量となりました。しかしその後、収縮期血圧が80mmHg、酸素飽和度（SpO_2）が90％前後に下がり、目の焦点が合わないといった症状が出たため、再入院となりました。

岸田 Naの補充が間に合わず、低Na血症がさらに進行してしまったのだと考えられます。結果論ですが、最初に電話があった時点で、原因はともかく、再入院の検討をアドバイスすることはできたかもしれません。実際に対応してみて、どうでしたか。

低ナトリウム血症のレッドフラッグサイン →

- ☑ 食欲が低下している
- ☑ 悪心・嘔吐がある
- ☑ 傾眠傾向にある
- ☑ 物忘れ
- ☑ 痙攣を疑うエピソードがある（ぴくぴくする、おかしな動きをする）
- ☑ 意識がない
- ☑ 薬剤性が疑われ（利尿薬やSSRI、SNRIなどを服薬）、Na値が130mEq/L未満
- ☑ 薬剤性が疑われなくてもNa値が130mEq/L未満

A　そういうことが起こっていたとは、そのときは全く分かりませんでした。低Na血症について、もう少し知識があれば役に立てたのにと、反省しました。

岸田　今回は、低Na血症の原因を特定するよりも、まず在宅で対応できる状態だったのかどうかを考える必要があったケースといえるでしょう。

看護師への伝え方の一例

　ナトリウム値が118mEq/Lであるため、薬剤性の低Na血症を疑われているわけですね。おっしゃる通り、薬剤が原因であることは珍しくありません。しかし、患者さんが飲まれている薬や伺った情報だけでは、判断するのが難しいといえます。

> 質問内容を確認した上で、簡潔に回答する

　先生は、バクタによる副作用を疑っているとのことですが、バクタに含まれるトリメトプリムとカリウム保持性利尿薬であるトリアムテレンの構造式がかなり似ており、Naの排泄が促進され、低Naになる可能性はあります。ただし、低Na血症の発現頻度は、決して高くはないようです。

> 担当医のコメントへの見解を理由とともに説明する

　仮にバクタが原因だとしても、骨髄炎に対する投与とのことなので、中止するのは難しいと考えられます。そのため、塩化Naの処方を検討していただくよう、先生に提案してみてはどうでしょう。こちらから先生にご連絡しましょうか。

> 被疑薬の継続に対する考えを述べ、対応を提案する

　患者さんの現在の状態はいかがですか。食欲低下、吐き気や嘔吐、傾眠傾向、物忘れ、痙攣といった症状はありませんか。それらの症状が見られたら、すぐに医師に連絡するようにしてください。

> レッドフラッグサインを伝え、注意してもらう

Take Home Message

- 処方解析をして、それで終わりにせず、この処方であれば、この疾患があるはずだと考える。もし既往歴や現病歴になければ、必ず質問をする。
- 本当に必要な薬かどうかという視点で検討し、やめてもいい薬とやめてはいけない薬に分ける。やめてもいい薬であれば、中止や減量を提案してみる。
- 主な検査項目については、基準値を把握しておく。
- 薬剤による副作用かもしれないと相談された場合でも、患者の状態を確認し、早急な対応が必要かどうかをチェックする。

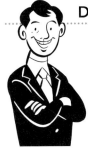

Dr. 岸田からのメッセージ

　今回は、「低Na血症の原因となり得る薬剤を教えてほしい」という看護師からの相談でした。薬に関する質問ですから、薬剤師にはその場で答えられるだけの知識を持っていてほしいです。厳しいことを言うようですが、そうでないと、看護師はすぐにアクションを起こせないからです。

　看護師から質問された低Na血症の原因薬剤について考えるだけでなく、そもそも低Na血症の患者にどう対応すべきかという視点からの意見が、カンファレンスで出たのは良かったと思います。

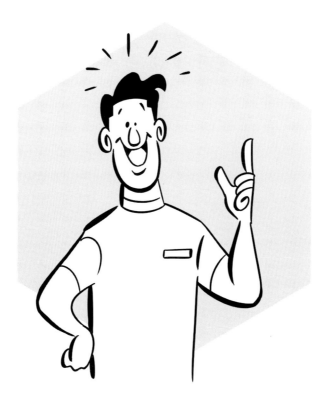

咳嗽

「ひどい咳が続くので OTC薬が欲しい」と相談されたら

症例6

20代男性が「ひどい咳が続いているので、咳止めのOTC薬が欲しい」と来局した。この男性は、これまでに何度か処方箋を持参し来局したことがあったが、この日は医療機関を受診しておらず、処方箋を持たずに薬局を訪れた。

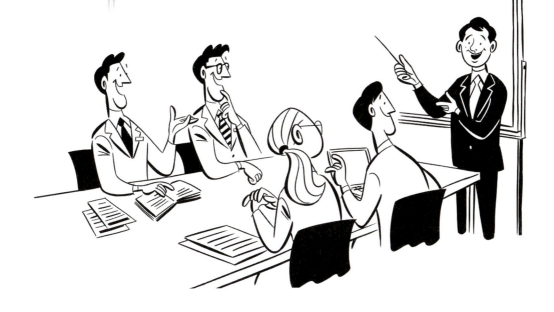

薬学管理に生かす臨床推論 175

「ひどい咳が続くので咳止めの薬が欲しい」と
OTC薬を購入するために男性が来局しました。

岸田 今回は、OTC薬を求めて来局したケースです。しっかり情報を収集し、レッドフラッグサインを見逃さないようにして、OTC薬で対処してよいか、それとも受診勧奨が必要かを判断するようにしましょう。では、症例を紹介してください。

A はい、20代男性です。ひどい咳が続いていたので、咳止めのOTC薬を購入する目的で薬局を訪れました。

岸田 主訴は咳ですね。薬局で、このような相談は比較的多いと思います。一般内科外来でも、最も多い主訴は「咳」といわれています。どのような情報を収集すべきでしょうか。

B 咳がひどいとのことですが、喉の痛みはどうですか。

A 少しだけ痛みがあります。

C 咳はどのくらい続いていますか。経過が知りたいです。

A 1週間程度です。

岸田 期間を確認したのは素晴らしいですね。咳の期間が3週未満であれば急性咳嗽と判断します。急性か慢性かを考えることは、鑑別疾患を考える上で重要です。

F 咳は1日中ひどいのでしょうか。それとも、たまにだけあって、咳込むと止まらない感じでしょうか。

A 1日中ずっと咳があり、時々ですが、咳込んで止まらなくなるようです。

C 呼吸が苦しかったり、息が上がったりはしませんか。

A 発作みたいになって咳が止まらなくなると、呼吸が苦しくなって、吐き気がすることもあるようです。

C 普段も呼吸が苦しいのでしょうか。

A いえ、咳込んだときだけです。

C 今回ほどひどい咳の経験は、今までにもありましたか。

A 「これまでの人生で一番ひどい」と言っていました。

悪寒を伴う発熱や喘息の既往の有無を確認

D 痰はどうですか。

A 痰が絡む様子はありませんでした。

E　熱はありましたか。

A　測っていませんが、本人は「微熱があると思う」と話していました。

E　咳は、徐々にひどくなっていますか。また、発熱時に悪寒はありませんでしたか。

A　咳は、出始めた約1週間前よりひどくなっています。悪寒を感じたことはありません。

岸田　良い質問ですね。なぜ悪寒について聞いたのですか。

E　悪寒戦慄があれば、早く受診させた方がよいからです。

岸田　素晴らしい。悪寒戦慄は、細菌感染を起こしているサインです。しかも、細菌が血液中に入った菌血症であることが多いとされます。抗菌薬による治療が必要であり、レッドフラッグサインです。「悪寒戦慄」という言葉では、一般の人には分かりにくいので、「歯がガチガチ鳴り、全身が震えるような寒気はありませんか」といった聞き方がよいでしょう。

C　このときは処方箋を持ってきていないようですが、これまでに何か薬を服用していたのでしょうか。

A　通院しておらず、薬は飲んでいません。

D　既往歴はどうですか。気管支喘息の既往はありませんか。

A　喘息と診断されたことはありません。

岸田　なぜ既往歴の中で、あえて喘息に絞って聞きましたか。

D　かぜなどの感染症による咳なのか、そうでないかを判断したかったからです。喘息による咳ならOTC薬では対応できないと思いました。

岸田　咳の訴えを聞いたら、喘息の既往を確認するのは大切です。咳を訴える患者で、喘息の既往があったり、喘息が疑われたら、すぐに受診勧奨すべきと考えてよいでしょう。では、どのような場合に喘息を疑いますか。

D　胸がヒューヒューする、明け方に悪化する場合は喘息を疑います。

岸田　喘息に特徴的な呼吸音は、笛音のようなヒューヒューいう音で、ウィーズ（wheeze）といいます。ウィーズを聞くには聴診器が必要ですが、実は聴診器でウィーズが聞こえる人は、ほぼ自覚症状があります。ですから本人に「呼吸をしたときに、胸でヒューヒューという音がしませんか」と聞くとよいでしょう。

　　また、明け方に症状が出るのは、アレルギー性疾患の特徴です。交感神経が優位になっている日中は出にくく、副交感神経が優位になる夜になると出やすくなります。

D　横になるとつらくて、座ると楽に呼吸ができるそうですね。

岸田　炎症で気管支が狭窄したときに、前かがみになると、胸郭が圧迫されて空気が通りやすくなるからです。

C　たばこの煙などに敏感だったり、運動すると咳込むといった人も、喘息を疑ってよいと思います。

岸田　いいですね。診断されていない人もいると思いますので、喘息の可能性を考えて、情報収集していくことが大切です。

人により異なる「かぜ」の定義を明確にする

F　この人は、かぜを引いた後で、咳が残っているのではないでしょうか。

岸田　とてもいい視点ですね。どのように聞きますか。

F　1週間ほど前にかぜを引きませんでしたか。

岸田　かぜを引いていたかどうかは、何で判断しますか。

一同　……。

岸田　では先に、かぜの定義をはっきりさせておきましょう。

C　「ウイルス性の上気道感染」と聞いたことがあります。

D　でも、細菌性の上気道感染も「かぜ」と呼ぶことがあると思います。かぜ

知っておこう！

「かぜ」とは

自然に良くなる上気道のウイルス感染症。

かぜの3症状チェック

| 咳 | 鼻水 | 咽頭痛 |

- これらの3症状が「急性に（数日の経過で）」「同時期に」「同程度の強さ」で存在すれば「かぜ」と考えてよい。
- 3症状がそろわなくても数日の経過で鼻症状を含む2つの症状が見られた場合、かぜの可能性が高い。

178　薬学管理に生かす臨床推論

が重症化した肺炎は、下気道感染ですよね。また、胃腸炎も「おなかの
かぜ」といわれることがあります。

C　うつ病を「心のかぜ」ということもありますね。

B　一般の人だけでなく医療関係者も、「かぜ」という言葉を曖昧に使ってい
ることが多いように思います。

岸田　そうですね。今、指摘されたように「かぜ」という疾患名は、現状では
人によって範囲や捉え方が異なります。「かぜを引いた」との訴えがあ
ったときは、その人が言う「かぜ」が何を指しているか、きちんと確認
する必要があります。

　　　基本的なかぜの定義は、「上気道のウイルス感染症」です。私はこれ
に「自然に良くなる」ことも加えたいと思います。ここでは、かぜを「自
然に良くなる上気道のウイルス感染症」と定義しましょう。

　　　ご存じの通り、上気道のウイルス感染症を治癒させる薬はなく、対
症療法が中心となります。しかも、本当にかぜであれば、自然に良く
なるはずです。対症療法薬ならOTC薬にも良いものがあり、受診する
メリットはほとんどありません。かぜは、ぜひ薬局で対応していただ
きたいと思います。そのためには、本当にかぜかどうかを判断する必
要があります。どうやって見分ければよいでしょうか。

F　上気道に感染があるかどうかを確認する。

岸田　その通りですが、真に上気道感染を証明するには、上気道粘膜採取が
必要で、時間もお金もかかります。しかもウイルスの証明となると、
検査に恐らく1週間くらいかかりますが、本当にかぜなら、その間に自
然に治ってしまいますし、かぜを引き起こすウイルスは200種類以上
あるとされ、とても検査しきれません。今のところ、症状から判断す
るしかありません。

E　かぜの症状として訴えが多いのは、喉の痛み、鼻水、咳ではないでしょ
うか。

C　自然に良くなる傾向にあればかぜだと思うので、経過を見ます。

岸田　どちらもいいですね。症状を見るときには、咳、鼻水、咽頭痛の「かぜ
の3症状」のうち、複数の症状が出ていないかをチェックしてください。
この3つの症状が、「急性に」「同時期に」「同程度の強さ」で出ているか
を確認し、これらを満たせば、かぜだといえます。急性というのは「数
日の経過」です。

　　　従って「1週間前に咳、鼻水・鼻詰まりなどの鼻の症状、喉の痛みな
どの症状はありませんでしたか」と聞くと、十分な情報を得ることがで
きるでしょう。実際はどうだったのでしょうか。

■咳を訴える人から聴取したい基本情報

◎ 随伴症状
かぜの3症状の有無と生じた時期、発熱（38℃以上）、呼吸苦、胸の
ヒューヒュー音、血痰、胸痛、足のむくみ、体重増加 など

◎ シックコンタクト（接触歴）
周囲に似たような症状を訴える人はいないか

◎ 既往歴
気管支喘息、心不全、慢性閉塞性肺疾患（COPD）など

◎ 服用歴
ACE阻害薬 など

◎ アレルギー歴
アスピリン、アトピー など

◎ 社会歴
喫煙歴、ペット飼育歴 など

◎ ワクチン接種歴
インフルエンザ、肺炎球菌 など

◎ その他
食事摂取の状況 など

A　最初に喉の痛みがあり、2～3日後に咳が出始め、鼻水は出なかったよう
です。

岸田　3症状がそろえば分かりやすいのですが、そろわない場合もあります。
そのときは、咳と喉の痛みといったように複数の症状があれば、かぜ
の可能性が高いといえます。

また、3症状は同時に、最初から出るとは限りません。例えば、最初
に咽頭痛があり、翌日以降に咳、鼻水が出るパターンもあります。つ
まり、3症状がそろわなくても、数日の経過で2つの症状が見られた場
合は、かぜの可能性が高いでしょう。

D　家族や職場で、咳が出る感染症が流行していないかも確認したいです。

岸田　シックコンタクト（接触歴）ですね。周りに似たような症状を訴える人
がいなかったか、インフルエンザも含めて確認することがとても重要
です。どうでしたか。

A　思い当たる人はいなかったようです。

患者の情報を「OPQRST」で網羅的に収集

E　喫煙歴はありますか。

岸田　主訴、既往歴を聞いたので、次は社会歴を質問したわけですね。あえて喫煙歴を聞いたのはなぜですか。

E　今回は20代なので可能性は低いですが、喫煙歴があれば慢性閉塞性肺疾患（COPD）が疑われます。COPDであれば受診勧奨した方がよいと思ったからです。

岸田　いい視点です。実際はどうでしたか。

A　喫煙歴はありませんでした。

岸田　もし、喫煙者であれば、この機会にぜひ禁煙指導に持ち込んでほしいですね。例えば、「大変申し訳ないのですが、たばこを吸いながらこの咳を止めるのは不可能です。咳が出る間だけでも、たばこをやめてみませんか」と話してみましょう。患者が一時的にでもたばこをやめたら、「もしよければ、このままやめてみませんか」と促すことができます。他はどうですか。

C　体のだるさなど、全身状態はどうですか。

A　だるそうでした。

岸田　いい切り口ですが、もう少し丁寧に聞いてみましょう。

E　体の節々が痛いといったことはありませんか。関節痛があればインフル

今回のケースの「OPQRST」

Onset（発症形態）	1週間ほど前から咳が出るようになった
Provocative・**P**alliative（増悪・緩解因子）	特になし
Quality（性状）	発作のように咳が止まらなくなると、呼吸が苦しくなって吐き気がする。胸のヒューヒュー音はない
Region/**R**elated symptom（部位/随伴症状）	〈随伴症状〉　咽頭痛、微熱
Severity（程度）	今までに経験したことがないほどひどい
Time course（時間経過）	最初の頃よりも咳は悪化。特にひどい時間帯はなく、1日中咳があり、時々止まらなくなる

薬学管理に生かす臨床推論　181

エンザも考えられます。

岸田　素晴らしいですね。今のように具体的に聞くことで、情報の精度が高まります。症状に関する情報を網羅的に収集するための「OPQRST」は、ほぼ埋まったでしょうか。

　では、ここで咳が起こる疾患や状態を考えてみましょう。病名を当てる必要はありません。具体的な疾患を考えることで、情報収集がしやすくなります。

B　かぜ、肺炎、気管支喘息、ハウスダストやペットの毛などのアレルギーによる咳、アトピー咳嗽も考えられます。

D　気管支炎や百日咳、COPD、結核、非結核性抗酸菌症、アスピリン喘息、気胸でも咳が出ます。

岸田　気胸は、痩せた男性に多いですね。咳以外にどのような症状がありますか。

D　胸の痛みがあります。

岸田　その通りです。血痰も症状の1つです。気胸は命に関わる疾患なので、すぐに受診させる必要があります。肺炎でも、胸膜炎になると胸が痛くなります。気管支炎は、どのようにして診断しますか。

C　気管支に炎症があれば、気管支炎だと思います。

岸田　気管支の炎症を真に確かめるには、気管支鏡で見る必要があります。しかし、実際の臨床現場では、そんなことはしません。解剖学的には、喉から上が上気道、喉から下が下気道なので、気管支炎は、かぜの定義である「上気道のウイルス感染症」に厳密には当てはまりませんが、かぜの定義でいう「上気道」は、気管と気管支までを含めると考えてください。というのも気管支炎は、95％以上がウイルス性ですので、かぜと考えてよいからです。

C　心不全でも咳が出ます。

岸田　心不全を疑う症状は何でしょうか。

C　足のむくみや体重増加などがあります。

岸田　そうですね。

E　今回は服薬していないとのことなので当てはまりませんが、ACE阻害薬の副作用による咳も考えられます。

岸田　そうですね。薬剤性の可能性は、必ず検討してください。

B　胃食道逆流症（GERD）による咳も有名です。

岸田　いいですね。

注意すべき疾患を想定してチェックする

岸田　かなり思考が整理されてきたと思います。得られた情報を基に、どう判断するか考えてみましょう。受診勧奨をすべき徴候であるレッドフラッグサインがないかを意識しながら考えてみてください。

E　かぜの3症状チェックから、かぜの可能性が高いと考えました。38℃以上の発熱が数日続く場合は受診勧奨すべきですが、熱は微熱です。全身状態からも緊急を要する感じではないので、必ずしも受診する必要はないと思います。

F　激しく咳込むようですが、胸のヒューヒュー音はないようですし、私も受診するほどではないと思います。

C　でも、患者は「人生で一番ひどい咳」と言っていますよね。私は受診勧奨した方がよいように思います。

D　私も受診勧奨した方がよいと思います。かぜだと自然に良くなるわけですが、1週間たっても改善していない様子ですし、何か別の疾患も考えられます。また、咳込むと吐きそうなくらいと言っていますし、受診を勧めるべきだと思います。

岸田　意見が分かれましたね。理論的に考えれば受診の必要はないと思えても、現場では少しでもおかしいと感じたり、患者がつらそうであれば

知っておこう！

Diehrの肺炎予測ツール

肺炎を疑う項目を点数化したもの。4点以上ならレッドフラッグサインと考えたい。

● 鼻水	－2点
● 咽頭痛	－1点
● 寝汗	＋1点
● 筋肉痛	＋1点
● 痰（1日中）	＋1点
● 呼吸数25回/分以上	＋2点
● 38℃以上の熱	＋2点

J Chronic Dis.1984;37:215-25.を一部改変

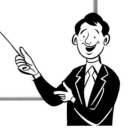

受診を勧める方がよいと思います。
　　　確かに、かぜであれば受診の必要はないことが多いです。しかし今回の場合は、1日中出る咳が、頑固に長引いています。吐きそうなくらい咳込むというのも気になります。例えば百日咳は、激しく咳込んで、吐いたり、失神してしまうことがあります。「吐きそうなくらいの咳」であれば、緊急度は高くありませんが、受診した方がよいでしょう。では、急性の咳で、最も心配すべき疾患は何でしょう。

E　肺炎ですか。

岸田　そうです。肺炎は、下気道の細菌感染症がほとんどで、重症化すると危険です。まず、最も注意すべき疾患を念頭に置くことで、収集すべき情報がはっきりしてきます。
　　　通常、肺炎は胸部X線画像で診断しますが、X線撮影ができない場合などには、臨床的に肺炎を疑う項目を点数化したDiehrの肺炎予測ツール（183ページ）を使います。呼吸数が25回/分以上の場合は＋2点ですが、正常な呼吸数は、1分間に16回前後です。このツールの合計点が4点以上でも、肺炎の可能性は30％程度とされますが、薬局では4点以上なら確実に受診させるようにしましょう。
　　　肺炎は細菌感染ですから、ウイルス感染のように複数の症状は出にくいといえます。従って、症状の中心が咳である場合、咽頭痛や鼻症状が併発していれば、肺炎の疑いは低いといえます。咽頭痛については、唾を飲み込んだときに喉が痛い、嚥下痛があるかを聞きましょう。肺炎でも喉が痛くなることがありますが、嚥下痛はなく、咳込むことによって喉が痛くなっていることが多いです。他にも、悪寒戦慄を伴う熱がある場合や、寝汗がひどくてパジャマを交換するほどであれば、

図1　2峰性の病歴のイメージ

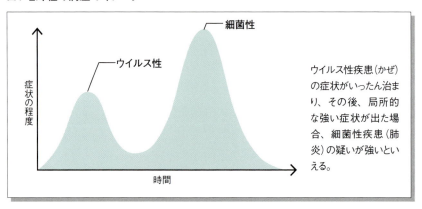

早めの受診が必要です。
　さらにもう1つ覚えておいてほしいのは、症状に2峰性の病歴があれば、肺炎の疑いが強いということです(図1)。だらだらと症状が続くのではなく、いったん良くなって、また悪くなるという2峰性の病歴がないかを確認しましょう。さて、その後の経過を教えてください。

A 最初に薬局を訪れたのは、咳が出始めて7日目くらいでしたが、いろいろ聞いてかぜだと判断し、受診勧奨はせず、OTCのかぜ薬を購入してもらいました。しかし、3日間かぜ薬を飲んでも良くならなかったようで、咳が出始めて10日目に医療機関を受診されました。その時、インフルエンザと百日咳、マイコプラズマの検査を受けています。

岸田 検査結果はどうでしたか。

A インフルエンザの検査は陰性でした。百日咳とマイコプラズマについては、その日は血液採取のみで検査結果は後日ということで、クラリスロマイシン(商品名クラリス他)、テオフィリン(テオドール他)、麦門冬湯が7日分処方されました。
　その1週間後に再受診し、医師から「百日咳とマイコプラズマは基準

急性の咳のレッドフラッグサイン

- ☑ 38℃以上の発熱が数日続く
- ☑ 食事が取れない
- ☑ 喘息やCOPDなどの呼吸器疾患がある
- ☑ 心不全などの心疾患がある
- ☑ 10日間以上咳が続く
- ☑ 咳をすると胸が痛い
- ☑ 呼吸が苦しい
- ☑ 血痰が出る
- ☑ Diehrの肺炎予測ツールで4点以上
- ☑ 2峰性の病歴
- ☑ 大量の寝汗(パジャマを交換するくらい)
- ☑ 悪寒戦慄(歯がガチガチ鳴り震えが止まらない)

値を少し超えているが、確定できない」と言われ、前回と同じ薬が処方されました。その後、患者は来局していません。

岸田 薬局としては、悪くない対応だったと思います。何か質問はありますか。

C 感染症と確定できなくても、抗菌薬を処方するものなのでしょうか。

岸田 医師は、百日咳かマイコプラズマ肺炎を疑い検査をしたわけですが、結果が出るのが1週間後で、その間は無治療というリスクを避けるため、百日咳にもマイコプラズマ肺炎にも効くクラリスロマイシンを処方したということでしょう。百日咳やマイコプラズマの検査は精度があまり高くないので、このケースのようにどっちつかずの診断になることが多いと思います。テオフィリンは恐らく、気管支拡張作用や抗炎症作用を目的に処方したのだと思いますが、効果だけでなく副作用も懸念されますね。

F 岸田先生であれば、この患者をどう診ますか。

岸田 実際に診察したわけではないので、はっきりしたことは言えませんが、感冒後咳嗽ではないかと思います。最初、喉が痛くて、その後に咳が出始め、咳だけが残ったパターンですね。従って、鎮咳薬は処方しますが、抗菌薬は処方しないでしょう。マイコプラズマ感染症は、ほとんどの場合で自然に治癒します。重症化には気を付ける必要がありますが、そのリスクが低ければ、抗菌薬を必ずしも使う必要がないことも知っておきましょう。

Take Home Message

● 「かぜを引いた」との訴えがあったときに、その人のかぜが何を指しているのか、きちんと確認する。

● 咳を訴える人で、気管支喘息の既往や疑いがあれば、すぐに受診勧奨する。呼吸音に着目し、ヒューヒュー音がしないかを確認する。

● 理論的に考えて受診の必要はないと思えても、少しでもおかしいと感じたり、患者がつらそうであれば受診を勧める。

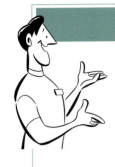

患者への伝え方の一例

　1週間前から喉の痛みがあり、その後、咳がひどくなって、今は咳が一番つらいということですね。喉の痛みと咳の両方がほぼ同時期に出ている点と、お伺いした限りの情報を考慮すると、すぐに受診が必要な状態ではなさそうです。今のところOTCのかぜ薬を飲んで様子を見ていただければ、基本的に問題はないと思います。ウイルス性のかぜだとしたら、根本的に治す薬はなく、つらい症状を取るための対症療法しかありません。

> 聞き取った情報を踏まえ、薬剤師としての考えを話す

　ただ、肺炎などの病気になると危険ですので、2、3日様子を見て、症状が治まらなかったり、この後に38℃以上の熱が出る、寝汗がひどく出る、胸が痛い、呼吸が苦しいなどの症状が出たら、すぐに受診するようにしてください。他に気になることや心配なことがあれば、いつでも連絡してください。

> 受診の目安を伝える

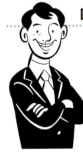

Dr. 岸田からのメッセージ

　薬局に、健康サポート機能を求められるようになっており、こうした相談はますます増えると思います。適切な対応のためのポイントは、しっかり情報収集をして、すぐに受診すべき状態か、OTC薬で対応できるかを判断することです。

　咳の場合、まず、「かぜの3症状」をチェックしましょう。かぜの可能性が高ければ、基本的には受診する必要はありませんが、「咳がつらい」といったように症状が強く患者がつらそうな場合は、受診するようアドバイスしてもよいでしょう。悪寒戦慄や2峰性の病歴などのレッドフラッグサインがあれば、肺炎の可能性が高いので、必ず受診を勧めてください。

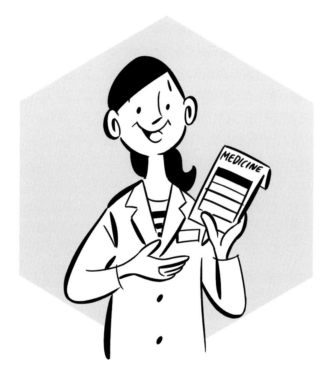

第2章 カンファレンスで学ぶ 臨床推論

頭痛

「頭痛がするので鎮痛薬を飲んでもよいか」と相談されたら

症例7

以前に、腰痛を訴え整形外科を受診した50代女性。この日は電話で「頭が痛いので、手元にあるロキソニンを飲んでもよいでしょうか」と相談してきた。

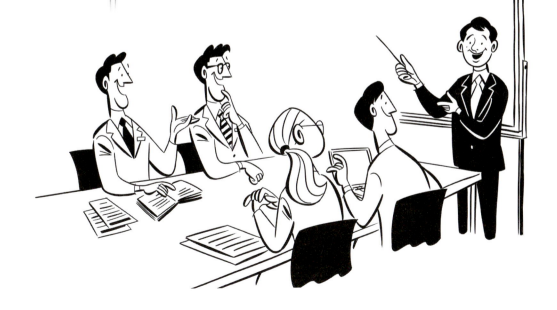

薬学管理に生かす臨床推論 189

50代女性から電話で「頭が痛い、手元にある鎮痛薬を飲んでもよいか」と相談されました。

岸田 では早速、今回の症例を紹介してください。

A はい、電話で「頭が痛いので、手元にあるロキソニン（一般名ロキソプロフェンナトリウム水和物）を飲んでもよいか」と相談されました。

岸田 追加で、どういう情報を知りたいでしょうか。患者から電話を受けたつもりで、質問してください。

B 年齢と性別を教えてください。

A 56歳女性です。

B 痛みの様子はどうだったのでしょうか。頭痛は、緊急度の高い場合もあると思います。

岸田 患者に「緊急度の高い頭痛ですか」とは聞けませんよね。具体的にどう聞きましょうか。

B 痛みは、急に出たのでしょうか。

A 「朝、起きると頭が痛かった」と話していました。

岸田 危険な頭痛の多くは、急激に非常に強い痛みが出るので、急な発症かどうかの確認は重要です。

C 急激な発症かどうかを知りたいときは、「何をしているときに痛みが始まったのか」を聞くとよいと思います。

岸田 その通りです。しかし、寝ていて、頭痛が始まった時点が分からない場合は、どう判断すればよいでしょうか。

B 痛みで目が覚めた場合は急な発症で、朝起きて何となく痛いと思ったら急ではないように思います。

岸田 おおむね、それでよいと思います。「起きると痛みがあった」という訴えでは、発症が急かそうでないかの判断はできません。しかし、痛みで目が覚めた場合は、悪い徴候と考えた方がよいでしょう。

　他には何を聞きましょうか。

D 以前に、同じような頭痛の経験はありますか。もしあれば、それほど心配ないように思います。

A 経験はありません。

E ロキソニンは、普段から使用しているのでしょうか。

A 以前に、腰痛で整形外科を受診して処方されて以来、腰が痛いとき、薬局で購入して、時々服用していたようです。

E　他に何か薬を服用していますか。
A　今は服用していません。
F　頭のどこが痛いですか。
A　右側方です。
F　右のどの辺りでしょうか。こめかみの辺りでしょうか。それとも頸部に近い部分でしょうか。前者であれば片頭痛の可能性が考えられます。
A　それは聞きませんでした。
B　吐き気がする、見え方がおかしいなどはありませんか。あれば、片頭痛が疑われると思います。
岸田　片頭痛の前兆段階に起こる「閃輝暗点（せんきあんてん）」のことですね。視界が遮られたり、曇ったように見えにくくなることがあります。
A　少しムカムカするとのことでした。見え方は、特におかしくないようでした。

痛みの程度や性状を必ず確認

E　痛みは強くなっていますか。
A　ずっと同じような痛みが続いています。
E　どういう痛みでしょうか。

知っておこう！

頭痛の性状

拍動性	● **心臓の動きに呼応したような痛み** 頭に心臓があるようなズキンズキンという痛み。片頭痛に多い。
非拍動性	● **締め付けられるような痛み** ギューッと頭を締め付けられるような痛み。緊張型頭痛に多い。 ● **ピリピリする痛み** 神経の痛み。帯状疱疹関連痛などに多い。

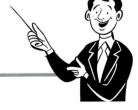

岸田 痛みの性状は、もう少し具体的に聞きましょうか。

E 締め付けられるような痛みですか、それともズキンズキンするような痛みですか。

A 聞いていません。

岸田 頭痛には、主に拍動性のものと、非拍動性のものがあります。心臓の拍動と連動するようにズキンズキンと痛むのが拍動性。「頭に心臓があるような」と表現されることもあります。非拍動性の痛みには、締め付けられるような痛みやピリピリした痛みなどがあります。それぞれ、どのような疾患が考えられますか。

E 拍動性の痛みであれば片頭痛、非拍動性で締め付けられる感じは緊張型頭痛、ピリピリする痛みは神経の痛みだと思います。

岸田 そうですね。神経の痛みは、帯状疱疹関連痛が代表的です。つまり、ピリピリする痛みであれば、脳に原因がない可能性が高いといえます。

B 昨晩の行動で何か変わったことをしませんでしたか。二日酔いによる頭痛も考えられます。

岸田 これは医師も言いがちですが「昨晩、何か変わったことをしませんでしたか」と聞いても、本人は変わったことをしたつもりはないので、知りたい情報が得にくいといえます。下痢で受診した患者に、「何か変なものを食べませんでしたか」と聞くのも同様です。変なものだと思っていたら食べませんから、本人には「変なものを食べた」という認識はありません。自分が聞かれたときにどう思うかを考えながら質問することが大切です。どう聞くとよいでしょうか。

B 昨晩は何をして過ごされましたか。

岸田 もう少し具体的に聞きましょうか。得たい情報がはっきりしている場合には、できるだけ具体的に聞く方がいいでしょう。

B 昨夜、お酒を飲みませんでしたか。

岸田 毎日、飲んでいる人もいますよね。

B お酒を普段よりもたくさん飲みませんでしたか。

岸田 いい聞き方ですね。どうでしたか。

A 飲んでいません。

C 熱や喉の痛み、咳、鼻水はどうですか。かぜによる頭痛の可能性があるので、聞いておきたいと思いました。

岸田 かぜは、咽頭痛、咳、鼻水のうち2つ以上の症状が同時期に同程度に発現します。かぜを疑った場合は、3症状をチェックするようにしましょう（178ページ参照）。

A 熱やかぜ症状はありません。

F　痛みの程度を知りたいです。今まで経験した痛みのうち、最悪の痛みを10だとしたら、どのくらいですか。

A　「これほどの頭痛は初めて」と言っていました。

B　起きてからはどうされていましたか。日常生活に支障が出るほどの痛みだったのでしょうか。日常生活への支障の有無は片頭痛かどうかを判断する上で重要だと思います。

A　ご飯を作ったりしていました。

岸田　Bさんは片頭痛を疑っているのですね。片頭痛は、頭痛を主訴とする疾患の中でよくある疾患の1つですから、当然、考えるべきです。片頭痛を見極めるツールとして、「POUNDingスコア」があります。
　　　拍動性（Pulsatile quality）、持続時間が4〜72時間（duration 4-72 hOurs）、片側性（Unirateral location）、悪心・嘔吐（Nausea/vomit）、日常生活に支障がある（Disabling intensity）の5項目のうち4項目に当てはまると、片頭痛である可能性が高いといえます。これに照らし合わせてみましょうか。

B　拍動性かどうかは不明。反復性のある頭痛ではない。片側性であり、吐き気は少しある。日常生活に支障が出ているわけではない。片頭痛の疑いは低いような気がしてきました。

岸田　このようなツールは、これを満たすと片頭痛の疑いが高いといえますが、満たしていないからといって片頭痛が否定できるわけではありま

知っておこう！

片頭痛の「POUNDingスコア」

（1）**P**ulsatile quality（拍動性）

（2）duration 4-72 h**O**urs（持続時間4〜72時間）

（3）**U**niraleral location（片側性）

（4）**N**ausea/vomit（悪心・嘔吐）

（5）**D**isabling intensity（日常生活に支障あり）

4項目に当てはまれば、片頭痛である可能性が高い。

日本神経学会・日本頭痛学会「慢性頭痛の診療ガイドライン2013」より作成

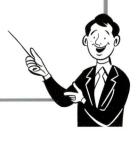

せん。特に頭痛は、片頭痛と緊張型頭痛の混合型頭痛が結構多いので、拍動性のようなズキンズキンする痛みがある一方で、頭の後ろの方がギューッと締め付けられるような痛みもあるという場合があります。

F 最近、転んだり、頭をぶつけたりといったことはありませんでしたか。外傷性の頭痛も疑われます。

A ありません。

F 手足が動かしにくいとか、しゃべりにくいとかはありませんでしたか。

A 特になかったように思います。

網羅的に基本情報を収集して整理する

岸田 ここで、網羅的に情報収集してみましょう。必ず聞くべき基本情報は何ですか。

D 年齢・性別、既往歴、服用歴、アレルギー歴、社会歴、家族歴です。

岸田 では、抜けている情報を拾っていきましょう。

D これまでどのような病気をされましたか。既往歴を知りたいです。

A 子宮筋腫で、53歳のときに子宮摘出手術を受けています。

D アレルギー歴もまだ聞けていません。食べ物やお薬で、具合が悪くなったことなどはありませんか。

A エビアレルギーがありますが、薬のアレルギーはありません。

D 家族歴はどうですか。

岸田 家族歴は、もう少し具体的に聞きましょうか。

B ご家族で、片頭痛のある方はいませんか。

岸田 片頭痛の家族歴ですね。

A 聞いていません。

C 家族や親戚で脳血管障害になった方はいませんか。

A 本人の叔父が脳卒中で亡くなったと話していました。

D 職業やアルコール、喫煙の有無など社会歴も聞いておきたいです。お仕事は、何をされていらっしゃいますか。

岸田 職業は、そのようにストレートに聞くとトラブルになることがあります。職業を答えたくない人もいますから、配慮が必要です。まずは「今回の病気と関係あるかもしれないので、どのようなタイプのお仕事か教えていただきたいのですが、デスクワークですか、体を動かすお仕事ですか」くらいの聞き方がよいでしょう。実際はどうですか。

A 主婦です。

D 普段、お酒を飲まれますか。

表1　今回の症例の網羅的な患者情報

【年齢・性別】　56歳・女性

【既往歴】　子宮筋腫で53歳のときに子宮摘出手術を受けている

【服用歴】　常用薬なし、今回ロキソニンを頓服

【アレルギー歴】　食事：エビアレルギー、薬：なし

【社会歴】　職業：主婦、飲酒歴：週に1回ビール350mL程度、
　　　　　　喫煙歴：なし、家族も吸わない

【家族歴】　叔父（母親の弟）が脳卒中で40代で死亡、片頭痛の家族歴
　　　　　　なし

岸田　アルコールについて聞く場合は、何をどのくらい飲むのか、その頻度
　　　とともに聞くことが大切です。

　A　週に1回、缶ビール（350mL）1缶を飲む程度です。ワインはグラス1杯、
　　　日本酒は1合程度です。

　D　たばこは吸いますか。過去の喫煙歴も教えてください。

岸田　いい質問ですね。喫煙歴については、過去のことも含めて聞くことが
　　　大切です。

　A　吸いませんし、以前から吸っていないようです。

「OPQRST」で症状の情報を漏れなく収集

岸田　基本情報は、だいたい把握できましたね（表1）。では、さらに症状に関
　　　する網羅的な情報収集のための「OPQRST」を使ってみましょう。既
　　　に聞けている情報も含めて、この患者の「OPQRST」を整理してみまし
　　　ょう。

　D　発症形態（O）は朝起きたとき。増悪・緩解因子（P）は、特になさそう。性
　　　状（Q）は不明。部位（R）は右側。随伴症状（R）は、吐き気が少々。痛
　　　みの程度（S）は10分の10くらい。時間経過（T）、つまり持続的か一時
　　　的かでは持続的──といったところでしょうか。

岸田　追加で聞きたいことはありませんか。

　F　増悪・緩解因子をもう少し聞いてみたいです。何かしたら症状が和らいだ
　　　り、悪くなったりしますか。

A 実は、ロキソニンを飲むと少しは良くなるようです。

F 既に何回か服用していますか。

A はい。その日に3回服用していました。

岸田 受診勧奨すべきかどうかを判断するための決定打がありませんね。では、頭痛が起こり得る「頭痛の鑑別疾患」を考えてみましょう。緊急度を判断する上で、どういう疾患で頭痛が起こり得るかを知っておくことは大切です。病名でも病態でも構いません。思い付くままに挙げてみましょう。

B 片頭痛、緊張型頭痛、群発頭痛、薬剤乱用頭痛や薬剤性の頭痛。

E 心因性の頭痛もあります。

C 脳腫瘍も考えられます。

岸田 脳腫瘍は、頻度は低いですが見逃せない疾患ですので考えておく必要があります。頭痛の鑑別疾患を整理しておきましょう。

　急性の頭痛は、原因によって一次性頭痛と二次性頭痛に大きく分類されます。一次性頭痛は、脳に器質的な病変がないもので、緊張型頭痛、片頭痛、群発頭痛、それらの混合型、さらに三叉神経・自律神経性頭痛などがあります。二次性頭痛は、主に脳に器質的病変があるもので、緊急度が圧倒的に高い。脳梗塞や脳出血、くも膜下出血、外傷性、慢性硬膜下血腫、髄膜炎や脳炎などの感染症、脳腫瘍などがあります。

今回のケースの「OPQRST」

Onset（発症形態）	起床時に痛みを感じた（前日までは全くなかった）。普段は、頭痛が起こることはあまりない
Provocative・**P**alliative（増悪・緩解因子）	ロキソニンを服用すると少し良くなる。当日、3回服用
Quality（性状）	不明
Region/ **R**elated symptom（部位/随伴症状）	〈部位〉 右側 〈随伴症状〉 吐き気（ムカムカ）や頸部の痛みを感じる。手足の動かしにくさは特にない。熱なし
Severity（程度）	今まで経験した中では一番痛い。痛くて我慢できないほどではない
Time course（時間経過）	痛みは持続的。薬が効いている時は少し楽になる

　　　　他に薬剤性もあります。今回は服用中の薬がないようですが、薬剤師として必ず押さえておきたいですね。頭痛が起こり得る薬にはどのようなものがありますか。

B　血管拡張作用のある降圧薬は、頭痛が起こり得ます。

A　シロスタゾール（商品名プレタール他）などのホスホジエステラーゼ阻害薬、ニコランジル（シグマート他）やニトログリセリンなどの血管拡張作用のある薬。

D　テオフィリンやジギタリス製剤の中毒症状として頭痛が起こることがあります。薬剤の使用過多による頭痛もあります。

岸田　薬物乱用頭痛ですね。もともと頭痛があって、非ステロイド抗炎症薬（NSAIDs）や、エルゴタミン製剤やトリプタン製剤など片頭痛治療薬を過剰に服用しているうちに痛みに対する感受性が高まることが原因とされています。他に、ロキソプロフェンやイブプロフェン（ブルフェン他）などの薬剤による無菌性髄膜炎、いわゆる「NSAIDs髄膜炎」が起こることもあります。

急な発症や激しい痛みは必ず受診を促す

岸田　鑑別疾患を念頭に置いて、レッドフラッグサインがないかを確認して、すぐに受診すべき状況かどうかを見極めましょう。では、頭痛のレッドフラッグサインを考えてみましょう。

B　外傷歴がある。

知っておこう！

頭痛の主な鑑別疾患

● **一次性頭痛**
片頭痛、緊張型頭痛、群発頭痛、三叉神経・自律神経性頭痛など

● **二次性頭痛**
頭頸部外傷による頭痛、くも膜下出血や脳梗塞など脳血管障害による頭痛、脳腫瘍、薬物乱用頭痛、髄膜炎など感染症による頭痛、高血圧などによる頭痛、薬剤性の頭痛、精神疾患による頭痛など

岸田　外傷歴に関しては、過去3カ月程度まで遡ってください。外傷性といえば、急性発症をイメージしがちですが、慢性硬膜下血腫では頭部に衝撃を受けた後、血液が硬膜下に少しずつ漏れ出し、症状が出るまでに時間を要します。ここ3カ月くらいの間に、頭をぶつけたという外傷歴があれば、すぐに受診させるようにしましょう。

F　強い痛み。

岸田　脳梗塞や脳出血、くも膜下出血による頭痛は、人生最悪の痛みといわれます。

D　手足の痺れがある。

岸田　脳疾患が原因の場合、手足への影響は基本的に片側性です。両側性の場合は、頸椎症などが考えられます。

E　悪心がある。

岸田　片頭痛でも吐き気が出ますよね。例えば、普段から頭痛があり、いつもと変わらないようであれば、それほど慌てる必要はないでしょう。しかし、50代で吐き気を伴う初発の頭痛となると、話は違ってきます。1つの徴候だけで、受診勧奨の必要性を判断できることもありますが、吐き気は全ての疾患の症状になり得ますので、複数の徴候を併せて緊急度を考える必要があります。

頭痛（急性）のレッドフラッグサイン →

- ☑ 突然発症
- ☑ 今までに経験したことのないほどの頭痛（最悪）
- ☑ いつもと性状が異なる頭痛
- ☑ 頻度と程度が増していく頭痛（増悪）
- ☑ 50歳以上の初発の頭痛
- ☑ 神経障害や視力障害を伴う頭痛
- ☑ 癌患者や免疫不全患者の頭痛
- ☑ 精神症状を伴う頭痛
- ☑ 発熱、項部硬直、髄膜刺激症状のある頭痛
- ☑ ここ3カ月で頭部外傷がある

第2章 カンファレンスで学ぶ 臨床推論

　C　突然、急に起こった痛みや、痛みが悪化している場合。

　B　薬剤性が疑われる場合。

岸田　いい感じですね。頭痛のレッドフラッグサインは、「突然、増悪、最悪」と覚えておきましょう。「突然」は、何をしていたかが分かるほど急に起こるものです。「増悪」は、時間とともに悪くなっている場合、「最悪」はこれまでの中で一番痛い場合。この3つのうち、1つでもあればすぐに受診を促してください。他に、50歳以上で初発の場合、手足が動かしにくいなど神経障害が見られたり、視覚異常がある場合、発熱があり項部硬直・髄膜刺激症状がある頭痛も受診勧奨が必要です。

受診を促すべき状態か否かを見極める

岸田　今回のケースは、どのように考えて、どう対応しますか。

　E　これまでで一番の痛みだという点や、叔父が脳卒中という家族歴もあり、脳出血の疑いがあると思いますので、すぐに受診するように伝えます。脳梗塞も考えましたが、手足の痺れやろれつが回らないといった神経症状は見られないようなので、脳梗塞ではないように思います。

岸田　「脳卒中」は脳血管障害の総称で、脳出血・くも膜下出血と脳梗塞を含んでいます。脳卒中といわれたときは、どれかを確認するようにしましょう。出血と梗塞ではリスク因子が異なります。高血圧は、どちらのリスク因子にもなり得ますが、脳梗塞は動脈硬化が原因の1つですので、脂質異常症や糖尿病がリスク因子です。他の皆さんは、どう考えましたか。

　F　これまでにない痛みであることや、ロキソニンを3回服用しているのに痛みが継続していることなどから、受診を勧めます。

　G　受診を勧めた方がよいと思います。ひどい頭痛であるのと、朝起きたら痛かったというのは、痛みが突発的に起こり、痛みで目が覚めた可能性があるからです。

岸田　皆さん、受診勧奨するという点で一致しているようですね。では、実際にAさんはどのように判断して、どう対応したのかを教えてもらいましょう。

　A　すぐに、かかりつけ医を受診するよう伝えました。

岸田　その後の経過はどうだったのでしょうか。

　A　内科を受診したところ、脳神経外科を紹介され、診断は脳出血で緊急入院となりました。その後、さらに詳しい検査で「もやもや病」に伴う脳出血と診断されました。薬局には本人が電話をしてきたので、その時

薬学管理に生かす臨床推論　199

は分からなかったのですが、後に家族から「買い物をしたことを覚えていなかった」といった話を聞き、記憶障害があったことも分かりました。

岸田　受診勧奨した決め手は何だったのでしょうか。

A　今までにないほどの痛みで、普通ではない様子だったからです。早い段階で、すぐに受診を促したので、痛みの性状など必要なことが十分に聞けていなかったという反省点があります。もう少し的確に情報収集し、こちらから医師に伝えたり、医師にどう伝えればよいかを本人にアドバイスするなど、できればよかったと思います。

岸田　反省点はあるようですが、適切な対応だったと思います。

チェック！　頭痛を訴える患者に確認したい「OPQRST」は**370**ページ

Take Home Message

● 痛みの性状は、具体的に例示して尋ねる（ズキンズキンする痛み、ギューッと締め付けられるような痛み、など）。

● 職業を聴取する際は、「今回の病気と関係があるかもしれないので、どのようなタイプのお仕事か教えていただけますか」と切り出す。

患者への伝え方の一例

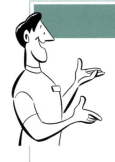

電話で伺った内容から、これまで経験した中で、これほどひどい頭痛は初めてと感じておられることや、痛み止めの薬を飲むと少しは落ち着くものの、痛みが持続しているといったことを考えると、薬剤師としての判断ですが、すぐに受診された方がよいと思います。

> 聞き取った情報を踏まえ、薬剤師としての考えを話す

もともと頭痛があるわけではないようですし、脳の病気の可能性も考えられます。痛み止めの薬で、痛みをやり過ごすのではなく、受診して検査をしてもらってはいかがでしょうか。かかりつけの先生を受診をされますか。それなら私からも連絡しておきますので、必ず受診してくださいね。

> すぐに受診すべきと考えた根拠を話す

> かかりつけ医に連絡する旨を伝えて、患者が必ず受診するよう促す

Dr. 岸田からのメッセージ

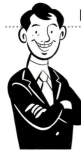

　頭痛の原因には、脳卒中など緊急度の高い疾患があり、OTC薬でしのげる頭痛なのか、すぐに受診すべき頭痛なのかの見極めが重要となります。レッドフラッグサインを見落とさず、的確に受診勧奨できるようになりましょう。そのためには、必要な情報をきちんと収集することが重要な鍵となります。

　漏れなく情報を集めるためには、「OPQRST」ツールを使って網羅的に収集するようにしましょう。また、こちらが知りたい情報を得るためには、相手が答えやすいように質問を工夫することも大切です。

　ぜひ、トレーニングを積んで、患者やその家族から情報を収集する力を高めてください。

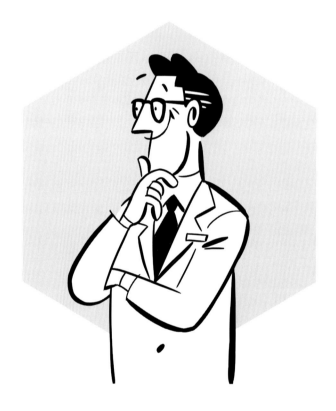

膝の痛み

「昨夜、膝がすごく痛かった」との訴えがあったら

> **症例8**
>
> 95歳女性の在宅患者から、訪問時に「昨夜、膝がすごく痛かった」との訴えがあった。患者は、以前から膝や腰に慢性の痛みがあり、通常はつえ歩行だが、つえを使わずに歩くこともある。

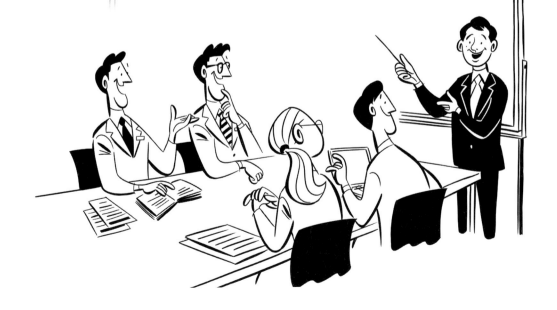

在宅訪問したときに「昨晩、膝がすごく痛かった」と患者から訴えがありました。

岸田　今日は、「在宅」のケースです。ではAさん、症例を紹介してください。

A　はい。在宅療養中の患者から、膝に強い痛みがあったと訴えがありました。

岸田　さて、どのような情報を収集しましょうか。

B　年齢と性別を教えてください。

A　95歳女性です。

岸田　年齢と性別は基本ですので、まず確認するように習慣付けたいですね。医師にも、必ず最初に伝えるようにしましょう。

C　膝に関する疾患の既往はありませんか。

A　1年半ほど前に、左膝関節を打撲したと聞いています。

D　痛いのは左ですか。また普段、自立歩行ができていますか。それとも車椅子やつえを使っていますか。

A　痛むのは左です。普段はつえ歩行ですが、時々、つえを使うのを忘れるくらい元気です。

患者本人以外からも情報を得る

E　このときは、いつから、どのような痛みだったのでしょうか。

A　「昨夜、すごく痛かった」と話していました。

E　慢性的な痛みがあったのでしょうか。あったとしたら、いつもの痛みと比べてどうなのかを知りたいです。

A　以前から痛みを訴えています。今回の痛みが、いつもとどの程度違うのかは聞いていません。ただ「昨日の夜は、刺すような痛みで涙が出るほど痛かった」と話していました。

B　初めて経験する痛みでしたか。

A　ここ2週間で2回あったそうです。

F　痛みは、動かしたときにあるのでしょうか。

A　何もしなくても痛い様子でした。「動かしたときに痛いわけではない」と言っていましたが、恐らく動かしたときにも痛いのだろうと思いました。

岸田　臨床現場では、そのようなあやふやな答えしか返って来ないことはよくあり、そうした場合には、聞き方を工夫する必要があります。どう尋ねましょうか。

204　薬学管理に生かす臨床推論

F　どういうときに痛みがひどくなりますか。
A　患者の妹が「寒かったからではないか」と言っていました。
岸田　周りの人から情報を得ることも大切です。特に、患者が高齢で認知機能が低下している場合は、本人の話は信ぴょう性が薄いことがあります。また、乳幼児や子どもの場合は、保護者に聞く方が正確な病歴が取れることが多いです。他に、精神疾患患者についても、本人が話す病歴は不正確なことが少なからずあり、過度に信用せず、家族や介護者、訪問看護師などから情報を得るようにしましょう。妹は、一緒に住んでいるのですか。
A　実は、妹は普段海外にいて、たまたま日本に戻ってきていたようです。
岸田　そうなると、妹も普段を知っているわけではないので、その情報は"丁寧に"判断しないといけないですね。

炎症の有無を見極める

C　膝に外見の変化はありませんでしたか。
岸田　何を知りたいと思ったのでしょうか。
C　炎症の有無です。
岸田　いいですね。炎症の有無は緊急性を判断する上でも重要な情報です。炎症の徴候は4つあり、「炎症の4徴」といわれていますが、挙げてみましょう。

知っておこう！

関節の炎症の"5徴"

一般には「炎症の4徴」だが、関節の炎症については可動域制限を加えた「5徴」と覚えておく。

疼痛　　発赤　　熱感

腫脹　　可動域制限

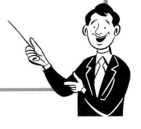

F　発赤、熱感、疼痛、腫脹。

岸田　素晴らしい。腫脹、熱感はないか、右と左を触って、左右差がないかも確認しましょう。

A　今回は、痛みのある部位を見せてもらえませんでした。

岸田　膝は見せてもらいづらい部位ですよね。ただ、実際に見せてもらえたとしても、腫脹の有無は、医師でも見極めにくいです。熱感についても、両膝を触ってみて、明らかに差があれば分かりますが、そうでない場合が多いです。そうした場合、手掛かりになるのは本人の自覚です。「腫れているような感じや熱を持った感じがしますか」と、本人に聞いてみてください。見た目よりも本人の訴えの方が、感度が高いといえます。

　　一般に炎症の徴候は4つですが、関節の炎症の場合は5番目の徴候として「可動域制限」があります。これについても、「いつもより関節が伸ばしにくいとか、曲げにくいといったことがありませんか」と、本人に聞くのが確実です。薬剤師の皆さんが患者の体を動かして、動き方を確認する必要はありません。さて、本人は何と言っていましたか。

A　「痛い」と訴えるのみで、動かしにくいとか、腫れ感や熱感などは特に訴えていませんでした。

G　痛みが出たとき、例えば、どこかにぶつけたとか、歩いていて痛くなったなどのエピソードがありますか。

A　ぶつけたり、歩いて痛みが出たりしたわけではないようです。

D　話をしている時点での痛みは、前日の夜の痛みと比べてどうだったのでしょうか。

A　「昨夜は、刺すような痛みがあったけれど、今は治まっている」と言っていました。

C　冷やす、鎮痛薬を服用する、湿布薬を貼るなどの治療行為をしましたか。

A　特に、薬を飲んだり貼ったりしていないと言っていました。

D　痛みはどのくらい続いていたのでしょうか。寝ている間に治ってしまったのでしょうか。

A　痛みの持続時間は聞いていません。

岸田　持続時間を知りたい場合、「いつまで痛かったですか」と聞きたくなりますが、そう聞かれても患者はなかなか思い出せないものです。「今朝、起きたときはどうでしたか」「寝る前はどうでしたか」と、具体的な時点を示して質問するとよいでしょう。実際には、何か言っていましたか。

A　「眠れなかった」とのことです。

D　痛みで眠れなかったということは、夜中痛みが続いていたと考えられますね。

第2章 カンファレンスで学ぶ 臨床推論

鎮痛薬の服用の有無を必ず確認

F 普段から何か薬を飲んでいますか。

岸田 服用薬を確認したいですよね。では、Aさん、服用薬を教えてください。

A ロキソプロフェンナトリウム水和物（商品名ロキソニン他）、アセトアミノフェン（カロナール他）、プレガバリン（リリカ）、クエチアピンフマル酸塩（セロクエル他）、ニフェジピン（アダラート他）、スボレ

処方箋

(1) 【般】ロキソプロフェンNa錠60mg　　1回1錠（1日3錠）

　　　【般】レバミピド錠100mg　　1回1錠（1日3錠）

　　　【般】酸化マグネシウム錠500mg　　1回1錠（1日3錠）

　　　　　1日3回　朝昼夕食後　28日分

(2) リリカカプセル25mg　　1回1カプセル（1日2カプセル）

　　　　　1日2回　朝夕食後　28日分

(3) 【般】クエチアピン錠12.5mg　　1回1錠（1日2錠）

　　　　　1日2回　夕食後、就寝前　28日分

(4) 【般】ニフェジピン徐放錠10mg　　1回1錠（1日1錠）

　　　　　1日1回　朝食後　28日分

(5) 【般】カンデサルタン錠4mg　　1回1錠（1日1錠）

　　　　　1日1回　夕食後　28日分

(6) 【般】アセトアミノフェン錠200mg　　1回1錠（1日1錠）

　　　【般】トラゾドン塩酸塩錠50mg　　1回1錠（1日1錠）

　　　　　1日1回　就寝前　28日分

(7) ベルソムラ錠15mg　　1回1錠（1日1錠）

　　　　　1日1回　就寝直前　28日分

(8) 【般】エチゾラム錠0.5mg　　1回1錠

　　　　　不眠時　10回分

(9) 【般】アセトアミノフェン錠200mg　　1回1錠

　　　　　疼痛時　15回分

(10) 【般】ロキソプロフェンNaテープ100mg　　70枚

　　　　　1回2～3枚　背中　1日1回

(11) 【般】ジクロフェナクNaゲル1%　　100g

　　　　　適量　痛いところ　1日数回

薬学管理に生かす臨床推論 207

キサント（ベルソムラ）などが出ています（処方箋）。

F 病名が知りたいです。

岸田 本当ですよね。どの薬の病名が知りたいですか。

F ロキソプロフェンやプレガバリン、アセトアミノフェンなど、鎮痛薬が多く出ていますが、どういう診断で処方されているのでしょうか。

A 左膝関節打撲と脊柱管狭窄症に伴う右下肢の痛みと聞いています。

D 昨晩は、いつも通り薬を飲んだのでしょうか。

A いつもの薬は、飲んでいました。

岸田 先ほど、治療行為について尋ねたときには、本人は「飲んでいない」と答えています。しかし、実際にはいつもの薬は飲んでいたわけで、これは落とし穴ですね。この患者は普段から、かなりの量の鎮痛薬を飲んでいますので、痛みが薬によって治まった可能性もあります。痛みを訴えられた場合、鎮痛薬の服用の有無を確認することは非常に大切です。

G 膝以外にどこか痛むところはありませんか。

A 背中と腰に、いつも痛みがあるようです。背中の痛みは、脊柱管狭窄症が原因と聞いています。薬は、腰痛などがひどいときに飲んでいるようです。

岸田 普段はどちらかというと、膝より腰が痛いようですね。

H 睡眠薬のスボレキサントが処方されていますが、眠れない原因は痛みということはないでしょうか。

A 不眠の理由は聞きませんでした。

岸田 聞けるとよかったですね。眠れない理由を確認することで、不要な睡眠薬を減らせる可能性もあります。処方箋から処方解析をしつつ、自分の考えが合っているかどうかを、本人や医師に確認するように心掛けたいですね。

C ここ2週間で2回の痛みがあったとのことですが、前回は受診したのでしょうか。

A 自然に痛みが消えたので受診しなかったようです。

岸田 では、ここで在宅移行時に医師が作成した診療情報提供書の内容を確認してみましょう。Aさん、お願いします。

A 95歳女性で独居。看護師、介護士、家政婦が交代で24時間介護しています。亡くなられたご主人が建築士で、ご主人が建てた自宅に強い思い入れがあり、自宅で過ごしたいと在宅療養を希望されています。

岸田 とても重要な情報ですね。高齢者の治療方針を決める際に本人の思いがしっかりある場合は、エビデンスだけで判断せずに、思いを第一に

第2章 カンファレンスで学ぶ 臨床推論

考えることが大切です。続けてください。

A　もともと脊柱管狭窄症があり、痛みの中心は右下肢の座骨神経痛で、ロキソプロフェンやトラマドール塩酸塩・アセトアミノフェン（トラムセット他）が処方されていました。1年前に転倒して左膝を打撲。骨折はありません。軽度の浮腫はありますが、血圧は120/60mmHgで経過観察。体重は47.8kgで、ここ1年ほどで約6kgの増加です。認知機能低下、便秘症あり、アレルギー、飲酒、喫煙歴はないです。

岸田　随分情報が得られましたね。どうしましょうか。

B　「OPQRST」を使って整理します。

岸田　いいですね。ではお願いします。

B　発症形態（O）は、昨日の夜から。きっかけと考えられそうなことは特にないようです。増悪・緩解因子（P）については、少し情報が少ないですが、あまりなさそうです。痛みの性状（Q）は、刺すような痛みで、部位（R）は左膝。随伴症状（R）は聞けていません。痛みの程度（S）は、いつもより痛くて涙が出るほどで、どうやら眠れないほどの痛みだった様子です。経過（T）は、夜は痛みが強かったが、朝には痛くなかった。これは、鎮痛薬の服用の影響の可能性も考えられます。この2週間に2回の痛みを経験している——といったところでしょうか。

岸田　他に、熱感の有無や他の部位の痛みを含めた随伴症状を確認したかったですね。また、薬剤性の可能性も考えておきたいですね。薬によって膝の痛みや関節痛が起こるのは、何が考えられますか。

F　ステロイドによる大腿骨壊死。

岸田　そうですね。他にワルファリンカリウム（ワーファリン他）などで関節内出血を起こして痛みが出ることがあります。関節痛のときに確認したい「OPQRST」は371ページを参照してください。

疾患とレッドフラッグサインを考える

岸田　では、収集した情報を踏まえて、どんな病名、病態が考えられますか。

D　変形性膝関節症。

E　高齢者で「膝に水がたまって痛い」と言う人がよくいます。

岸田　それは変形性膝関節症のことが多いですね。

B　体重増加により、膝に負担が掛かって痛みが生じている可能性はありませんか。

岸田　それも変形性膝関節症ですね。膝が痛いので体を動かさなくなり、運動量が減るため体重が増えて、さらに膝に負担が掛かるという悪循環

薬学管理に生かす臨床推論　209

を招きます。

C 病態ですが、神経障害性疼痛もあります。

岸田 リリカが出ていますしね。

B 打撲や骨折、外傷による関節出血。

岸田 打撲や骨折、外傷ならば、ぶつけた、無理に曲げたなどの受傷機転がはっきりしていることが多いのですが、本人が認知症の場合、分からないこともあります。

H 関節の拘縮。寝たきりの人で痛みを訴える人がいます。

D 関節リウマチやインフルエンザでも関節が痛くなります。

B 痛風や偽痛風による膝の痛み。

岸田 そうですね。偽痛風は主に膝に発症しますが、頸椎に発症する環軸関節偽痛風もあります。これは、クラウンド・デンス症候群とも呼ばれ、全身に痛みが生じることがあります。

　　 では、膝の痛みのレッドフラッグサインを考えてみましょう。

C 関節炎を起こしていることが疑われる場合。

D 外傷がある場合や痛みが強い場合。眠れないほどの痛みは、レッドフラッグサインだと思います。

G 痛みが持続して、安静にしていても改善しない場合。

急性関節痛のレッドフラッグサイン

☑ 急性発症で、安静にしても改善しない

☑ 安静にしていても増悪する

☑ 関節炎を伴っている

☑ 悪寒戦慄を伴う38℃以上の発熱

☑ ショックバイタル
　　収縮期血圧＜80mmHg
　　　　または心拍数＞100回/分
　　　　または収縮期血圧＜心拍数

☑ 頻回の関節注射の治療歴

☑ 鎮痛薬を服用しているが痛みがコントロールできていない

岸田　いいですね。筋骨格系の痛みは、動かすと痛みが増して、安静にすると治まることが多いといえます。安静にしていても痛みが持続する場合や時間とともに痛みが強くなっている場合は、受診を勧めた方がよいですね。

　　　他にも、全身性の感染症がある、ショックバイタルがある、関節注射を頻回行っている場合もレッドフラッグサインです。頻回の関節注射で感染リスクが高まり、化膿性関節炎が考えられるからです。非ステロイド抗炎症薬（NSAIDs）などの鎮痛薬を多く服用していても痛みを訴える場合は、痛みがコントロールできていないので、受診して処方を見直してもらう必要があるでしょう。

非薬物療法に関する指導も

岸田　では、この患者には、どう対応すべきと考えますか。

　H　「刺すような痛み」が気になるので、受診を促します。

　C　もともと痛みがある上に、痛みが単発で頻回ではありません。炎症もなさそうなので、慌てて受診させる必要はないと思います。

　D　鎮痛薬が処方されており、薬の効果かもしれませんが、翌日には痛みが治まっています。現在の処方薬でコントロールできるようなので、経過観察でいいように思います。痛みが強くなったり、頻度が高まったら受診するよう伝えます。

　F　受診を勧めた方がよいと思います。患者の話が少しあやふやで、本人の話している内容をどこまで信用してよいか分かりません。また、痛みが持続していたり、腫れがあるものの、薬で治まっているだけかもしれません。何か大きな疾患が隠れている可能性も捨て切れません。

岸田　うまく病歴が取れなかったり、分からなかったりする場合には、受診を促すとの考えですね。その考え方は大切です。レッドフラッグサインがないから受診しなくていいということではなく、何かおかしいと思ったときには、受診を勧めた方がよいことが多いです。

　　　では、実際にどのように対応したか教えてもらいましょう。

　A　今回は、受診勧奨をせずに、痛みの頻度が増えたり、痛む時間が長くなったりしたら、医師に相談するよう伝えました。

岸田　総合的に見て、良い対応だったと思います。

　　　皆さんは診断する必要はありませんが、今回のケースの原因疾患は何だったと思いますか。

一同　……。

岸田　診察していないので確かなことは言えませんが、恐らく偽痛風でしょう。痛風は、尿酸塩の結晶が関節に炎症を起こしますが、偽痛風はピロリン酸カルシウムの結晶が軟骨に沈着することで、関節に炎症を起こします。症状は関節の腫れや痛み、発赤、熱感などで、多くは膝関節ですが、手や足の関節に起こることもあります。偽痛風は変形性関節症の患者に起こり、急性増悪のような病態です。

H　偽痛風の治療や発作の予防はどのようなものですか。

岸田　局所の安静とNSAIDsなどによる対症療法が中心となります。今回の患者はNSAIDsを飲んでいるので、それで良くなった可能性があると考えます。痛風と同様、脱水を起こさないようにすることが大切です。痛風発作の予防に投与されるコルヒチンが、偽痛風発作の予防にも効果があるといわれています。

　変形性膝関節症があれば、食事指導を行い、体重を減らして膝への負担を減らす、できる範囲で運動をしてもらう、といった減量・運動指導も重要です。高齢者の場合は、生活の中で体を動かす習慣を付けてもらうことが大切であり、本人のモチベーションにつながるような提案が求められます。

　今回の患者は、夫との思い出の家で過ごしたくて、95歳でも1人で自宅に住んでいますよね。例えば、その家をずっときれいに保つために少しずつ掃除をするといったことを提案するなど、本人のやる気を引き出し、無理なく体を動かすようにもっていきたいですね。そうした非薬物治療を患者に提供し、薬を減らせるよう、働き掛けてほしいと思います。

チェック！　関節の痛みを訴える患者に確認したい「OPQRST」は371ページ

Take Home Message

- 患者が高齢、小児、精神疾患の場合は、本人が話す病歴を過度に信用しない。
- 家族や介護者など普段の様子を見ている人からも情報を得る。
- 持続時間は、「今朝、起きたときはどうでしたか」「寝る前はどうでしたか」と、具体的な時点を示して質問する。
- 運動療法など非薬物療法の提案は、患者の生活や思いを大切にして、できそうなことを提案する。

212　薬学管理に生かす臨床推論

患者への伝え方の一例

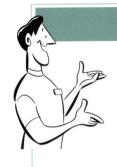

昨晩は、随分痛い思いをされたようで、大変でしたね。今は治まっているようですし、痛みのあった膝に腫れや熱っぽさ、動かしにくさはないようなので、急いで医師に診てもらう必要はないように思います。

> 患者から聞き取った情報を基に、薬剤師としての意見を述べる

ただ、昨晩のような痛みがたびたび起こったり、痛む時間が長くなったり、膝が腫れたり熱っぽくなったり、動かしにくいといったことがあれば、すぐに先生に診てもらうようにしてください。

> 受診すべきタイミングを伝える

膝の場合、体重が増えると負担が大きくなって関節痛を起こしやすくなります。痛みがあると動きたくなくなりますが、体を動かさないと、さらに体重が増えて、より膝の負担が増すことになってしまいます。例えば、ご主人が建てられたこのお住まいをずっときれいに保つようにお掃除をするなど、ちょっとしたことでよいので、日常生活の中で体を動かしてみてはいかがでしょうか。

> 非薬物療法について、本人が取り入れやすい方法を提案する

Dr. 岸田からのメッセージ

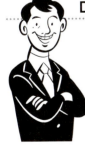

今回は、関節の痛みを訴えるケースでした。関節痛では炎症の有無を把握することが重要ですから、本人に自覚症状を確認することがポイントとなります。

こうしたカンファレンスを何度も繰り返すと、患者から収集すべき情報、得たい情報の聞き方、レッドフラッグサインの考え方などへの理解が進み、慣れてきます。すると、情報収集や判断がスムーズに行えるようになりますが、その一方で臨床上の疑問、いわゆる「クリニカルクエスチョン」を持ちにくくなります。習慣的にこなすのではなく、なぜこの情報を聞く必要があるのか、なぜこの薬が必要なのかなど、常にクリニカルクエスチョンを持つ姿勢を大切にしてください。

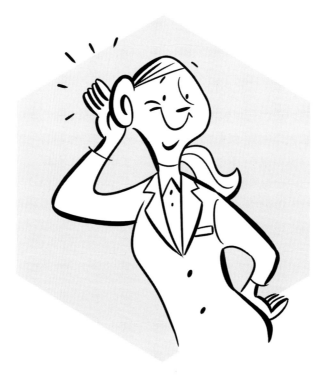

腹痛

「薬を飲んだ後に おなかが痛くなった」と言われたら

症例9

タケキャブが処方されている43歳女性から「おなかが痛い。タケキャブが影響していると思うので、中止してキャベジンを飲んでもいいか」と電話で問い合わせがあった。医療機関に問い合わせたところ、処方医が不在だったため、薬局に連絡してきたという。

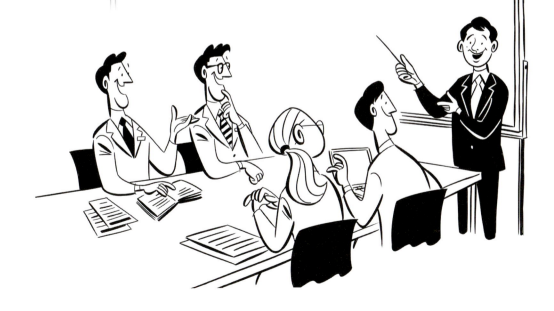

「おなかが痛いのは薬のせいだと思うので、服用を中止してもよいか」と相談されました。

岸田 今回は、電話での相談です。Aさん、よろしくお願いします。

A はい。「おなかが痛い。タケキャブ（一般名ボノプラザンフマル酸塩）が影響していると思うので、飲むのをやめて自宅にあるOTC薬のキャベジンを飲んでもいいか」という電話がかかってきました。病院に電話したものの、医師が不在だったので薬局に電話したそうです。

岸田 さて、何を聞きましょうか。

B 年齢と性別を教えてください。

A 43歳女性です。

C どこが痛みますか。

A 左の脇腹です。

D 腹痛以外に、吐き気や熱などの症状はありますか。年齢も若いし、ウイルス性の胃腸炎ではないでしょうか。

A 吐き気、熱はないです。

C 下痢はありますか。

A 聞いていません。

岸田 特定の疾患を想定して、情報を収集するのはいいですね。かぜの3症状（咳、鼻水、喉の痛み）と同じように、ウイルス性胃腸炎は、「悪心・嘔吐」「腹痛」「下痢」の3症状が見られます。必ずチェックする習慣を付けましょう。

「突然の痛み」に注意

E いつ頃から痛いですか。

A タケキャブを飲み始めてからだそうです。

B 痛み始めたときに、どんなことをしていたか、覚えていますか。

A 特に覚えていません。

岸田 素晴らしい聞き方ですね。こういうことをしていたときに痛みが始まったと、はっきり分かるほど急に痛むのは「突然痛」と考えます。突然の痛みは、腹痛でも要注意です。

E どういうときに痛みますか。

A 薬を飲んだ時や排泄時に痛みます。

216 薬学管理に生かす臨床推論

第2章 カンファレンスで学ぶ 臨床推論

C 痛みは悪化していますか。悪化していれば病状が進行している可能性があります。

A 悪化はしていないです。

岸田 「悪化」は、痛みの場合には常にレッドフラッグサインになり得ますので、必ず確認しましょう。

C 痛みはずっと持続していますか。痛くなったり、治まったりする間欠的な痛みですか。

A 間欠的です。

F 最近、大量の飲酒をしていませんか。もし、しているのであれば、急性膵炎の可能性があると思います。

A 聞いていませんが、「飲酒は時々」と話していました。

C 食事は取れていますか。食事の後に痛むなら胃潰瘍、食事の前に痛むなら十二指腸潰瘍が疑われます。

A 食事は取れていますし、痛みに影響はないそうです。

岸田 いい質問です。必ずそうだとは言えませんが、胃潰瘍で食事を取ると、食べ物の直接刺激で痛むことがあります。逆に十二指腸潰瘍は空腹時に痛むことが特徴です。

G 痛みの程度はどうですか。

A 「我慢できないほどではない」そうです。

B 過去に同じような痛みを経験していますか。

A 聞いていません。

岸田 慢性かどうかですね。ちなみに、このくらいの年齢で慢性的な腹痛といえばどんな病気が挙げられますか。

G 潰瘍性大腸炎。

E 過敏性腸症候群（IBS）。

岸田 そうですね。若い人の慢性的な腹痛といえばIBSです。潰瘍性大腸炎も若年で発症しますが、IBSの方が多いです。

C 便に血は混じっていませんでしたか。黒い、赤いとか。

A 便が黒いことはないかと聞いたところ、黒くないと言われました。

岸田 いいですね。患者には「便に血が混じっていますか」と聞かず、色を聞くようにしましょう。なぜ黒と赤の2つを聞きましたか。

C 黒は上部、赤は下部の消化管出血が考えられるからです。

岸田 その通りです。あまりにも出血が多量だと、上部消化管出血でも便が赤くなりますが、基本は上部が黒、下部が赤です。

C どんな痛みですか。きりきりとか、締め付けられるとか。

A 聞いていません。

薬学管理に生かす臨床推論　217

岸田　いい質問ですね。では仮に「きりきりするような鋭い痛み」と言われたら、どんな病態が想定できますか。

E　石が詰まったとか。胆石はどうでしょう。

岸田　いいですね。石が詰まると鋭い痛みになります。ただ、胆嚢は右側なので、左側腹部痛なら尿管結石でしょう。

D　胃潰瘍。

岸田　胃潰瘍で鋭い痛みとなるのは、潰瘍が深い場合ですね。

B　アニサキスはどうですか。

岸田　アニサキスも鋭い痛みになりやすいです。サバやサンマなど青魚に多いですが、北海道では「イカそうめんやヒラメの刺し身を食べませんでしたか」と聞きます。

F　ガスがたまった時はどうでしょう。

岸田　それはどちらかといえば鈍い痛みですね。

E　腸が捻転してしまった。

岸田　そうですね。腸がねじれて、虚血になると鋭い痛みになります。その他に、血管が裂けた場合も、鋭い痛みが生じます。どのような疾患が考えられますか。

C　大動脈解離。

岸田　その通りです。腹部に鋭い痛みが走ったという場合は、血管が裂けていないかを疑いましょう。

薬剤のアレルギー歴は必ず聞く

B　タケキャブ以外に飲んでいる薬があれば教えてください。

岸田　そうですね、薬の情報は把握しておきましょう。

A　ロキソニン（ロキソプロフェンナトリウム水和物）、ディナゲスト（ジエノゲスト）、エリキュース（アピキサバン）を服用中です。普段、薬局にはOTC薬を買いに来ている方で、処方箋を応需したことはありません。服用中の薬については電話で聞き取りました。

岸田　この処方から、どのようなことが考えられますか。

B　ロキソニンが処方されているということは、常に何らかの痛みがあるのではないでしょうか。

F　ディナゲストを飲んでいるので、子宮内膜症や子宮腺筋症による痛みの可能性があります。

D　この年齢で、抗凝固薬のエリキュースを服用しているのは珍しいと思います。静脈血栓症の予防でしょうか。

図1　腹部の部位の呼び方

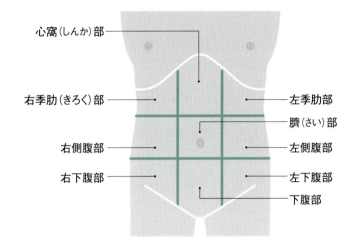

G　心房細動も考えられます。

岸田　他に聞きたいことはありますか。

E　タケキャブを飲んで、どれくらいたったら痛くなりますか。

A　聞いていません。本人は「タケキャブが原因だ」と信じきっている感じでした。

岸田　電話対応の難しい点ですね。細かい情報を聞くのは難しいと思いますが、こういったディスカッションを通じて情報収集の精度を上げ、次回の対応に生かしましょう。既往歴、アレルギー歴や社会歴は聞きましたか。

A　アレルギーはなく、たばこは吸わないそうです。

岸田　アレルギー歴、特に薬剤のアレルギー歴は必ず確認しましょう。薬剤師として責任を問われる可能性がありますから。
　　　それでは、「OPQRST」で情報を整理してみましょうか。

G　発症形態（O）は、タケキャブを飲み始めてから。増悪・緩解因子（P）は薬を飲んだ時と排泄時。痛みの性状（Q）は不明で、部位（R）は左の脇腹。随伴症状（R）はなし。痛みの程度（S）は、そこまで痛くない。経過（T）は、痛みは間欠的で、悪化はなく、食事による痛みの変化もないようです。

岸田　随伴症状は、ただ「ない」とするのではなく、熱、吐き気、血便がない、といったように、確認した症状を具体的に書くようにしましょう。また、腹部の部位については、へそを中心として9つに分ける呼び方を知っておき、正確に表現するといいでしょう（図1）。左の脇腹といっても、みぞおちの高さの脇（左季肋部）と、へその高さの脇（左側腹部）は違いま

すよね。今回はどちらでしょうか。

A　話した感じだと、へその高さの脇腹が痛いようでした。

岸田　左側腹部ですね。医師には「左側腹部痛があります」と伝えるといいと思います。患者に対しても、この9つの分け方を意識して聞くと把握しやすいです。

　　収集した情報を踏まえて、今回のケースではどのような病態が考えられますか。

D　便秘。

岸田　便秘で腹痛は生じますが、便秘と考えると他の可能性を見落としかねません。便秘以外で考えてみましょう。

B　肋間神経痛。

岸田　肋間神経痛は、便秘と同様につい言いたくなりますが、こちらも除外診断と考えましょう。

E　子宮内膜症が悪化している。

岸田　子宮は下腹部なので、今回は部位が少し違いますね。

D　消化管潰瘍。

岸田　そうですね。非ステロイド抗炎症薬（NSAIDs）服用中なのでNSAIDs潰瘍の可能性があります。黒色便や血便はないと言っていますが、エリキュースを服用中なので、出血の可能性も考えられます。

F　腎盂腎炎や尿管結石などはどうでしょう。

岸田　腎盂腎炎だと発熱があると思うので、尿管結石の方が可能性が高いかもしれません。

C　帯状疱疹。

岸田　いいですね。意外に見逃されます。帯状疱疹は、水疱性の皮疹の有無や、服が擦れて痛くないかを聞きましょう。

腹痛を引き起こす薬剤も押さえる

岸田　それでは、腹痛で見逃してはいけない、緊急受診が必要な重篤な疾患を挙げてみましょう。

C　虫垂炎。

A　大動脈解離や大動脈瘤破裂。

B　悪性腫瘍。

岸田　虫垂炎は、見逃したくないですね。大動脈解離や大動脈瘤破裂は、命に関わります。悪性腫瘍は確かに見逃してはいけませんが、緊急度は低いかもしれません。

220　薬学管理に生かす臨床推論

D　腸捻転はどうですか。
岸田　いいですね。あと腸閉塞も緊急度が高いです。
E　消化管穿孔。
岸田　消化管穿孔は緊急度が高いです。
G　子宮外妊娠。
岸田　子宮外妊娠は大出血の可能性があるので要注意です。
D　子宮筋腫や卵巣からの出血など婦人科系疾患。
岸田　子宮筋腫だと緊急度は低いですが、いいと思います。卵巣は出血もしますし、腸と同じく捻転します。
C　腹膜炎も緊急性がありそうです。
岸田　そうですね。腹膜炎は、細菌感染による腹膜の炎症です。胃潰瘍などの消化管潰瘍や虫垂炎などによる穿孔によって起こります。また、胆嚢、肝臓、膵臓、腎臓などの炎症に続発するものも少なくありません。腎梗塞、膵炎、胆管炎にも注意が必要です。
　では、腹痛を引き起こす薬剤も押さえましょう。
E　ジスチグミン臭化物(商品名ウブレチド他)。コリン作動性クリーゼの初期症状の1つに腹痛があったと思います。
C　抗菌薬、セフカペンピボキシル塩酸塩水和物(フロモックス他)やクラリスロマイシン(クラリス他)による偽膜性大腸炎。
岸田　正式名称はクロストリジウム・ディフィシル感染症です。
D　NSAIDsの消化管出血、潰瘍。
岸田　NSAIDs潰瘍は、NSAIDs服用中に発症するので、普通の胃潰瘍より痛みを感じにくいという特徴を覚えておきましょう。

知っておこう！

腹痛を来す主な重篤疾患

- 消化管穿孔・出血
- 虫垂炎
- 化膿性胆管炎
- 急性膵炎
- 腸捻転、腸閉塞
- 腹部大動脈解離
- 腹部大動脈瘤破裂
- 卵巣捻転
- 子宮外妊娠
- 腎梗塞

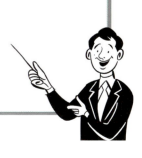

E　抗コリン薬、精神神経系疾患治療薬による便秘とか。

B　α-グルコシダーゼ阻害薬で腹部膨満感。

岸田　素晴らしい。糖尿病治療薬の中では、メトホルミン塩酸塩（商品名メトグルコ他）も腹部膨満感が出やすい印象があります。

歩く振動や咳で響く腹痛は腹膜炎のサイン

岸田　実は、主訴の中で最も診断が難しいものの1つが腹痛といわれます。しかし皆さんは薬剤師なので、診断をする必要はなく、レッドフラッグサインを確認して受診勧奨が必要かどうかを判断しましょう。では、腹痛のレッドフラッグサインを挙げてみましょう。

G　血便、黒色便。

C　鋭い痛み。

D　食前か食後で痛みが変わる。

B　突然の痛み。

E　歩いた時に響くような痛み。

腹痛のレッドフラッグサイン

- ☑ 突然の発症
- ☑ 血便、黒色便を伴う
- ☑ 歩く振動や咳で痛みが響く
- ☑ バイタルサインの異常
  （明らかなショックバイタルだけでなく、収縮期血圧の数値よりも心拍数が多い場合も異常と考える）
- ☑ 鋭い痛み
- ☑ 食事の前後で痛みが変化する
- ☑ 腹部の局所がピンポイントで痛い
- ☑ 妊娠の可能性がある
- ☑ 脱水所見
  （起立試験で収縮期血圧20mmHg以上の低下、または心拍数20回/分以上の上昇）

岸田　どれもいいですね。緊急受診を要する腹膜炎のレッドフラッグサインは2つあって、「歩く振動で響く」と「咳をしたら響く」です。この2つは腹部を触らなくても、電話でも聞き取ることができます。どちらかがあればすぐ受診勧奨してください。他には、バイタルサインの異常、腹部のある部位がピンポイントで痛い、脱水の所見もレッドフラッグサインです。

　　　脱水は、起立試験が参考になります。臥位から立位（または座位）にした時、臥位の時に比べて立位（座位）の収縮期血圧が20mmHg以上低下する、もしくは心拍数が20回/分以上増える場合は、脱水が考えられます。

F　子宮外妊娠の可能性があるので、妊娠もレッドフラッグサインですね。

岸田　そうですね。妊娠の可能性については、「妊娠の可能性は100％ないですか」と強めに聞くことをお勧めします。他にどうでしょう。

B　嘔吐はどうでしょうか。

岸田　吐き気や嘔吐は多くの病気に伴うので、受診勧奨ラインとしては少し弱いかもしれません。

B　尿が出ていない場合、例えば、尿管結石による尿閉はどうですか。

岸田　腎臓から出る2つの尿管が同時に詰まらないと、尿閉による無尿にはならないですが、腰痛で尿閉、便が出ないといった場合は要注意です。なぜか分かりますか。

E　膀胱や直腸につながる神経が圧迫されているからです。

岸田　そうです。腰の脊髄や神経が圧迫されて膀胱直腸障害が生じている可能性があるからです。

抗凝固薬とNSAIDsに要注意

岸田　では、今回のケースで「タケキャブをやめてキャベジンを飲んでもいいか」という質問にどう答えましょうか。

B　ロキソニンを服用中なので、タケキャブは継続して服用するよう勧めます。また、エリキュース服用中で出血の可能性もあるので、なるべく早く受診するよう促します。

G　キャベジンはタケキャブの代わりにならないので、飲まないよう指導するべきだと思います。

E　タケキャブで腹痛が起こる可能性は低いことを伝えて、継続して服用するよう説得したいです。

岸田　でもこの患者は、タケキャブが原因と思い込んでいるわけですよね。

電話で説得するのは難しくないですか。

A　はい。かなり強く主張されていました。

F　私は、タケキャブをやめるなら受診をしてください、受診しないなら続けてくださいと伝えます。

岸田　中止するかしないか、あえて2択ならどちらですか。

F　うーん、1、2日飲まなくても影響は小さいと思うので、中止してもいいとは思います。

C　私もそんなに心配なのであれば、いったん中止して様子を見てもいいと思います。ただ、薬剤師がその指示を患者に出すことはできません。

岸田　では、実際にどのように対応したか教えてください。

A　腹痛の原因がタケキャブである可能性はかなり低いことを伝えつつ、ロキソニンの胃腸障害を防ぐためタケキャブは飲み続けた方がいいと話しました。症状はそこまでひどくなさそうだったので、今後痛みが続いたり、脂汗をかくような痛みが出たら、すぐに受診するよう勧めました。キャベジンについては触れていません。

岸田　本人は納得していましたか。

A　20分くらい話を聞いた後で、丁寧に説明したら、取りあえずは納得していただけたようでした。

岸田　いい対応ですね。相手の主張をいきなり否定せずしっかり聞くと、こちらの意見を受け入れてもらいやすくなります。このケースで私だったら、抗凝固薬とNSAIDsを服用中なので、症状が軽くても、タケキャブの継続と早めの受診を勧めます。血便がなくても出血している可能性は十分ありますので。

G　痛みの原因は何だったのでしょうか。

岸田　詳細は分かりませんが、若い女性の間欠的な鋭い側腹部痛は、肋軟骨炎による痛みであることが多いと思います。ちょうど女性用下着が当たる肋軟骨が、咳や体動時などに圧迫されて炎症が起こり、痛みが生じます。

　　　腹痛の診断はとても難しいです。薬剤師の皆さんは診断するのではなく、レッドフラッグサインの有無を確認することを大切にしてください。

チェック！　腹痛を訴える患者に確認したい「OPQRST」は**372**ページ

224　薬学管理に生かす臨床推論

患者への伝え方の一例

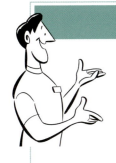

　タケキャブを飲み始めてから、おなかの痛みを感じるようになったのですね。痛む場所は左側の、おへその高さぐらいの脇腹辺りと伺いました。他にこれまで、お薬を飲んで具合が悪くなったりアレルギーが出た経験はありませんか。

> 腹部の痛む部位を明確にする

> 薬剤アレルギー歴を確認する

　タケキャブ以外にも、ロキソニン、ディナゲスト、エリキュースを飲んでいらっしゃるので、タケキャブを突然中止してしまうと、ロキソニンにより胃が荒れる可能性が高くなり、お勧めしません。タケキャブでおなかが痛くなる可能性はかなり低いとされていますし、飲み続けていただいた方がいいと思います。また、キャベジンとタケキャブは、どちらも胃腸のお薬ですが、体への働き方が全く違うので、キャベジンをタケキャブの代わりにすることはできません。

> 服用中の薬を確認し、薬剤師としての考えを伝える

　血液を固まりにくくするエリキュースを飲んでいらっしゃるので、胃腸から出血して痛みが生じている可能性も否定できません。他にも病気が隠れているかもしれませんので、ぜひ早めに先生に診てもらってください。

> 消化管出血のリスクがあることを伝え、早めの受診を促す。

Take Home Message

- ウイルス性胃腸炎は、「悪心・嘔吐」「腹痛」「下痢」の3症状を必ずチェックする。
- 便の色を聞いて、血便の有無を確認する（黒色なら上部消化管、赤色なら下部消化管から出血の可能性）。
- 歩く振動や咳によって痛みが響く場合は、腹膜炎の可能性が高い。

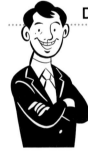

Dr. 岸田からのメッセージ

　今回は、電話で腹痛を訴えるケースでした。腹痛は医師でも診断が難しい主訴の1つとされています。ですから薬剤師の皆さんは、疾患の鑑別よりも、突然の痛みではないか、鋭い痛みではないかなど、レッドフラッグサインの確認を意識して考えてほしいと思います。

　今回のように、相手の主張を否定せず、まずよく聞いて不安を受容するのも対応のコツです。しっかり聞いた上で、薬剤師としての意見をうまく伝えましょう。

　実際の現場は忙しいので、症例についてゆっくり考える機会がなかなかないと思います。しかし、こういった症例検討会でじっくり考えておくと、患者と向き合った時に思い出して実践できるようになります。「OPQRST」などツールを活用して、網羅的な情報収集の実践や、治療方針を自分で考えるきっかけにしてください。

第2章 カンファレンスで学ぶ 臨床推論

鼻血

「最近、鼻血がよく出る」と高齢患者から訴えられたら

症例10

処方箋を持って来局した高齢の男性患者から、「最近、鼻血がよく出るのだが、大丈夫だろうか」と相談された。患者は内科と精神科を受診しており、以前から当薬局を利用している。その日は、精神科の処方箋を持って薬局を訪れた。

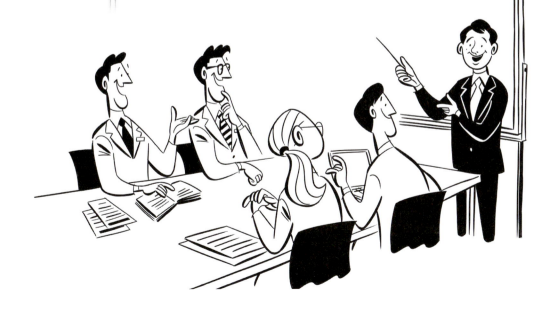

薬学管理に生かす臨床推論 227

処方箋を持って来局した高齢患者から
「最近、鼻血がよく出る」と相談されました。

岸田　早速ですが、Aさん、今回の症例をお願いします。

A　はい。以前から当薬局に通っている患者が来局した際に、「最近よく鼻血が出るのだが、大丈夫だろうか」と相談を受けました。

岸田　鼻血は、医学的には「鼻出血（びしゅっけつ）」といいます。いつものように、必要な情報を収集し、緊急で受診させるべきかどうかを考えていきましょう。

B　年齢と性別を教えてください。

A　73歳男性です。

C　「鼻血がよく出る」という訴えですが、頻度はどのくらいですか。毎日でしょうか。それとも1日に何度も出るのでしょうか。

A　毎日だそうです。

D　それは、いつから始まりましたか。

A　3日前です。

E　鼻血の色や量はどのような感じでしょうか。

A　量については、「ドバッと出る」と話していました。色は、特に聞いていません。

F　鼻血は、長く続くのでしょうか。すぐに止まるのでしょうか。

A　しばらくすると止まるようです。

C　鼻血は、自然に出てくるのでしょうか。それとも、鼻を強くかんだ時に出るなど、何かきっかけがありますか。

A　鼻をかんだら出たようです。

岸田　自然に出るのと、鼻をかんだ時に出るのとでは、違いがありますか。

C　鼻をかんだ時に鼻血が出るのは、強くかみ過ぎることが原因だと思いますが、何もしていないのに鼻血が出るのは、何か疾患が関係しているように思います。

出血傾向のある薬剤の服用歴などを確認

D　最近、新たな薬を飲み始めましたか。

A　新しく処方された薬はありません。

E　服用薬は何ですか。ワルファリンカリウム（商品名ワーファリン他）や

228　薬学管理に生かす臨床推論

第2章 カンファレンスで学ぶ 臨床推論

処方箋1

- （1） ワーファリン錠1mg 　　1回3錠（1日3錠）
  　　テノーミン錠25 　　1回1錠（1日1錠）
  　　　　1日1回 　朝食後 　30日分
- （2） ソロン細粒20% 　　1回0.5g（1日1.5g）
  　　【般】ニセルゴリン錠5mg 　　1回1錠（1日3錠）
  　　　　1日3回 　朝昼夕食後 　30日分
- （3） ネキシウムカプセル20mg 　　1回1カプセル（1日1カプセル）
  　　　　1日1回 　就寝前 　30日分
- （4） PL配合顆粒 　　1回1g（1日3g）
  　　　　1日3回 　朝昼夕食後 　7日分

処方箋2

- （1） アモキサンカプセル10mg 　　1回1カプセル（1日2カプセル）
  　　【般】エチゾラム錠0.5mg 　　1回1錠（1日2錠）
  　　　　1日2回 　朝夕食後 　14日分
- （2） 【般】ブロチゾラム錠0.25mg 　　1回1錠（1日1錠）
  　　【般】パロキセチン錠20mg 　　1回1錠（1日1錠）
  　　　　1日1回 　就寝前 　14日分

　ダビガトランエテキシラートメタンスルホン酸塩（プラザキサ）などの抗凝固薬や、アスピリン（バイアスピリン他）やクロピドグレル硫酸塩（プラビックス他）などの抗血小板薬といった出血を起こしやすい薬は飲んでいませんか。

A 　ワルファリンを服用しています。

E 　間違えてワルファリンを多く服用していませんか。

A 　多く服用したわけではなさそうです。「毎日きちんと服用しているけれど、飲み続けても大丈夫か」とも相談されました。

E 　ワルファリンの用量はどのくらいですか。また、ワルファリン以外は、どのような薬を飲んでいますか。

A 　ワルファリンは1日3mgです。ほかに、β遮断薬のテノーミン（一般名 アテノロール）、PL配合顆粒（サリチルアミド・アセトアミノフェン・

薬学管理に生かす臨床推論 　229

無水カフェイン・プロメタジンメチレンジサリチル酸塩）などが、さらに精神科からエチゾラム（商品名デパス他）などの向精神薬が処方されています（処方箋1、2）。

F　最近、ワルファリンが増量になっていませんか。
A　変わっていません。
E　OTC薬などで、出血しやすくなるものや、ワルファリンの作用を増強させるようなものを飲んでいませんか。以前に、ワルファリン服用中にロキソプロフェンナトリウム水和物（ロキソニン他）を飲んで、PT-INR（プロトロンビン時間国際標準比）が上がり、出血した患者を経験したことがあります。
A　飲んでいないと思います。
E　出血傾向とは逆ですが、納豆や青汁といったワルファリンの作用を減弱化するビタミンKが多く含まれている食品などを食べていませんか。
A　尋ねていません。
岸田　ワルファリンは薬だけでなく食べ物による影響も受けやすいので、食事内容について確認することも大切です。他に注意すべきことはありますか。
D　サプリメントで出血傾向が高まるものがあります。
岸田　その通りです。医学書などでも、説明のつかない出血傾向があるときには、サプリメントの摂取歴を確認するように示されています。例えば、イチョウ葉やニンニク、ショウガなどの成分を含むサプリメント

知っておこう！

紫斑と紅斑の違い

- **紫 斑**：皮膚や粘膜の組織中に出血することによって起こる、紫色の斑点のこと
- **紅 斑**：虫刺されや湿疹など炎症による毛細血管の拡張のために生じる赤みのこと

病変部を指で押さえて色が消失すれば紅斑、しなければ紫斑。紅斑は、圧迫すると血流が遮断されるため赤みが消失するが、圧迫解除により赤みは元に戻る。

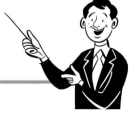

第2章 カンファレンスで学ぶ 臨床推論

　　　　や魚油などには注意が必要です。

B　手足や体幹部にあざはできていませんか。ワルファリンが原因であれば、内出血が見られる可能性もあります。

A　ありません。

岸田　あざは医学用語では「紫斑」といい、皮膚や粘膜の組織中に出血することによって起こる紫色の斑点のことを指します。一方、虫刺されや湿疹など炎症による毛細血管の拡張のために生じる赤みを「紅斑」といいます。紅斑であれば、その部分を圧迫すると血流が遮断されるため赤みが消失します。電話での相談であっても「色が変わっている部分を指で押して色が変わりますか」と、患者や家族に確認できます。

D　PT-INR値は分かりますか。

A　3カ月前に測定していて、そのときの値は2.3でした。

岸田　PT-INRが2.3という値は、どう考えますか。

D　心房細動の患者であれば、推奨範囲内だと思います。

岸田　そうですね。「心房細動治療（薬物）ガイドライン（2013年改訂版）」では、非弁膜症性心房細動の場合、70歳以上であれば出血のリスクを考慮して、PT-INRが1.6～2.6と少し低めでコントロールするよう推奨されています。一方で、弁膜症性心房細動の場合、人工弁の患者は2.0～3.0といったように、疾患によってコントロールすべき範囲は異なります。70歳以上では、弁膜症性心房細動の方が非弁膜症性心房細動より高めの値でコントロールすることが推奨されているので、覚えておきましょう。

F　既往歴が知りたいです。

A　脳梗塞、狭心症と聞いています。この患者は内科と精神科を受診していますが、精神科での診断病名は、聞けていません。

C　鼻血以外に、頭が痛いなどの症状はありませんか。

A　頭痛は訴えていません。

岸田　なぜ、頭痛の有無を質問したのでしょうか。

C　血圧が高いと鼻血が出ることがあると聞いたことがあるので、血圧について尋ねたかったのです。血圧が上がると頭痛が起こることがあります。年齢的にも、いつの間にか血圧が上がっている可能性もあると思いました。

A　血圧の値は聞いていませんが、高血圧ではなさそうです。

岸田　血圧が上がると鼻血が出やすくなるというイメージがありますが、実はこれにはエビデンスがありません。そういわれるのは、恐らく鼻出血で医療機関を受診した患者は、血圧が高いことが多いからでしょう。

薬学管理に生かす臨床推論　231

鼻血のために興奮して血圧が上がっているのだと考えられています。また、血のにおいで吐き気を催すことも血圧を上げる一因となっていると思われます。

F 最近転んだり、鼻をぶつけたということはありませんか。

A 尋ねていませんが、ないと思います。

岸田 なぜ転倒について知りたかったのですか。

F 頭蓋内出血で鼻血が出ることがあると思ったのです。

岸田 いい視点ですね。頭蓋底骨折では「髄液鼻漏」といって髄液が漏れて鼻から出てくることがあります。本人は「鼻血が出た」と訴えるのですが、鼻血ではありません。髄液は無色透明ですが、鼻から出るときは、ややピンク色のこともあります。

B 冬場であれば鼻の中の乾燥による鼻血、春なら季節性アレルギー性鼻炎で鼻をかみ過ぎることによる鼻血の可能性が考えられます。相談があったのは何月でしたか。

A 4月でした。

理由が分からなければ患者や処方医に聞く

D その日は、受診後、処方箋を持って来局したのでしょうか。それとも受診後ではなく、ふらっと来局したのでしょうか。

A その日は、精神科を受診した後に処方箋を持って来局しました。処方箋2は精神科のものです。

岸田 では、ここで処方内容を見て、疾患名を考えてみましょう。つまり処方推論です。その上で、処方の妥当性について吟味してみましょう。

C 三環系の抗うつ薬であるアモキサピン（アモキサン）や選択的セロトニン再取り込み阻害薬（SSRI）のパロキセチン塩酸塩水和物（パキシル他）が処方されていますので、うつ病が考えられます。ブロチゾラム（レンドルミン他）も処方されており、不眠症もあるのだと思います。三環系の薬は、副作用が多いので気になります。SSRIだけでコントロールは難しいのでしょうか。

D ワルファリンは、心房細動に対して処方されているのだと思います。また、β遮断薬のテノーミンが出ているので、不整脈があると思います。β遮断薬は降圧薬としては第一選択にはならないので、高血圧の診断はついていないようですね。

F 脳代謝改善薬のニセルゴリン（サアミオン他）が出ていますので、脳梗塞の既往があるのではないでしょうか。

C ネキシウム（一般名エソメプラゾールマグネシウム水和物）とソロン（ソファルコン）はいずれも消化性潰瘍用薬ですが、どちらか一方で構わないのではないかと思います。

D PL配合顆粒が処方されているのはなぜでしょうか。かぜを引いて、今回だけ処方されたものなのでしょうか。

A いえ、継続して処方されています。患者に聞いたところ、以前から鼻をかむと鼻血が出ることがあったため、鼻水が出ないようにするという理由でした。

岸田 PL配合顆粒は第1世代の抗ヒスタミン薬が配合されており、高齢者では尿が出にくくなるなど、抗コリン作用による症状が発現する恐れがあります。この患者にとって本当に必要かどうかを医師に確認してみる必要があるでしょう。

鼻出血が起こる原因を考える

岸田 ではここで、鼻出血が起こる病態、疾患を挙げてみましょう。

C 粘膜が弱っていると、鼻出血が起こりやすくなります。

岸田 鼻粘膜の炎症がある場合ですね。炎症の原因となる疾患を挙げてください。

C アレルギー性やウイルス性の鼻炎。

岸田 それらが一番多いですね。他にありますか。

B 白血病、血友病、上顎癌なども考えられます。

表1 鼻血の原因となる主な疾患など

◎ 日常的なもの

外傷（鼻をほじる）、乾燥、鼻粘膜の傷害（ウイルス性鼻炎、アレルギー性鼻炎）、抗血栓薬や非ステロイド抗炎症薬（NSAIDs）などの薬剤（特に高齢者）の服用

◎ まれなもの

白血病、オスラー病、先天性（遺伝性）の血小板や凝固因子の異常、後天性の血友病、腫瘍、特発性血小板減少性紫斑病（ITP）、肝不全（鼻出血によって気付くのはまれ）

薬学管理に生かす臨床推論 233

岸田　そうですね。「鼻血が止まらない」と訴える患者が、実は癌だったというケースもあります。

F　先ほども出ましたが、抗凝固薬や抗血小板薬などによる薬剤性の鼻出血も考えられます。

E　肝硬変。肝機能が低下すると、血液凝固因子が作れなくなりますので、出血傾向となります。

岸田　そうですね。ただ、出血傾向から肝硬変が見つかるのは、かなり放っておかれた状態といえます。

　　鼻出血で救急外来を受診する患者は少なくありませんが、現場で最も多いのは、自分で鼻をほじることや乾燥によるものです。それ以外はアレルギー性やウイルス性の鼻炎によって鼻粘膜が傷害されて起こるものがほとんどです（表1）。

　　別の疾患が原因の二次性の鼻出血では、白血病、オスラー病、先天性の血小板異常や凝固因子異常、血友病が挙げられます。このほか、腫瘍、肝不全、特発性血小板減少性紫斑病（ITP）もあります。血友病は後天性のものもありますが、極めてまれです。ITPは、薬剤性であることもありますので、原因となり得る薬剤を服用していないかの確

知っておこう！

鼻血はどこから出るの？

　ほとんどの鼻血は、鼻の入り口から1cmほど奥のキーゼルバッハ部位の静脈の出血である。粘膜が非常に薄くなっており、指などで触れることにより傷つきやすい。また、鼻中隔に異常がある場合も鼻血が出やすくなる。
　キーゼルバッハ部位からの出血であれば、ほとんどは自分で適切に処置することで止まる。

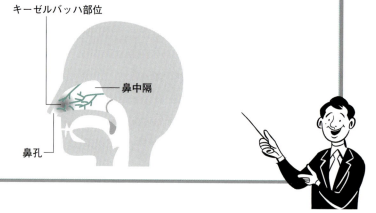

認が必要です。ただしITPは、鼻出血よりも先に紫斑が出ます。

鼻血の正しい止め方を確認する

岸田　これらの原因疾患や病態を念頭に置いて、鼻血のレッドフラッグサインを考えてみましょう。

C　鼻血が止まらないときは、受診させるべきだと思います。

岸田　その通りですが、「正しい方法で止血を試みた上で、止まらない場合」という条件付きになります。鼻血の正しい止め方を確認しておきましょう。鼻血が出たときには「鼻をつまんで上を向く」といわれますが、これは正しいでしょうか。

E　喉に血液が垂れて誤嚥したり、垂れて流れることで止まりにくくなるので、上を向かせない方がよいと思います。

岸田　その通りです。血液は特異的なにおいが強いので悪心や嘔吐にもつながります。鼻をつまむのはどうでしょう。

C　鼻をつまむのはよいと思います。

岸田　では、どこをつまむのがよいでしょうか。

知っておこう！

鼻血の正しい止め方

正しい〇

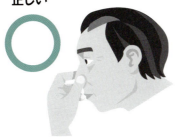

鼻の両側を指でしっかりつまんで20〜30分圧迫する。それで止まらなければ、さらに20〜30分圧迫する（20〜30分を2セットが基本）。

間違い✕

上を向かせない

【注意】鼻梁の両側ではなく、小鼻の辺りをつまむようにする。血液が喉に垂れて誤嚥したり、止血しにくくなるので、上を向かない。

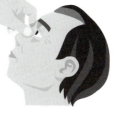

D　鼻梁（鼻筋）の両脇をつまむようなイメージでしょうか。

岸田　そう思っている人は多いですが、正しくありません。鼻血はどこから出るでしょうか。

F　キーゼルバッハ部位です。キーゼルバッハ部位のある鼻先をつまむのが正解ですか。

岸田　その通りです。止血の基本は、止血部位の圧迫です。つまり、キーゼルバッハ部位を圧迫する必要があります。キーゼルバッハ部位は、鼻の入り口1cm程度にある、毛細血管が表面に出ている部分です。その部分を押さえて、血液が垂れそうであれば洗面器などで受け止めるようにしましょう。

C　鼻にティッシュペーパーなどを詰めるのは、どうでしょうか。

D　紙が出血部位に付着して、感染の原因になりませんか。

岸田　そうした指摘は多いのですが、出血部位を圧迫できるので止血効果が高く、救急外来では詰めることが多いです。実際に感染が起こったという話は聞いたことがありません。

C　どのくらいの時間、圧迫すればよいのでしょうか。10分程度でしょうか。

岸田　20〜30分とされています。結構長いですよね。20分程度圧迫して、それでも止まらなければ、もう1回行う。2回繰り返すことが基本です。正しい止血方法を行うことが重要で、その上で止まらないようであれば、受診させるようにします。では、それ以外のレッドフラッグサインを考えてみましょう。

C　外傷がある場合は、受診を促した方がよいと思います。

B　血液が真っ赤ではなくピンク色のときには、髄液鼻漏の可能性があるので、すぐに受診してもらいます。

F　鼻出血が繰り返しある場合。

D　押さえているのに、血液がポタポタ落ちるような場合や、多量の出血がある場合は、すぐに受診させます。

B　眼瞼結膜が白くなるなど貧血が見られたり、だるさや手が冷たくなるなど、末梢循環不全と思われる症状があれば、受診させた方がよいと思います。

E　ふらふらしたり、気が遠くなる様子や、目の前が真っ白になるなどの症状が見られた場合も受診させます。

岸田　いずれも、ショック状態ですね。高齢者などで高血圧の既往がある患者では、収縮期血圧が普段よりも30mmHg程度低くなれば、ショックバイタルです。

C　歯肉など鼻以外からも出血がある場合も受診させた方がよいように思い

236　薬学管理に生かす臨床推論

ます。

岸田　そうですね。白血病では歯肉から出血することが多いです。血友病では、関節から出血することもあります。他に、体幹に紫斑がある場合も受診させたいですね。手足はぶつけることが多いので、紫斑ができやすいのですが、体幹は通常であればできにくいからです。ただし、高齢者では「老人性紫斑」があるので、普段から紫斑がないかも同時に確認する必要があります。

すぐに受診させるべきか否か

岸田　では、患者のこの相談に対して、どう答えましょうか。

B　正しい止血法で止まらないようであれば、すぐに受診させますが、そうでなければ急いで受診させる必要はないと思います。ただ、患者がワルファリンに対して恐怖心を持つ可能性もあるので、自己判断で服用を中断しないように、服薬の重要性をしっかり説明することも大切だと思います。

C　慌てて受診させる必要はないと思いますが、患者に正しい止血法を教え、レッドフラッグサインが見られるようであれば、すぐに受診するよう伝えます。

F　私は、早めに内科を受診するように促した方がよいと思います。ワルファリンを服用していて毎日、鼻血が出るというと、血液凝固能が下が

🚨 鼻出血時のレッドフラッグサイン　→

☑ **ショックバイタル**（高血圧患者では普段の収縮期血圧より約30mmHg以上低い場合）

☑ **貧血の所見**（起立で気が遠くなる、眼瞼結膜蒼白など）

☑ **正しい止血方法で止まらない**

☑ **体に紫斑がある**（特に体幹、ただし老人性紫斑は除く）

☑ **歯肉や関節など鼻以外からの出血や、過多月経がある**

☑ **抗血栓薬服用者で鼻出血を繰り返す**

っている可能性があります。医療機関でPT-INRを測定してもらい、ワルファリンの量を調節する必要があるのではないでしょうか。

E 私もそう思います。凝固能が低下していると脳出血など重篤な副作用が起こる可能性があると思いますので、受診を促します。場合によっては、その場で薬剤師が内科医に連絡して確認すべきだと思います。

D まず、ワルファリンの量を調節して、それでも鼻血が出るようであれば、耳鼻科の受診も促した方がよいのではないでしょうか。PL配合顆粒で鼻水を止めなければならないほどであれば、鼻の疾患である可能性も考えられます。

岸田 確かに耳鼻科の受診も必要かもしれませんね。よい視点ですね。さて、Aさんはどういう対応をしましたか。

A 鼻血が出るのは、ワルファリンの影響だと考えました。PT-INR値が2.3で、心房細動の高齢患者では少し高いように思ったのと、1カ月ほど検査をしていないことも気になったので、早めに内科を受診するように伝えました。受診予定日は2週間後でしたが、患者は1週間後に受診し、処方箋を持って来局されました。ワルファリンは、1日3mgから2.5mgに減っていました。

岸田 良い対応だった思います。

チェック! 鼻血が出るという患者に確認したい「OPQRST」は**373**ページ

Take Home Message

● ワルファリンの相互作用については、薬だけでなく、サプリメントや食事内容についても注意する。

● 検査値については、基準値だけでなくガイドラインで推奨されている値も知っておく。

● 処方内容から疾患名を考え、処方の妥当性について吟味する癖をつける。

患者への伝え方の一例

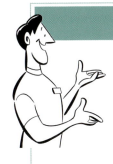

　毎日のように鼻血が出るとのことですが、自然に止まるようであれば、それほど心配ないと思います。 ← 薬剤師としての見解と受診すべきかどうかを話す

　鼻血がなかなか止まらないときは、鼻の先の膨らんだ辺りをしっかりつまんで20〜30分程度我慢してください。上を向くと血液が喉の方に垂れてしまうので、ややうつむいた姿勢（イラスト確認）で行うのがポイントです。それでも止まらないときは、もう20〜30分つまんでください。多くの場合は、それで止まりますが、止まらないようであれば医療機関を受診してください。 ← 正しい止血方法を伝える

　ただ、〇〇さんの場合、服用中のワルファリンが少しよく効いている可能性も考えられますので、早めに〇〇先生の診察を受けて、鼻血のことを伝えてください。 ← 服用中のワルファリンの影響の可能性を伝える

ワルファリンは、〇〇さんにとって大切なお薬なので、決して自己判断で量を減らしたり、飲むのをやめたりしないでください。 ← 薬の服用を自己判断でやめないように注意を促す

Dr. 岸田からのメッセージ

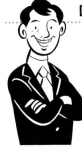

　今回は、鼻血というよくある症状を取り上げました。正しい鼻血の止め方を知らない人は案外多く、「鼻血が止まらない」と医療機関に駆け込む患者は少なくありません。薬局でぜひ、正しい止血方法を指導してください。また、今回のケースのように抗血栓薬を服用している患者では、効果の過剰発現に注意が必要です。ワルファリンの場合は、食品などとの相互作用も多くありますので、しっかり情報収集するようにしましょう。

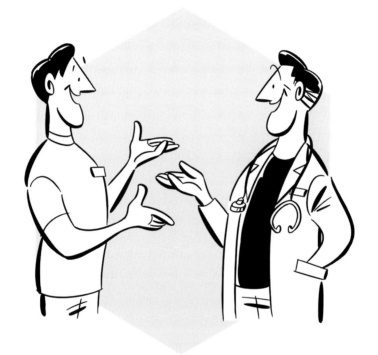

不穏

「薬を飲んだ後、息子の様子がおかしい」と相談されたら

症例11

当薬局で薬を交付している患者の母親から薬局に電話があり、「息子が薬を飲んだ後、様子がおかしくなった」と訴えた。母親からは「このまま薬を飲み続けても問題ないか」と質問された。

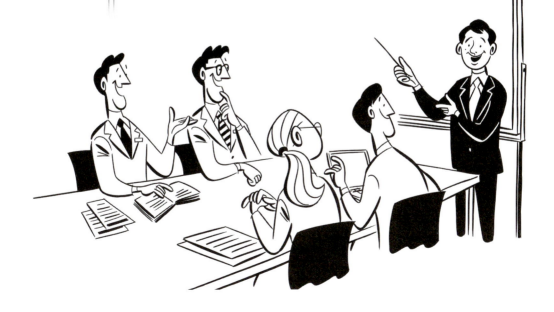

「薬を飲んだ後に、息子の様子がおかしくなった」と
母親から電話で相談されました。

岸田　今回は、電話で対応した症例です。それでは、Aさん、症例を紹介してください。

A　女性から「息子が薬を飲んでから様子がおかしい」という電話があり、「このまま薬を飲ませてもいいか」と質問されました。息子さんの薬は以前から、当薬局で交付しています。

岸田　では、いつものように進めていきましょう。

年齢・性別、現病歴はすぐに確認する

B　息子さんの年齢を教えてください。

岸田　この段階で、皆さんは何歳くらいだと想像しますか。

B　うーん、難しいですね。ただ、母親が電話をしてきたというのですから、0歳か、それとも小学生か、いずれにしても小児だと思います。

A　25歳です。

一同　え……。

岸田　皆さん、意外に思ったでしょう。例えば小学生が、かぜ薬を飲んで具合が悪くなったのかと思い込んで対応していたら、ちぐはぐした会話の時間が長くなってしまいます。先入観を持たずに、基本情報を最初に確認するようにしましょう。さて、追加で何を聞きましょうか。

C　飲んだ薬は何ですか。

A　3日前に渡した薬で、普段から飲んでいる薬です。

岸田　Cさんは、薬の名前を知りたかったのですよね。でも、このように、こちらが聞きたいことをきちんと答えてもらえないことは少なくありません。そういう場合は、具体的に質問する必要があります。やってみましょう。

C　薬の名前は分かりますか。

A　リスペリドン（商品名リスパダール他）です。

E　3日前にもらった量と、それ以前の量は同じですか。

A　変わりました。

E　増えたか、減ったかは分かりますか。

A　以前はリスペリドン錠0.5mgが1回2錠、1日1回、就寝前服用でしたが、

242　薬学管理に生かす臨床推論

第2章 カンファレンスで学ぶ 臨床推論

処方箋

● **前回までの処方**
    【般】リスペリドン錠0.5mg　1回2錠（1日2錠）
        1日1回　就寝前　28日分

● **今回（3日前）の処方**
    【般】リスペリドン錠1mg　1回2錠（1日2錠）
        1日1回　夕食後　28日分

今回（3日前）からはリスペリドン錠1mgが1回2錠、1日1回、夕食後服用に変わりました（処方箋）。

E　そのときに追加になった薬は、ないですか。

A　ないと思います。

B　様子がおかしくなったのは、いつのことでしょうか。

A　昨日、薬を飲んだ後とのことです。

F　「様子がおかしい」と言っていますが、どのような状態だったのでしょうか。

A　「普段と違う様子」と表現していました。

B　具体的には、どう違うのでしょうか。

A　「ふらふらしている」「目の焦点が合っていない」と話していました。

C　嘔吐していますか。

A　吐いてはいません。

E　いつもと比べて不安が強かったり、息苦しそうな様子はありますか。

A　不安が強い感じはないようですが、「息苦しい」という訴えはあったそうです。

E　今までに同じような症状が出たことはありますか。

A　これまでは、ないですね。

岸田　もし過去に似た症状が出現していたとすれば、どう考えますか。

E　これまで飲んできた薬が原因かもしれないと考えます。

B　服用時点が夕食後に変わっています。酒で、薬を飲んだということはありませんか。

A　飲んでいません。

D　ふらついたり、目の焦点が合わないなどの症状は、電話をかけてきた時

薬学管理に生かす臨床推論　243

点でもあったのでしょうか。

岸田 良い質問ですね。どうですか。

A いえ、その時点ではなかったようです。

D では、3日前にリスペリドンが増量となって、昨夜その薬を服用した後に、おかしな様子になった。電話はその翌日にあり、その時点では、症状は治まっていたということですね。

A はい、その通りです。

F 熱は出ていませんか。

A ありません。

岸田 これも良い質問ですね。なぜ聞きましたか。

F 悪性症候群などの重篤な副作用の可能性を考えました。

岸田 電話をしてきたとき、母親はどのような様子でしたか。

A 症状が出てから時間がたっていたのと、今は症状が治まっているとのことで、慌てているというより、今後どうしたらいいのかという相談だと感じました。

B 幻聴や幻視の訴えはありましたか。

岸田 なぜ質問しましたか。

B リスペリドンが処方されているので、統合失調症ではないかと考え、疾患が増悪して様子がおかしくなった可能性があると思ったのです。

A 幻聴や幻視は、いずれもありません。

E リスペリドンが増量になったのは、症状がひどくなるなど疾患が悪化したためなのでしょうか。

A 母親ははっきり言っていませんでしたが、悪くなったというより、良くならないから増量となったのだと思います。

B リスペリドンは、いつから服用していますか。

A 増量したのは3日前ですが、服用を始めた時期は分かりません。

C 患者の疾患は、本当に統合失調症なのでしょうか。

A はい、統合失調症です。

岸田 ようやく疾患名を確認する質問が出ましたね。現病歴はとても重要ですから、処方から推測するだけでなく、できるだけ確認するように意識しましょう。

E 薬の管理は誰がしていますか。

A 薬局には母親が受け取りに来ていますが、本人が管理して服用していると聞きました。

D 服薬した日数と残っている薬から判断して、指示通り飲めていますか。

A 飲めていると思います。

予想される副作用症状をピックアップする

岸田　さて、いろいろ聞いてきましたが、皆さんはどういうことが起きたと考えますか。

F　頻度はそれほど高くはないですが、リスペリドンの副作用には低血糖があります。低血糖が起きたかもしれません。

岸田　低血糖を疑うのであれば、どういう症状を確認すればよいでしょうか。

F　冷や汗や手足の震え、生あくび、いつも以上の空腹感などです。

岸田　どうでしたか。

A　震えはないようでしたが、他は聞いていません。

D　めまいや眠気はどうでしょうか。

岸田　リスペリドンによる、いわゆる過鎮静で、そうした症状が出るかもしれませんね。

A　めまいや眠気は確認していません。

C　息苦しさがあると言っているので、食物アレルギーの可能性もあると思います。嘔吐はないとのことでしたが、吐き気や胃痛といった消化器症状はどうですか。

A　それらは聞いていません。

C　脱水の可能性もあると思います。

岸田　精神疾患患者は訴えがはっきりしないことが多いので、主訴にとらわれずに、広く可能性を考えることが大切です。他に訴えがはっきりしない代表的な患者として、高齢者と乳幼児が挙げられます。ちなみに、この患者が高齢者の場合は、真っ先に疑うべき疾患は何でしょうか。

E　脳梗塞など脳血管障害は、緊急性が高いと思います。

岸田　そうですね。ただ、今回は若い患者なので、その可能性は比較的低いでしょう。また、急に様子がおかしくなったという訴えのときには、脳血管障害に加えて急性心筋梗塞も候補に入れたいですね。

B　髄膜炎など中枢神経系の感染症はどうでしょう。

岸田　はい。かぜ、肺炎、尿路感染症など感染症全般と考えるのがよいでしょう。母親は、薬を飲んで様子がおかしくなったと言っており、薬が原因だと思っているようですが、それを鵜呑みにせずに、薬以外の要因も必ず考えるようにしましょう。

B　薬を飲んだ後、意識の低下はありましたか。

岸田　なぜ、意識について聞いたのでしょうか。

B　意識低下が見られれば、てんかん発作の可能性もあると思ったのです。

岸田　そうですね。てんかん発作というと、全身痙攣のイメージが強いかも

薬学管理に生かす臨床推論　245

しれませんが、外見的にはぼーっとしているように見えるてんかん発作もあり得ます。

D 食べ物や薬のアレルギー歴、喫煙歴、飲酒歴などはどうでしょう。

A いずれもありません。

岸田 網羅的な情報収集は大切ですが、現実には全部聞くのは大変です。特に電話では難しいので、関連性の薄そうなものは、このようにさらっと聞くのでよいでしょう。

F 薬を飲んでから、症状が出るまでの時間は、どのくらいだったのでしょうか。

岸田 それは大切な情報ですね。

A 正確には分かりませんが、半日もたってないと思います。

F アレルギー性の副作用の可能性も考えて、サプリメントを含めて他の併用薬がなかったか、粘膜疹の有無や、胸がヒューヒューいっていなかったかなども確認したいです。

A 特に聞いていません。

抗ドパミン作用の薬は錐体外路症状に注意

B 錐体外路症状の可能性はありませんか。

岸田 抗精神病薬の副作用として、錐体外路症状は有名ですね。運動系は、随意運動をつかさどるとされる錐体路と、その他の錐体外路に分けられます。錐体外路は、骨格筋の緊張と運動を反射的、不随意的に支配します。障害されると錐体外路症状が起こります。具体的な症状を挙げてみましょう。

C パーキンソン様症状、つまり無動や固縮、不随意運動など。

岸田 固縮は、よく「歯車様固縮」という表現がされていますね。カクカクとした動きになります。

　　ただ、患者や家族に「パーキンソン様症状がありますか」「固縮がありますか」と聞いても、恐らく答えは得られないでしょう。「動きが固くないですか」「動きが緩慢になっていませんか」など、具体的に分かる言葉で聞くようにしましょう。他はどうですか。

B 震え、構音障害、ろれつが回らない、よだれを垂らす（垂涎）、目の焦点が合わないなどもあると思います。

岸田 そうですね。錐体外路症状は、振戦やジストニアなどの運動過多と、固縮や無動などの運動過小に大きく分けられます。不随意運動は体が勝手に動くもので、運動過多と捉えられます。

246　薬学管理に生かす臨床推論

運動の命令は、大脳皮質の運動野が中心となって送られ、途中の大脳基底核でコントロールされます。大脳基底核にはドパミンが関与しています。つまり、ドパミンに作用する薬剤は全て錐体外路症状を起こす可能性があるといえます。ドパミンが欠乏するとブレーキが掛かり運動過小に、過剰になるとブレーキが掛からず運動過多になると考えてください。では、抗ドパミン作用を持つ薬剤といえば、何でしょうか。

D　リスペリドン、ハロペリドール（セレネース他）。

A　レボメプロマジンマレイン酸塩（ヒルナミン、レボトミン他）。スルピリド（アビリット、ドグマチール他）、メトクロプラミド（プリンペラン他）もあります。

岸田　そうですね。抗精神病薬が多いですが、消化管作動薬にもあります。パーキンソン様症状が見られたときに、これらの薬剤の副作用による錐体外路症状であるにもかかわらず、抗パーキンソン病薬が処方されてしまうことがあります。そして、抗パーキンソン病薬による副作用が発現し、それを抑えるために、また別の薬が処方される。こうした一連の負の連鎖は「処方カスケード」と呼ばれます。抗ドパミン作用を持つ薬による錐体外路症状は、案外多く見られます。薬剤師が見つけて、処方カスケードを食い止めてほしいと思います。

E　抗精神病薬では、悪性症候群にも注意が必要ですよね。

岸田　そうですね。最終的に死亡する可能性がありますので、要注意です。

> **知っておこう！**
>
> ### 処方カスケードとは
>
> | 適切 | 判断ミス！ | 不適切 | 重大なイベント |
> |---|---|---|---|
> | A薬処方 | A薬による有害反応を新規の病態と判断 | B薬処方 | 別の大きな有害反応が発生 |
>
> 例
> - カルシウム拮抗薬や非ステロイド抗炎症薬（NSAIDs）で起こった浮腫に利尿薬を投与
> - 抗うつ薬で起こった錐体外路症状に抗パーキンソン病薬を投与
>
> BMJ.1997;315:1096-9.より作成

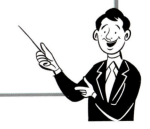

悪性症候群を疑わせる症状を挙げてください。
D　38℃以上の発熱や頻脈。
岸田　通常、100回/分超が頻脈ですが、悪性症候群では150回/分くらいになることもあります。ただ、測定しないと分からないので、動悸がないかを確認するだけでもいいと思います。他にありますか。
B　衣服がびっしょり濡れるくらいの著明な発汗。
E　血圧低下や意識障害。
岸田　悪性症候群の診断基準は幾つかあります（表1、2）。抗精神病薬を服用して副作用が疑われるのであれば、悪性症候群を念頭に置き、この基準の項目があれば、すぐに受診勧奨するようにします。つまり、悪性症候群の診断基準に挙げられている症状は、抗精神病薬の服用後に具合が悪くなったときのレッドフラッグサインといえます。確認する際には、例えばミオグロビン尿については「おしっこがコーラ色になっていませんか」というように、分かりやすい言葉で聞きましょう。

離脱症状のリスクを念頭に対応する

岸田　さて、皆さんであれば今回のケースに、どう対応しますか。
D　目の焦点が合わないという症状は、錐体外路症状のように思いますので、薬を飲まないよう話して、早急に受診してもらいます。
C　私も、リスペリドンの副作用である可能性が高いと思います。ただ、急

知っておこう！

悪性症候群を疑うポイント

抗精神病薬を服用 発熱
or 意識障害
or 錐体外路症状
or 自律神経症状
がある

- 悪性症候群の多くは定型・非定型抗精神病薬で起こる
- 制吐薬、抗認知症薬、リチウム、過量の三環系抗うつ薬の投与、抗パーキンソン病薬の中止・減量でも起こる

第2章 カンファレンスで学ぶ 臨床推論

表1 Levensonによる悪性症候群の診断基準

大症状の3項目、または大症状の2項目＋小症状の4項目を満たせば確定診断

大症状
- 発熱
- 筋強剛
- 血清クレアチニンキナーゼの上昇

小症状
- 頻脈
- 頻呼吸
- 発汗過多
- 血圧の異常
- 意識変容
- 白血球増多

出典：Am J Psychiatry.1985;142:1137-45.

表2 CaroffとMannによる悪性症候群の診断基準

（1）〜（5）を全て満たせば確定診断

（1）発症の7日以内に抗精神病薬の投与を受けている
　　（デポ剤の場合2 〜 4週間以内）

（2）38.0℃以上の発熱

（3）筋強剛

（4）次の中から5項目
- 精神状態の変化　　● 頻脈
- 高血圧あるいは低血圧
- 頻呼吸あるいは低酸素症
- 発汗あるいは流涎　　● 振戦　　● 尿失禁
- クレアチニンキナーゼ上昇あるいはミオグロビン尿
- 白血球増多　　● 代謝性アシドーシス

（5）他の薬剤の影響、他の全身性疾患や神経精神疾患を除外できる

出典：Med Clin North Am.1993;77:185-202.

薬学管理に生かす臨床推論　249

に服用をやめるのは離脱症状のリスクがあるので、慎重であるべきだと思います。その日は続けて飲んでもらって、できるだけ早く受診するよう伝えます。

E　症状が出たのは、リスペリドンの用量を1日2mgに増やしたのが原因だと思いますので、いったん服用量を以前の量（1日1mg）に戻して服用してもらい、早めに受診して先生と相談してもらうのはどうでしょうか。

B　疑義照会をせずに、薬剤師が薬の量を変更するよう指示するのは問題です。医師と連絡を取り、錐体外路症状の可能性があることを伝え、指示を仰ぐべきだと思います。もし連絡が取れない場合には、1mgのときは症状が出ていないことを踏まえ、その日は1日1mgに減らしてもらい、できるだけ早く医師に連絡するようにします。

F　悪性症候群を疑わせる症状がないかを、もう一度よく確認します。その上で、その日は処方通り1日2mgを飲んでもらうようにして、母親には十分に気を付けてもらい、同じ症状が出ないかを確認してもらいます。

岸田　確かに、1日2mgを服用してもらい、症状が起こらないかを見てもらうのも手ですね。過量投与による副作用であれば、同じような症状が起こる可能性があります。それを確認してから、医師に減量、もしくは処方変更をしてもらう相談をするのでもよいでしょう。ただし、悪性症候群のレッドフラッグサインを詳しく説明し、それらの症状が見られたら、直ちに受診するように伝えておく必要があります。

悪性症候群のレッドフラッグサイン

☑ 意識障害

☑ 高熱

☑ 頻脈

☑ 著明な発汗

☑ 筋硬直（筋強剛）

☑ 著明な高血圧、低血圧

☑ 頻呼吸、低酸素症

☑ 尿が濃い、茶褐色からコーラ色（ミオグロビン尿）

第2章 カンファレンスで学ぶ 臨床推論

岸田　さて、Aさんはどのように対応しましたか。

A　前回の処方でリスペリドンが増量されていることから、「錐体外路症状」という副作用が出ている可能性があることを説明し、早めに受診するよう伝えました。また、自己判断で薬を中断しないようにも伝えました。副作用の可能性があると聞くと、怖がって服薬を中止してしまうかもしれないと考えたからです。

岸田　その後、どうなりましたか。

A　実は、1時間もたたないうちに、もう一度電話がかかってきました。増量になったとき、手元に0.5mg錠が残っていたので、それを4錠で2mg服用していたのですが、昨日は1mg錠を4錠服用してしまったようだと話していました。つまり、昨日は処方の2倍量を服用していたわけです。そこで、処方通りの量を服用して症状が出なければ、そのまま服用するように伝えました。その後、特に副作用と見られる症状はないとのことです。

岸田　適切な対応だったと思います。実は、途中でDさんが「残っている錠数から判断して、正しく飲めていますか」と聞いていました。非常に的確な質問だったわけです。患者が正しく服用できていない可能性は、常に視野に入れておきたいですね。

Take Home Message

● 先入観で判断せずに、基本情報を必ず確認する。

● 病名は、処方から推測するだけでなく、確認するように意識する。

● 処方カスケードになっていないか、確認する。

● 患者が正しく服用していない可能性を常に考える。

薬学管理に生かす臨床推論　251

患者への伝え方の一例

　3日前にリスペリドンというお薬が増量になり、昨日、薬を飲んだ後、ふらふらする、目の焦点が合わない、息苦しいという症状が見られたのですね。お話を伺う限りは「錐体外路症状」という薬の副作用の可能性があると思います。 ── 薬剤師としての見解を話す

　今は症状が治まっているとのことなので大丈夫だと思いますが、薬の量の調整のこともあるので、できるだけ早く受診するようにしてください。その際、目の焦点が合わない、息苦しさといった症状が出たことを、詳しく伝えてください。 ── 早期の受診を勧める

　リスペリドンという薬は、急に飲むのをやめると、離脱症状という症状が出ることがあります。ですから、ご自身の判断で飲むのをやめないようにしてください。また、高い熱、激しい動悸、ひどく汗をかく、おしっこの色が濃くなってコーラ色っぽくなるなど、様子がおかしいと思うことがあれば、すぐに医師か薬局にご連絡ください。 ── 急な服薬中止のリスクを伝える

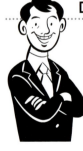

Dr. 岸田からのメッセージ

　電話相談は対面よりも情報収集が難しいので、ポイントを絞って、効率的に話を聞くよう心掛ける必要があります。予想される副作用かどうか、レッドフラッグサインを疑わせるような症状はないかを判断できるように質問しましょう。また、質問するときは、患者が理解できる言葉や表現で尋ねる必要があります。

　今回のケースは、0.5mg錠と1mg錠を取り違えて倍量服用したために起きたわけですが、こうしたケースは薬剤師が発見できる可能性が十分にあります。的確な情報収集の重要性を改めて学ぶ事例だったといえます。

咽頭痛

「喉が痛いので
ロキソニンSを買いたい」と
言われたら

症例12

喉の痛みを訴えて、40代男性が来局した。男性は、OTC薬のロキソニンSを購入したいと話している。

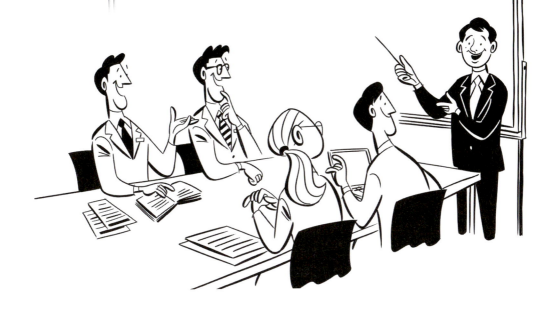

「喉が痛いのでロキソニンSを買いたい」と
40代男性が来局しました。

岸田　早速、始めましょう。では、Aさん、お願いします。

A　はい。来局者から「喉が痛いので、OTC薬のロキソニンS（一般名ロキソプロフェンナトリウム水和物）を購入したい」と言われました。

岸田　薬局ではよくありそうなケースですね。さて、何から聞きましょうか。

B　年齢と性別を教えてください。

岸田　いいですね。まず年齢、性別を確認する癖をつけることが大切です。

A　49歳、男性です。

C　薬でアレルギーを起こした経験や胃潰瘍はありませんか。

A　どちらもありません。

岸田　なぜ胃潰瘍の既往を聞いたのですか。

C　ロキソプロフェンは消化管出血の副作用があるので、確認したかったのです。他に薬を飲んでいないかも聞きたいです。

岸田　「他の薬」は、何のために聞きたいと思ったのでしょうか。

C　相互作用を確かめるためです。基礎疾患があり、日ごろから薬を飲んでいないか、また今回、喉が痛くなって既に何か薬を飲んでいないか、その両方を知りたいと思いました。

岸田　その2つは分けて聞く方がよいでしょうね。そうしないと、どちらか片方の情報しか得られないことになりかねません。

C　何らかの病気で通院していたり、普段からOTC薬を購入して服用していれば、教えてください。

A　普段は、リピディル（フェノフィブラート）を、花粉の時期はクラリチン（ロラタジン）も飲んでいます。

B　脂質異常症で、中性脂肪値が高いということでしょうか。

A　はい、その通りです。

D　では、喉の痛みに対して、何か薬を飲みましたか。

A　はい。受診したらSG配合顆粒（イソプロピルアンチピリン・アセトアミノフェン・アリルイソプロピルアセチル尿素・無水カフェイン）とトランサミン（トラネキサム酸）、ユナシン（スルタミシリントシル酸塩水和物）が処方されました（表1）。

E　これらの3剤は、いつ処方されたものですか。

A　来局する前日です。

254　薬学管理に生かす臨床推論

第2章 カンファレンスで学ぶ 臨床推論

表1 患者の服用薬（かっこ内は一般名）

> **以前からの処方**
> - クラリチン（ロラタジン）　（花粉症の時期のみ）
> - リピディル（フェノフィブラート）
>
> **来局前日の処方薬**
> - SG配合顆粒
>   （イソプロピルアンチピリン・アセトアミノフェン・アリルイソプロピルアセチル尿素・無水カフェイン）
> - トランサミン（トラネキサム酸）
> - ユナシン（スルタミシリントシル酸塩水和物）

E　薬を飲んでも、喉の痛みは治まっていないのでしょうか。

A　はい、変わりません。

B　薬は、何日分処方されましたか。

A　5日分です。

B　ロキソニンSを購入したくて来局したとのことですが、これらの薬に追加して飲もうとしているのでしょうか。SG配合顆粒にも鎮痛成分は入っています。

A　特に深く考えていたわけではなく、ロキソニンSを飲めば痛みを何とかできるのではないかと思ったようです。

かぜや溶連菌感染症の可能性をチェック

D　喉は、いつ頃から痛いのでしょうか。

A　5日前からです。

C　昨日受診した時、医師から何の病気と言われたのですか。

A　「かぜ」と言われたそうです。

E　喉の痛み以外に、何か異変はありませんか。

岸田　「何か異変」という聞き方だと答えが得られにくいので、具体的に聞くようにしましょう。

E　熱はありますか。

A　38℃です。

C　熱はいつ頃からありますか。

薬学管理に生かす臨床推論　255

A 出始めたのは2日前です。

B 咳や鼻水はどうですか。

A ありません。

岸田 なぜ、それらについて質問したのでしょうか。

B 咳、咽頭痛、鼻水、つまり「かぜの3症状」を確認したかったのです。急性に、同時期に、同程度に、これらの3症状があれば、かぜの可能性が高いと考えられます（178ページ参照）。

岸田 そうですね。「急性」は数日くらいの間に起こることを、「突然」は数分の間に症状が起こることを指します。「同時期に」は、24時間程度で症状がそろう感じと覚えておいてください。では、この男性はかぜと考えられそうですか。

B 喉は急性に痛くなった様子ですが、咳や鼻水は「ない」と言っていますので、かぜの3症状を満たしていません。かぜではないように思います。

岸田 3症状がそろっておらず、典型的なかぜとはいえませんが、いずれかの症状が強く出るかぜもありますので、「かぜではない」とも言い切れません。かぜに対する理解はかなりできていますね。素晴らしいです。
　咽頭痛が起こる原因は、かぜ以外にもあります。具体的に症状を確認するために、咽頭痛を引き起こす疾患を挙げてみましょう。

E かぜやインフルエンザ。

岸田 インフルエンザもウイルス性の上気道炎であり、かぜの一種です。インフルエンザの場合、咽頭痛はあまり前面に出ません。

F ヘルパンギーナでも咽頭痛が起こります。

岸田 ヘルパンギーナもウイルス性で、咽頭痛の他に、発熱と口腔粘膜に水疱性の発疹が見られます。乳幼児を中心に夏季に流行しますが、まれに大人も発症します。

知っておこう！

「喉が痛い」と訴える患者に考えられる主な疾患

- **ウイルス性上気道炎**
  かぜ、インフルエンザ、ヘルパンギーナなど
- 溶連菌感染症
- 扁桃周囲膿瘍
- 急性喉頭蓋炎
- 亜急性甲状腺炎

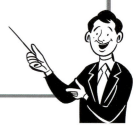

C　扁桃炎や咽頭炎はどうでしょうか。

岸田　扁桃炎は扁桃に、咽頭炎は咽頭に炎症を起こす疾患の総称です。いずれもウイルス性と細菌性があり、どちらであるかを考えることが重要です。

G　強い喉の痛みを訴える場合、溶連菌感染症が多いように思います。子どもに多い疾患のイメージですが、大人が罹患すると重症化する傾向にあると聞いています。

岸田　溶連菌は、正式には「溶血性連鎖球菌」と呼ばれる細菌で、咽頭炎や扁桃炎などを引き起こします。溶連菌感染症というと、一般にA群β溶血性連鎖球菌による感染症を指します。小児では、急性糸球体腎炎を合併することがあります。治療は、教科書的にはペニシリン系抗菌薬を10日間投与します。

　溶連菌感染症の診断のための「Centorスコア」というツールを知っておくとよいでしょう。発熱、前頸部リンパ節の腫脹、白苔を伴う扁桃の腫脹、咳がないなど、溶連菌感染症の特徴が点数化されています。挙げられている項目を知っておくと、判断する上で参考になります。

E　前頸部リンパ節とはどの辺りですか。

岸田　横を向いたときに首に出てくる筋肉（胸鎖乳突筋）よりも前の部分で、

知っておこう！

溶連菌感染症による咽頭炎を診断するためのCentorスコア

●体温38℃以上	＋1点
●咳嗽がない	＋1点
●前頸部リンパ節腫脹・圧痛	＋1点
●白苔を伴う扁桃の腫脹	＋1点
●15歳未満	＋1点
●45歳以上	−1点

4点以上：抗菌薬の治療の開始
2、3点：迅速診断キットで陽性であれば抗菌薬治療の開始
1点以下：経過観察

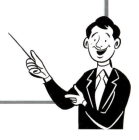

顎より下の辺りです。患者自身に触ってもらい、痛みがないかを確認しましょう。白苔や扁桃の腫脹（発赤）は、大きく口を開けてもらうと見えます。口を開けて「あー」と言ってもらうと、舌が下がるので見やすくなります。スマートフォンの光源で照らすと、より見やすくなります。ただし、白苔は半数くらいにしか見られないことも知っておきましょう。さて、今回来局した男性ではどうでしたか。

A 前頸部リンパ節腫脹や白苔、扁桃の腫脹については確認していないので、分かりません。

岸田 次回からは前頸部リンパ節を押さえたときに痛みがないか、喉の奥が赤く腫れていたり、白い苔のようなものが見えないかを、確認するといいですね。

G 溶連菌感染症では、熱は最初から38℃程度まで上がるのでしょうか。

岸田 いい質問ですね。最初は微熱程度で、その後上がることも少なくありません。受診時に熱が高くないからといって安心はできません。

F Centorスコアはどのように使うのでしょうか。

岸田 合計点が4点以上であれば抗菌薬による治療を開始し、2〜3点の場合は、溶血性連鎖球菌迅速診断キットで陽性であれば抗菌薬治療を開始します。1点以下であれば経過観察です。薬剤師の皆さんは、溶連菌感染症を疑った場合、診断のためではなく、受診勧奨の必要性を検討するために、このツールを用いるとよいと思います。

　　Centorスコア以外にも、かぜと溶連菌感染症を見極める上で参考になる所見が幾つかあります。まず、かぜの場合は幾つかの症状が同時に出ますが、細菌感染では1つの強い症状が1つの部位に出ます。例えば、咽頭痛に加えて鼻症状、咳と複数の症状が出ていたり、喉全体が痛い場合には、かぜが疑われますが、他の症状がなく喉の片側だけが強く痛むといった場合は、溶連菌感染症が疑われます。また、飲食や入浴、加湿によって軽快する咽頭痛は、ウイルス性であり、かぜのことが多いといえます。

命に関わる疾患を知っておく

E 喉頭蓋炎による咽頭痛の可能性はどうでしょうか。

岸田 気管の入り口にある喉頭蓋に炎症が起こるのが喉頭蓋炎です。急速に進行する細菌感染症で、突然、気道閉塞を起こすことがあります（表2）。小児の場合は、数時間で致死的な気道閉塞が起こることもあるので要注意です。

第2章 カンファレンスで学ぶ 臨床推論

表2 「喉が痛い」と訴える患者で特に注意したい3つの疾患と主な特徴

急性喉頭蓋炎	◎ 嗄声、喘鳴、呼吸困難を伴うと横になれない ◎ sniffing position（においをかぐ姿勢） ◎ 唾が飲み込めず、よだれを垂らす
扁桃周囲膿瘍	◎ 激しい片側性の咽頭痛がある ◎ 飲食で改善しない嚥下痛がある ◎ 開口障害を伴う
亜急性 甲状腺炎	◎ 甲状腺の圧痛（前頸部痛）がある ◎ 痛みの部位が移動する ◎ 耳の下が痛い

　喉頭蓋炎は、医療訴訟を起こされやすい疾患でもあります。咽頭痛を訴えて受診した患者をかぜと診断して帰宅させたところ、後になって、気道閉塞が起こり心肺停止の状態で運ばれてくるといったことが起こり得るのです。成人は、気道径が大きいので閉塞の危険性は小児ほど高くはありませんが、それでも注意が必要です。息苦しさを訴えたら要注意です。「横になると呼吸するのがつらい」という訴えもよく聞かれます。

G　扁桃周囲膿瘍も怖いと聞きました。

岸田　その通りです。扁桃周囲膿瘍の原因となるのは溶連菌で、溶連菌が膿を作ります。その場合、抗菌薬を服用するだけでは治癒せず、膿のドレナージが必要となります。

　扁桃周囲膿瘍は、激しい片側性の咽頭痛、食事では改善しない嚥下痛、開口障害などが特徴です。指を2本重ねて縦にして口に入れられるかどうかが、開口障害の目安といわれています。ただし、口が小さめの女性では、もともと指2本が縦に入らないこともありますので、「いつもと比べて口が開けにくくないですか」と患者に聞いてみるのがよいでしょう。

　喉の近辺は大切な器官が密集しています。「口が開けにくい」というのは、かなり緊急性を要する状況です。夜間や休日であっても翌日まで待つのではなく、すぐに救急受診するように伝えてください。

D　話しづらさはないですか。

A　特にいつもと変わりませんでした。

岸田　いい質問ですね。扁桃周囲膿瘍では、くぐもった声になることがあり

薬学管理に生かす臨床推論　259

ます。

C 急性心筋梗塞などでも、喉周囲が痛むことがあるのではないでしょうか。

岸田 その通りです。その場合は、突然の強い痛みがあります。ですから、これまでに経験したことがないような強い痛みが突然起こった場合も、緊急に受診させるようにしましょう。

突然の強い痛みは、血管や臓器が「破れる」「ねじれる」「裂ける」のいずれかを起こしている可能性があります。突然の喉の痛みの場合は、大動脈解離の可能性も考えられます。

B 癌でも咽頭痛が起こりますよね。

岸田 咽頭癌ですね。咽頭癌を疑った場合には、喫煙歴や飲酒歴などを聞きましょう。また、社会歴として、喉を多く使う職業などで、喉に慢性的な刺激を受けていないかなどの確認も必要です。

E 甲状腺炎はどうでしょうか。

岸田 亜急性甲状腺炎では、前頸部痛や腫瘤を認めることがあります。発熱や倦怠感などが表れることもあります。

鑑別疾患を念頭に置いて質問していく

岸田 「咽頭痛を起こす疾患」を念頭に置いて、さらに質問してみましょう。

C 職場や家族で同じような症状が出ている方はいませんか。

岸田 シックコンタクトですね。

A 息子が発熱しています。

C 発熱はいつからですか。

A 2日前です。

C 息子の喉の痛みは強そうですか。

A いいえ。強い喉の痛みは訴えていません。

C うーん。同じ感染症ではないような気がしますね。

E 4、5日前に、大きな声をたくさん出すなどしていませんか。

A していません。

F 痛みはどの程度でしょうか。

岸田 患者が答えるには、少し難しい質問ですね。聞き方を変えてみてください。

F ご飯は食べられますか。

岸田 いい聞き方ですね。

A 食事ができないほどつらいそうです。

D 喉が痛むため食べられないのか、そもそも食欲がないのか、どちらでし

第2章 カンファレンスで学ぶ 臨床推論

今回のケースの「OPQRST」

Onset（発症形態）	5日ほど前から
Provocative・**P**alliative（増悪・緩解因子）	SG配合顆粒を服薬しても、痛みが緩和されない食事など嚥下で増悪
Quality（性状）	通常の痛みとは違う感じ10年ほど前に喉頭蓋炎になった時と同じくらい痛い
Region/**R**elated symptom（部位/随伴症状）	〈**部位**〉 喉〈**随伴症状**〉 熱あり（38℃程度） 咳、鼻症状なし
Severity（程度）	食事ができない、水や唾を飲み込むのも痛い
Time course（時間経過）	時間とともにひどくなる

ょうか。

A 喉が痛くて食べられない状態です。

F 水は飲めますか。

A 「水や唾を飲み込むのも痛い」と言っていました。

F かなりひどそうですね。かぜではなさそうです。

E 今までに同じような痛みを経験したことがありますか。

A あります。

E それはいつですか。その時は何が原因だったのでしょうか。

A 10年ほど前で、その時は喉頭蓋炎と診断されました。

G お酒は、どのくらい飲まれますか。

A 毎日、ビールのロング缶（500mL）を3本程度飲みます。

G たばこを吸っていたり、過去に吸っていましたか。

A 吸っていません。

E 声をよく使う仕事ではないですか。

A 特に多く使うということはないです。

岸田 だいぶ情報が得られましたね。喉の痛みの「OPQRST」が、ほぼ埋まりました。

薬学管理に生かす臨床推論 261

すぐの受診が必要かを考える

岸田　「喉が痛い」という訴えがあったときの対応と、レッグフラッグサインを整理しましょう。喉の痛みの原因で最も多いのは、いわゆるかぜ（ウイルス性上気道炎）です。かぜを疑ったときには、「かぜの3症状チェック」を行います。満たしている場合は、かぜである可能性が高いといえます。

　　　かぜの次に多いのは溶連菌感染症です。先ほど説明したCentorスコアが、目安としては3点以上であれば受診勧奨するのがよいでしょう。

　　　実際に今回のケースに当てはめてみましょう。

C　38℃の熱（＋1点）、咳はない（＋1点）、45歳以上（－1点）ですが、前頸部リンパ節腫脹や白苔、扁桃の発赤については確認できていないので、最終的に1〜3点となる可能性があります。

岸田　その通りですね。このツールを知ることで、溶連菌感染症を疑う上で確認すべき点が分かったと思います。さらに、重篤な疾患の可能性を考えて、呼吸苦や開口障害などのレッドフラッグサインがないかを確認することも大切です。

　　　では、これまでの情報から、皆さんはどう考え、どう患者に話しますか。

C　咳、鼻水がなさそうなので、ウイルス性のかぜではなく、細菌感染だと思います。ただ、この患者は前日に受診したばかりなので、「もう一度受診してください」とは言いづらいです。医師も処方した薬を飲み切った時点で評価したいと考えるのではないでしょうか。処方された5日分の薬を飲み切ってから受診してもらうのが現実的です。薬剤師としては、今ある薬をきちんと飲み切るように指導することも大切だと思います。

岸田　そうですね。レッドフラッグサインがなければ、服薬アドヒアランスを高めるような指導が求められるでしょう。

G　溶連菌感染症の可能性が高いので、処方薬をきちんと飲んでもらい、飲み切ってもまだ症状が続くようなら、受診してもらいます。ただ、38℃の熱はつらいので、ロキソニンSの頓服は構わないと思います。その上でレッドフラッグサインを伝えておき、それらの症状が表れたら、すぐに受診してもらうようにします。

岸田　レッドフラッグサインについては、その場で確認するだけでなく、その後、該当する症状が出てこないか、注意してもらうよう説明することも非常に重要です。

第2章 カンファレンスで学ぶ 臨床推論

D　患者には単に「かぜ」と伝えたけれど、医師は細菌感染を疑って抗菌薬であるユナシンを出したのではないかと思います。ウイルス性とか細菌性といったことまで患者にきちんと説明しない医師は多いと思います。抗菌薬が出ているので、まずは今ある薬を飲みながら様子を見てもらった方がよいのではないでしょうか。いずれにしても受診させるべき"決定打"がないので、この段階では受診勧奨はしません。

岸田　確かに、「かぜ」という言葉は厳密に使われないことがあるので、その可能性はありますね。

B　過去にも同じような喉の痛みを経験しており、その時は喉頭蓋炎だったと話していましたよね。本人がその時と症状が似ていると感じているのであれば、喉頭蓋炎である可能性は低くないと思いますので、受診勧奨します。ただ、相談を受けたのが夜間や休日なのであれば、ロキソニンSを販売して、翌日に受診してもらうようにします。

岸田　なるほど、喉頭蓋炎の疑いがあるので受診を勧めるが、夜であれば翌日に受診をしてもらう前提で、ロキソニンSを販売するということですね。

F　もう一度、確認したいのですが、痛みの強さや性状は以前の喉頭蓋炎の時と同じようだったのでしょうか。

A　痛みの強さは同じようですが、性状については分かりません。

F　痛みがかなり強そうですし、喉頭蓋炎だとすると怖いですよね。今回の処方は、喉頭蓋炎を疑った上での処方ではなさそうですし、私はロキソニンSを売らずに、再度の受診を勧めたいです。

岸田　何科を受診してもらいましょうか。

「喉が痛い」ときのレッドフラッグサイン

☑ Centorスコアが3点以上（特に白苔がある場合）
☑ 食事ができないほど喉が痛い
☑ 開口障害がある
☑ 呼吸苦がある
☑ 嚥下時以外の痛み
☑ 突然発症の喉の痛み

薬学管理に生かす臨床推論　263

F 耳鼻咽喉科がいいと思います。

岸田 そうですね。気道閉塞のリスクがある場合は、耳鼻咽喉科を受診してもらうのがよいでしょう。喉の奥は、内視鏡を使わないと見えません。そのため内科だと、治療が遅れる可能性があります。では、実際にはどうしたのでしょうか。

A 「水分も取れないほどの痛み」ということだったので、ロキソニンSを販売せずに、耳鼻咽喉科の受診を勧めました。

岸田 結果はどうでしたか。

A 「咽頭浮腫」と医師から言われ、3日間外来通院し、ステロイドと抗菌薬の点滴治療を受けたそうです。夜中に気道閉塞が起こると窒息の危険があり、一人暮らしであれば入院してもらっていたという状況だったそうです。同居の家族には、夜中の急変に気を付けてもらうように指示されたとのことです。

処方されたのは、グレースビット（シタフロキサシン水和物）、ロキソニン、トランサミンです。1週間程度で軽快したものの、体重が6kgほど落ちたと話していました。喉の痛みといえども、命の危険があるのだと、患者自身も驚いていました。

岸田 医師は病名を言わなかったようですが、喉頭蓋炎に近い状態だったのでしょう。

F 喉頭蓋炎だった場合、最初に処方されたユナシンで治療はできないのでしょうか。

岸田 原因菌にユナシンが有効であっても、経口薬では治療が難しいことが多く、通常は注射薬で治療します。今回、Aさんの対応はとても適切だったと思います。

チェック！ 喉の痛みを訴える患者に確認したい「OPQRST」は**374**ページ

Take Home Message

● 普段からの服用薬と、そのときの症状のために服用した薬については、分けて聞く。

● かぜは幾つかの症状が同時に出るが、細菌感染では1つの強い症状が1つの部位に出る。

患者への伝え方の一例

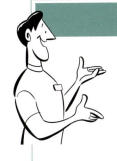

　喉の痛みは、かぜのようにあまり心配ないものが原因であることが多いのですが、まれに喉の奥が腫れて息が詰まってしまうような、重篤な病気のことがあります。

聞き取った情報から想定される状況を伝える

　○○さんの場合、昨日、処方された薬を飲んでも喉の痛みが治まらないようですし、食事ができないほど強い喉の痛みを感じておられるとのことなので少し心配ですね。市販薬を飲まれるのもよいのですが、耳鼻咽喉科を受診し喉の状態を見てもらった方がよいかと思います。

対応方法と、それを勧める根拠を話す

　すぐに受診することをお勧めしますが、難しいようであれば、受診するまでの間、ロキソニンSを服用されるのもよいでしょう。その場合、喉の痛みがさらに強くなったり、息苦しさを感じたり、口が開けにくいといった症状が出たら、直ちに救急外来を受診するようにしてください。

レッドフラッグサインを伝え、症状が表れたら直ちに受診するよう伝える

Dr. 岸田からのメッセージ

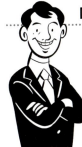

　喉の痛みを訴える患者の多くはかぜですが、中には危険な疾患が含まれています。今回のケースはまさにその一例でしょう。まれではあるものの危険な疾患の可能性を常に考えながら、対応することが大切です。

　そのために重要なのは、レッドフラッグサインをしっかり確認することと、患者に対してもレッドフラッグサインを伝え、急変時に対応が遅れないようにすることです。喉の痛みを起こす疾患に対する理解を深め、重篤な疾患ではないかと疑いながら情報収集するスキルを高めてください。

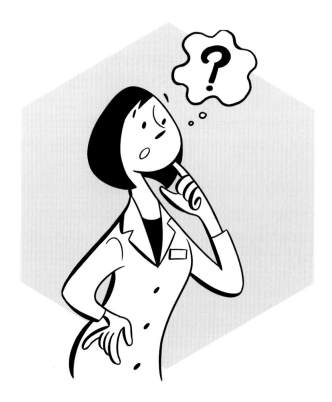

動悸

「動悸がする」と訴える若い女性への対応

症例13

近隣に住む若い女性が来局し、「動悸がする」と訴えた。かぜを引いたときなどに時々、処方箋を持ってくる患者だが、いつも当薬局を利用しているわけではない。

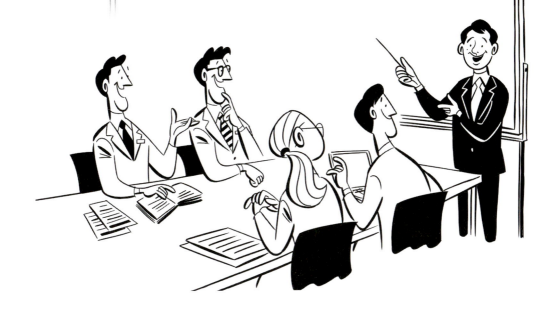

「最近、動悸がする」と
来局した若い女性から訴えられました。

岸田 さて、今回はどのような患者でしょうか。

A はい、来局した患者が「最近、動悸がする」と訴えたケースです。

岸田 患者から動悸を訴えられたときに、どう対応すればよいか、まずは情報を集めましょう。何から聞きましょうか。

B 年齢と性別を教えてください。

A 28歳女性です。

B 動悸が気になり始めたのは、いつですか。

A 「ここ1カ月くらいで、頻度が高まっているような気がする」と話していました。

E 「頻度が高まっている」ということは、以前から動悸があったのでしょうか。

A 以前からあったようです。

B いつ頃からでしょうか。

A 詳しくは聞いていません。

B 例えば2、3年前からなのか、学生の頃からあったのかなど、分かりませんか。

A 分かりません。

岸田 いい質問ですね。具体的にいつから始まったのか分からなくても、10代の頃からなのか、ここ数年のことなのかを聞くことは、状態を把握する上で大切です。

では、ここで「動悸」とは何か、確認しておきましょう。

C 心拍数が変化するなどして、心臓がドキドキすることだと思います。

岸田 そうですね。動悸は、拍動を自分で感じる状態をいいます。心拍数や1回拍出量の変化、拍動のリズムの乱れなどがあると、普段意識しない心臓の拍動を実感することがあります。それが動悸です。この患者は、以前から拍動を自覚することがあり、それが最近になってよく感じるようになったと訴えているわけです。さて、何を聞きましょうか。

C 今、服用している薬はありますか。

A パロキセチン塩酸塩水和物（商品名パキシル他）とエチゾラム（デパス他）を飲んでいます。

C 動悸が起こる薬を服用しているのではないかと思ったのですが、直接関係する薬ではなさそうです。

268 薬学管理に生かす臨床推論

第2章 カンファレンスで学ぶ 臨床推論

表1　動悸を引き起こす主な薬剤

服用時	◎ カルシウム拮抗薬 ◎ α遮断薬 ◎ β刺激薬 ◎ テオフィリン ◎ シロスタゾール ◎ アドレナリン、エフェドリン、ノルアドレナリン ◎ 麻黄 ◎ QT延長を起こす薬剤 　抗不整脈薬、抗真菌薬、抗HIV薬、マクロライド系抗菌薬、ペンタミジンイセチオン酸塩、抗癌剤、抗精神病薬、選択的セロトニン再取り込み阻害薬（SSRI）など ◎ カフェイン、アルコール、ニコチンの過剰摂取、危険ドラッグ
離脱時	◎ ベンゾジアゼピン系薬 ◎ オピオイド製剤

岸田　薬剤師として、まず薬剤性を疑うことは大切です。動悸を引き起こす薬を挙げてみましょう（表1）。

C　カルシウム拮抗薬による動悸。

岸田　よく見られますね。特に更年期の女性では、顔面紅潮やほてりを伴い、むしろ血圧が上がることも少なくありません。

D　抗不整脈薬でも動悸が起こります。

岸田　抗不整脈薬で最も多い副作用は、不整脈です。特に、心室性の不整脈を起こしやすいので注意が必要です。他にもQT延長を起こす薬はたくさんあります。

B　レボチロキシンナトリウム水和物（チラーヂンS他）の効果過剰で、甲状腺機能亢進に伴う動悸が起こることがあります。

E　エフェドリンや麻黄など交感神経を刺激する薬でも動悸が起こります。

岸田　麻黄は麻黄湯以外に、葛根湯や小青竜湯など多くの漢方薬に入っています。特に高齢者は気を付けたいですね。

B　プロカテロール塩酸塩水和物（メプチン他）やツロブテロール塩酸塩（ホクナリン他）などのβ刺激薬も交感神経を刺激するので、動悸が起こり得ます。

薬学管理に生かす臨床推論　269

岸田　そうですね。他に、直接の副作用ではありませんが、ベンゾジアゼピン系薬やオピオイド製剤などの服薬を急にやめたときに、離脱症状で起こる動悸も忘れてはいけません。それらの薬が処方されている患者であれば、自己判断で服薬を中断していないかを確認する必要があるでしょう。

脈拍を確認する

岸田　では、情報収集に戻りましょう。

B　エチゾラムやパロキセチンは、何の治療で飲んでいるのでしょうか。

A　強迫性障害と診断されています。

E　この1カ月で、生活に変化があったなど、ストレスを感じることがありましたか。

岸田　とても良い質問ですね。どうですか。

A　最近、ストレスを感じることが多いようです。

B　薬はきちんと飲んでいますか。

A　服薬アドヒアランスは、あまりよくないようです。

岸田　これらを聞いてどう考えますか。

B　心の病気が動悸の原因である可能性があると思いました。

D　動悸のきっかけはありますか。

A　特になく、気が付いたらドキドキしているとのことです。

D　動悸がするとき、お酒を飲んでいることはありませんか。

A　お酒は飲まないそうです。

E　だるさや倦怠感などを伴っていませんか。

A　あります。

岸田　なぜ、だるさや倦怠感の有無を聞いたのですか。

E　若い女性なので、貧血を疑いました。貧血では、手脚の重さ、だるさなどを伴うことが多いからです。

岸田　素晴らしいですね。動悸や倦怠感があり貧血を疑った場合、他に何を確認するとよいでしょうか。

E　爪が反ったりしていませんか。

A　ありません。

岸田　「スプーンネイル」について確認したのですね。通常、爪は指に沿って緩やかにカーブしていますが、中央から先端に近い部分が、スプーンのようにへこみ、先が反ってしまうのがスプーンネイルです。特に小児の場合は、成長過程でしばしば見られます。成人では、鉄欠乏性貧

血で見られることがあり、有名な身体所見ですが、頻度はあまり高くありません。

E 生理中によく起こるなど、動悸と月経周期との関係はありませんか。また、子宮内膜症の既往はありませんか。

A 月経周期との関係は聞いていませんが、子宮内膜症の既往があります。

E 過多月経はありませんか。

岸田 実際に、患者にはどう聞きましょうか。

D 生理のときに、出血量が多いですか。

A 多いかどうかは分かりません。

E 月経血がナプキンから漏れたり、塊のような血が出たりすることはありませんか。

A 今はないです。

岸田 いいですね。出血が多くても、他人と比較できず、本人は普通だと思っている場合がありますから、どういう状態であれば多いのかを示すことが大切です。

E 最近、血液検査をしましたか。貧血かどうかは血液検査をしていれば分かると思います。

A 3年ほどしていません。

岸田 今のように、直接聞いてみるのもよいですね。これらの一連のやり取りから、貧血の疑いは高まりましたか。

E 可能性はあると思います。

岸田 そうですね。否定はできませんが、子宮内膜症以外で貧血を積極的に疑う症状は確認できませんでした。他にも聞いてみましょう。

C 何をしているときに、動悸が起こりますか。

A 歩いているときが多いような気がしますが、歩いていないときにも起こります。

岸田 先ほど、「何かきっかけはありますか」と尋ねたときには、「特にない」と患者は答えています。それが、「何をしているときに感じるか」という言葉で聞いたところ、少し情報が得られました。患者にとって分かりやすい言葉で聞くことが情報を引き出すポイントです。「歩いているときに起こることが多い」という情報から何を考えますか。

C 労作性の狭心症が考えられると思いました。

岸田 狭心症は、頻度は高くありませんが、重篤な病態ですので、必ず考えるようにしたいですね。他にどうでしょう。

C どのような動悸なのでしょうか。動悸の性状について聞きたいのですが、どう聞けばよいか分かりません。

薬学管理に生かす臨床推論　271

岸田　動悸の性状は、医師もうまく聞き出せないことがあります。拍動をどのように感じているか、具体的に尋ねてみましょう。

E　リズムは一定でしょうか。

岸田　動悸は、不整脈によって起こることが多いので、リズムの確認は大切です。もう少し具体的に聞いてみましょう。

E　バクバクと一定のリズムで続いていますか。それとも、途中で途切れるなど不規則でしょうか。

B　脈が飛んだり、抜けるような感じはありませんか。

岸田　どちらもいいですね。実際はどうでしたか。

A　脈が飛ぶなど不規則な感じはありません。

E　速さはどうでしょう。

岸田　不整脈では、リズムとともに速いか遅いかを確認し、その組み合わせで考えます。例えば、緊張したときに起こる頻脈は、規則的で速いといった具合です。スピードは、どう聞きましょうか。

E　1分間に何回ドキドキしますか。

岸田　確かにそう聞きたくなりますが、一般の人には答えにくいですね。ちなみにどの程度だと速いと考えますか。

E　通常は、60～100回/分と習いましたので、100回/分超だと速い、つまり頻脈で、60回/分未満だと徐脈と考えます。

岸田　その通りです。これをどう聞くかです。

知っておこう！

自己検脈のポイント

- **動悸の始まりを確認**
  動悸が始まったときに、何をしていたか、動作まで特定できるか

- **動悸の始まりからの変化を確認**
  脈が数秒から数十秒かけて漸増的に速くなるかどうか

- **脈の規則性を確認**
  動悸がある間、脈は規則的か不規則か

- **脈拍数を数える**
  橈骨動脈（手のひら側の人さし指から肘側に引いた線が手首と交差する付近の動脈）に触れ、1分間の拍動回数を数える

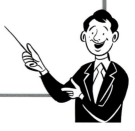

B　その場で、脈拍を測ってあげるのはどうでしょう。

岸田　それもいいですね。ただ、今まさに動悸がある場合にはよいですが、医療機関や薬局に来たときには治まっていることが多いと思います。そのときどうだったかを聞くには、本人に表現してもらう必要があります。

D　動悸があるとき、脈は普段より速く感じますか。

岸田　その質問では、本人がいつもより速く感じているかどうかは分かりますが、感覚的であり実際の脈拍は把握できません。実際にどうだったかを表現してもらうには、机をたたいてもらうとよいでしょう。そうすれば、規則性の有無と速度の両方が把握できます。例えば、トントン、トトン、トンといった場合は、不規則です。「実際に、どのような感じだったのか、机をたたいていただけますか」と聞きましょう。

　　正常な脈拍数は60回/分なので、心臓マッサージをする際には、1分間に120回で行います。心臓マッサージは、「もしもし、かめよ」で始まる「うさぎとかめ」などを歌いながら行います。そのリズムを基準にして、半分の速度であれば60回/分程度だと分かります。実際には、どうだったのでしょうか。

A　「脈の異常は分からない」と言っていました。

B　ということは、不整脈ではなさそうですね。

岸田　脈が正常かどうかは、とても大切な情報ですので、「自己検脈」を指導するようにしましょう。まず、動悸の始まりを確認します。心拍に異常がある不整脈の場合、始まった瞬間が特定できることが多いです。患者に確認するときには、「何をしていたときに始まりましたか」と尋ねましょう。

　　さらに、発作中の脈が規則的か不規則かを確認し、橈骨（とうこつ）動脈を触って、1分間の脈拍数を数えてもらうようにしましょう。脈拍が規則的であり、60～80回/分程度であれば病的でないことが多いといえます。80回/分以上だと少し気をつけた方がよいでしょう。

動悸の原因を考える

岸田　現病歴、内服薬、アレルギー歴、社会歴、家族歴、ワクチン接種歴、身体所見などの網羅的情報収集や、「OPQRST」で抜けている部分はありませんか。

E　家族歴を教えてください。

A　特に聞いていません。

岸田　動悸を訴える人の場合、家族歴は大切です。心臓の病気で突然死した

血縁者がいないか、確認しましょう。特に若くして突然死していない
かを聞くようにします。

B 既往歴はどうでしょうか。

A 強迫性障害と、以前は子宮内膜症がありました。出産するまでは、月経
痛がひどくて出勤できないほどだったそうですが、出産後は治まって
いるようです。

B 子どもは何歳ですか。

A 3歳と1歳です。

岸田 出産後は「産後一過性甲状腺炎」といって、甲状腺ホルモンの分泌が乱
れて甲状腺機能亢進が起こり、動悸や体重減少などを来すことがあり
ます。数カ月から半年くらいで自然に改善しますが、産後1年くらいま
で起こり得ます。

　ではここで、動悸が起こり得る疾患や病態を挙げてみましょう。心
臓に起因するものと、それ以外に分けて考えてみてください。

E 心臓に起因するものには、不整脈があります。

岸田 不整脈は、多くの疾患や病態で起こります。不整脈を起こす疾患を挙
げてみましょう。

E 心房細動や心室細動、期外収縮。

岸田 いいですね。心房細動では、脈は不規則で速くなることが多いですね。
心原性の脳梗塞が起こり得ますので、早く治療を開始する必要があり
ます。心室細動は、心臓の心室が小刻みに震えて、血液を全身に送る
ことができなくなる、致死的な不整脈です。期外収縮は、突然「ドキン」
という脈の強い乱れを感じますが、心配ないものがほとんどです。

D 心筋梗塞や狭心症、心不全でも動悸が起こると思います。

岸田 その通りです。いずれも受診勧奨が必要ですね。では、心臓以外に起
因するものを挙げてみましょう。

B 副腎の疾患で褐色細胞腫。高血圧や高血糖、代謝亢進、頭痛、発汗過多
などを伴います。

E バセドウ病（甲状腺機能亢進症）など、ホルモン系の異常が起こる疾患も
考えられます。動悸以外に、異常発汗や手の震え、体重減少、眼球が
突出したようになります。

岸田 バセドウ病では、常に小刻みに手が震えます。両手の指先を近づけて
もらうと、小さく震えているのが見えます。

D 精神的要因による動悸も考えられます。うつ病や適応障害、パニック障
害などの疾患によっても起こりますし、緊張や不安などによっても頻
脈となり動悸が起こります。

岸田　洞性頻脈ですね。心臓の拍動が速くなる頻脈で、日常生活でも起こり得ます。洞性頻脈が起こる疾患や状態を挙げてみましょう。

C　運動、アルコールやカフェインの摂取、喫煙の他、低血糖でも起こります。

岸田　血糖が下がると、血糖を上げようとしてカテコラミンが分泌され、脈が速くなります。他に貧血、脱水、痛み、発熱、肺炎などの感染症やCOPD（慢性閉塞性肺疾患）などによる低酸素状態でも頻脈が起こります。低酸素状態では、血流量を上げて酸素供給量を保とうとするため、脈が速くなります。

受診勧奨のポイントを考える

岸田　レッドフラッグサインを考えてみましょう。動悸を引き起こす疾患のうち、生命の危機に関わる疾患の症状を思い浮かべるとよいですね。

B　胸痛を伴う動悸は、狭心症や心筋梗塞の可能性があるので、すぐに受診させた方がよいと思います。他に、呼吸困難や意識を失ったり、失いそうになるといった症状を伴う場合も、すぐに受診を促します。

E　既往歴に心疾患がある場合、下腿浮腫など心不全の徴候が見られる場合も、すぐに受診してもらいます。

D　自己検脈して100回/分超や60回/分未満が続いている場合。他に、動悸

動悸のレッドフラッグサイン　→

- ☑ 胸痛がある（心筋梗塞、肺塞栓）
- ☑ 呼吸困難がある（心不全、肺塞栓）
- ☑ 失神、前失神（心室頻拍、房室ブロックなどによる不整脈）
- ☑ 突然死の家族歴（心室頻拍、房室ブロックなどによる不整脈）
- ☑ 心疾患の既往（心不全、心室頻拍など）
- ☑ 心拍数100回/分超もしくは60回/分未満が持続（不整脈、介入可能な洞性頻脈含む）
- ☑ 脈が抜ける、飛ぶ（不整脈）
- ☑ 下腿浮腫、体重増加（心不全）
- ☑ 貧血所見（過多月経、消化管出血）

薬学管理に生かす臨床推論　275

が起こったときの脈の性状が不規則であれば、一度、受診してもらった方がよいと思います。

C 心臓突然死した血縁者、もしくは心臓突然死を起こすような疾患を抱える血縁者がいる場合にも注意が必要です。

E 動悸を起こす薬、特にQT延長を引き起こす薬剤を服用している場合も受診してもらいたいです。

岸田 どれもいいですね。他にはどうでしょう。

D 動悸に加えて、発汗多過、手の震え、眼球突出などバセドウ病が疑われる症状があれば、受診を促します。

岸田 バセドウ病では、常時、脈拍が100回/分超になることが多いので、薬局で脈を測ってあげるのもよいでしょう。

C 過多月経などがあり、貧血が疑われる場合。

岸田 貧血を疑ったときには、眼瞼結膜（がんけんけつまく）を確認しましょう。下まぶたを指で裏返して粘膜の縁の色を確認します。通常は赤いですが、白い場合は貧血であることが多いといえます。他に、消化管出血を起こしている場合も、貧血が起こり得ます。便の色を聞いてみましょう。上部消化管からの出血の場合は、黒い色の便が出ることもあります。さて、これらを踏まえて、どう考えますか。

D 特に、受診を勧める必要はないと思います。不整脈ではないようですし、精神的なものか、貧血かと思います。

C 私も、動悸のレッドフラッグサインが見られないので、受診の必要性はそれほど高くないと思います。むしろ、精神科で処方されている薬がきちんと飲めていないことが気になりますので、服薬アドヒアランス

知っておこう！

眼瞼結膜の確認の仕方

貧血患者では、下まぶたを裏返すと粘膜の縁（眼瞼結膜、矢印）が白っぽく見えることが多い（眼瞼結膜蒼白）。

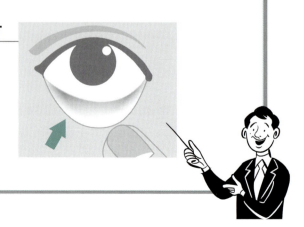

を高めるようなサポートをしたいと思います。

B 　私は、一度受診して検査してもらうように伝えます。血液検査を3年もしておらず、出産して1年程度なので、貧血や甲状腺機能亢進症が気になるからです。

E 　私も、緊急ではありませんが、近いうちに一度受診して、血液検査、甲状腺検査をしてもらった方がよいように思います。

岸田 　実際、どう対応しましたか。

A 　一度、循環器内科を受診するように勧めました。精神的な疾患を抱えている人なので、精神的要因の可能性が高いと思いましたが、器質的な疾患がないことを確認しておく必要もあるのではないかと思いました。また、わざわざ来局して訴えてくるということは、「受診した方がよい」と言ってほしいのだろうと思ったからです。ただ、もう1カ月以上たちますが、まだ受診はしていないようです。

岸田 　良い対応だったと思います。加えるなら、自己検脈を勧めるとよかったですね。動悸は、正常心拍を強く感じているだけというケースが多く、不整脈であることは少ないです。脈拍が、規則正しく速くも遅くもなければ基本的には正常心拍で、心配ないものが多いといえます。ただ、その場では動悸がないことが多いので、レッドフラッグサインがないかを確認した上で、自己検脈をしてもらい、脈に異常があるようであれば受診を促すという流れで考えましょう。

チェック! 　動悸を訴える患者に確認したい「OPQRST」は**375**ページ

Take Home Message

● 情報を引き出すには、患者にとって分かりやすい言葉で聞くことが大切。
　例）「何かきっかけはありますか」と尋ねたときには、患者は「特にない」と答えているが、「何をしているときに感じるか」と聞くと情報が得られた。

● 脈拍は、リズム、規則性の有無、速度を確認。机をたたいて示してもらうようにする。

● 脈が正常かどうかを確認するには、「自己検脈」を指導する。

● 動悸を訴える人には、心疾患で突然死した血縁者がいないか、家族歴を確認する。

患者への伝え方の一例

　最近、動悸が起こることが多くなって、心配されているのですね。動悸は、心臓の動きが速くなったり、不規則になったりすることで起こる場合と、普段は感じない拍動を感じて起こる場合があります。前者は、心臓の病気や他の疾患が潜んでいることがあり、注意が必要です。正常な拍動を強く感じている場合は、それほど心配ないといえます。

> 心配する患者の気持ちに共感を示した上で、動悸について説明する

> 患者からの聞き取りを基に薬剤師としての見解を話す

　伺った限りでは脈の異常はなさそうですが、動悸がしたときに、ご自身で脈を測ってみることをお勧めします。脈が飛ぶなどリズムが不規則ではないか、1分間に100回を超えていないかなどを確認して、今度教えてください。

> 自己検脈を勧める

　「心配ないことが多い」と言われても、動悸は不快ですし、不安ですよね。しばらく血液検査をされていないようですし、気になるようでしたら、循環器内科を受診してみてください。また、不安な気持ちが強くなり動悸が起こることもあります。今出されているお薬をしっかり飲むことでも、動悸が治まるかもしれません。

> 処方されている薬の服薬アドヒアランスを高める説明も行う

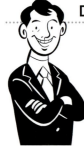

Dr. 岸田からのメッセージ

　今回は、精神的要因の可能性が高いケースでした。こうしたケースの場合、「よくあることです」と切り捨てた対応にならないように気を付け、「それは心配ですね」といった言葉を掛けて、患者に寄り添ってほしいと思います。

　受診勧奨の必要性は、その時すぐに判断しなければならないとは限りません。実際の臨床では時間軸が重要であり、かかりつけ薬剤師として経過を見ながら、受診すべきかどうかを患者と一緒に考えることも大切です。継続的に関わることができるのが薬局の利点の1つであることを意識しましょう。

浮腫

「むくみが気になる」と訴える女性への対応

> **症例14**
>
> 若い女性が来局し、店頭で薬剤師に「最近、むくみが気になる」と訴えた。

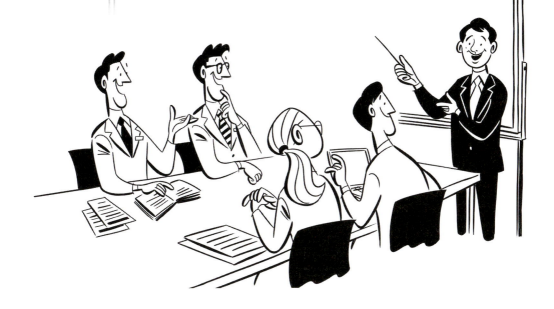

「最近、むくみが気になる」と薬局の店頭で若い女性から相談されました。

岸田　今回はどのような患者でしょうか。早速、始めましょう。

A　「最近、むくみが気になる」と、薬局の店頭で女性から相談されました。

C　年齢と性別を教えてください。

A　24歳女性です。

B　どこがむくみますか。

A　脚です。

D　脚のどこでしょうか。太ももの方ですか。

A　主にふくらはぎです。

岸田　詳細に部位を聞くのはいいですね。なぜ聞きましたか。

D　部位によって、むくみの原因となる疾患が推測できるのではないかと思ったからです。でも、ふくらはぎだといろいろ考えられるので、特定できませんね。

C　むくみを感じるようになったのは、いつからですか。

A　1週間くらい前からです。

E　その頃、塩分やお酒の摂取量が増えていませんか。塩分やお酒を多く取ると、脚がむくむことがあります。

A　いつも通りです。

E　仕事は何をしていますか。立ち仕事だと脚がむくみます。

A　学生です。

B　薬は飲んでいますか。むくみが生じやすい薬といえば、経口ステロイドや女性ホルモン製剤のヤーズ配合錠（一般名ドロスピレノン・エチニルエストラジオールベータデクス）などが思い当たりますが。

岸田　いいですね。薬剤師なら、薬に関連した病態を外してはいけません。

A　ヤーズを飲んでいます。

B　ヤーズはいつから飲んでいますか。

A　1年くらい前からです。

B　ヤーズは何の治療で飲んでいますか。

A　子宮内膜症です。

岸田　「この年代の女性でこの症状だと、この薬を飲んでいるのでは」という考え方ができていますね。素晴らしいと思います。では、ヤーズを飲んでいると聞いて、どう考えますか。

B 副作用でむくみが生じている可能性があります。

岸田 薬の副作用によるむくみと判断するためには、どのような情報が必要でしょうか。

B ヤーズを飲まなかったら症状が改善するか、服用と症状の出るタイミングが一致しているか、などで判断すると思います。

岸田 その情報も、確かに有用です。ただ、薬の副作用だと判断するためには、薬以外の原因についても考え、他の原因を除外する必要があります。まずは、他の病気などがないことを確認するための情報収集をしましょう。

C むくみはずっと続いていますか。ここ1週間で、良くなったり悪くなったりなどの変化はありましたか。

A 分かりません。

岸田 経過を聞くときには、3択で聞くとよいでしょう。この1週間で、むくみが良くなっている、悪くなっている、変わらない——のどれですか、と聞きます。

A あまり変わりませんが、少し良くなっている気がします。基本的にずっとむくんでいますので、良くなったり悪くなったりという感じではないです。

D むくみの程度はどうですか。靴下を履いた痕が残る、靴を履けないなどはありますか。

A 痕が残るというか、パンパンな感じです。靴は履けます。ただ、もともと足が太く、むくみが出た時の見た目は、いつもより少し太いかな、というくらいです。

岸田 具体的に聞けましたね。靴が入らないほどのむくみというのはかなり重症ですが、そこまでではないようです。

D むくんだ所を指で押すと、痕が残りますか。

A パンパンで、へこみません。

岸田 これは意図的な質問で、素晴らしいですね。脛骨の上をちょっと痛いくらいの強さで、10秒以上押して、痕が残る場合は圧痕性浮腫（pitting edema）、痕が残らない場合は非圧痕性浮腫（non pitting edema）といいます。今回は、非圧痕性のようですね。

両脚の圧痕性浮腫で、下まぶたがむくんでいれば心不全、まぶた全体にむくみがあれば低アルブミン血症の可能性を疑います。よく使われる指標ですが、この圧痕の有無だけで疾患を鑑別するのは、難しいことを知っておいてください。

B 今までに何か大きな病気になった経験はありますか。

岸田　既往歴の情報は有用ですね。
A　よく顎が外れます。顎関節症です。
B　うーん、腎臓や心臓が関係した病気にかかったことはありませんか。
A　特にありません。
岸田　いいですね。むくみを来す腎臓や心臓の疾患について、現在発症しているかどうかはともかく、既往歴はなさそうです。
E　1日でどのくらいの水分を取っていますか。
A　朝から夕方までで、500 mLのペットボトル1本くらいです。
E　何を飲むことが多いですか。
A　お茶が多いです。
岸田　むくみの話ではありませんが、腎臓の対応能を超えて電解質異常を来すには、体重50〜60 kgの人で1日10 L以上の水分摂取が必要とされます。腎臓の悪い人は別ですが、正常な腎臓の対応能はかなりあることを知っておきましょう。
D　むくみ以外の症状で、腫れや痛み、熱などはありますか。

> ### 知っておこう！
>
> #### 圧痕性・非圧痕性浮腫
>
> 脛骨の上を強く10秒以上押し、押した痕が残るかを確認する。
>
> - **痕が残らない：非圧痕性（non pitting）**
>   バセドウ病などによる限局性粘液水腫、リンパ浮腫など
>
> - **痕が残る：圧痕性（pitting）**
>   元に戻るまでの時間（pit recovery time）を確認
>   　◎ 40秒未満：低アルブミン血症
>   　◎ 40秒以上：心不全、静脈閉塞など
>
>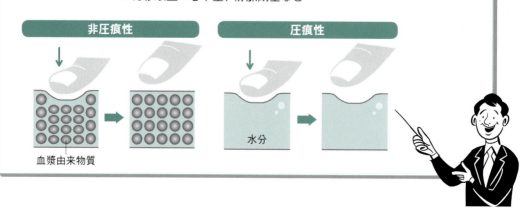

A　特にありません。

岸田　もし痛みや熱があれば、どのような病態が考えられますか。

D　局所性の炎症があれば、蜂窩織炎（ほうかしきえん）など細菌性の感染症の可能性があります。

岸田　いいですね。でも、痛みや熱はないそうです。

C　最近、体重が急に増えていませんか。3日で1kgとか。

A　細かい変化は分かりませんが、食べ過ぎで、最近少し太り気味です。

岸田　体重の増減は、定期的に測定している人でないと答えるのが難しいと思います。患者が答えに悩む場合にも、「自分の感覚でいいので、増えた、減った、変わらない──の3択だと、どれですか」と聞くといいでしょう。男性であれば「ベルトがきつくなったり、穴の位置が変わりませんでしたか」とも聞きます。今回のケースで、もし体重が増えていたら、どういう病態を考えますか。

C　急に体重が増えたのであれば、腎不全などで体内に水が貯留している可能性があると思います。

岸田　腎臓や心臓の疾患、肝硬変などで体重が増えることはあります。可能性はありますね。

C　トイレに行く回数が、この1週間で減っていませんか。尿量が減少しているのであれば、腎臓の疾患が考えられるかと。

A　分からないです。

岸田　若い女性には聞きづらい質問ですね。「大切な質問なので」と前置きするといいと思います。

B　だるさはないですか。甲状腺機能低下症によるむくみではないでしょうか。

A　全身のだるさはないですが、むくみがある所は少しだるい感じがします。

岸田　甲状腺機能低下症だと、他にどんな症状が出ますか。

B　脈が遅くなったり、気分が落ち込んだりします。

岸田　いいですね。脈はバイタルサインを取れば分かります。その他、甲状腺機能低下症では、声が低くなることがあります。

A　脈は聞いていません。

D　1週間以内に山登りなど激しい運動をしませんでしたか。筋肉の炎症をむくみだと感じているのかも。

A　毎週バスケットボールをやっていますが、その他の運動は特にしていません。

D　脚は両方むくんでいますか。

A　はい、両脚です。

岸田　両脚のむくみは、ほぼ全身性だと考えていいと思います。

局所性なら緊急対応が必要

岸田　ちなみに、若い女性の全身性の浮腫の原因として、最も多いものは何でしょう。

D　ヒールの高い靴で歩き過ぎとか、脚の筋肉が少なく血流を押し上げる力が弱いといったことでしょうか。

岸田　そうですね。実は、「特発性浮腫」です。特発性とは原因不明という意味なのですが、女性特有のむくみで、女性ホルモンの影響によるとされています。ただし、肝・腎疾患、心不全、甲状腺疾患、貧血など他の疾患の可能性を除外することで、初めて特発性浮腫だと診断できます。
　　　それでは、OPQRSTで情報を整理してみましょう。

C　O（発症形態）は、1週間くらい前から。P（増悪・緩解因子）は聞けていません。朝より夜の方がひどいなど、1日のうちで、むくみに変化はありますか。

A　夕方から夜の方が、むくみがひどくなります。

D　Q（性状）は、パンパンにむくんでいて、押しても痕が残らない非圧痕性。R（部位・随伴症状）は両脚で、だるさ、発熱、体重変化はなし。S（程度）は聞けていません。今まで経験した中で一番むくんでいますか。これまでと同じくらいでしょうか。

A　今までで一番だと思います。ただ、もともと脚が太く、いつもより少し太いかな、というくらいです。

D　そのことを医師に相談したことはありますか。

A　以前、脚の太さが気になると話したら、フロセミド（商品名ラシックス）を処方されました。今は飲んでいません。

E　T（時間経過）は、あまり変わらないが、少し良くなっている気がする。

D　1週間前、むくみが気になり始めたきっかけは、何かあったのでしょうか。

A　最近、階段を上るときに、異常に息が切れるようになりました。心臓がギューッと締め付けられる感じがあります。こういった症状を気にしていたら、むくみが気になり始めました。

D　Rの随伴症状に追加した方がよさそうですね。

岸田　随分、整理できましたね。では、ここまでの情報から考えられる疾患や病態を、優先順位を付けて挙げてみてください。医師のトレーニングでは、鑑別を「3C」、Common（よくある疾患）、Critical（重篤な疾患）、Curable（治療可能な疾患）で考えて、優先順位を付けるようにといわ

今回のケースの「OPQRST」

Onset（発症形態）	1週間くらい前から
Provocative・**P**alliative（増悪・緩解因子）	夕方から夜に悪化する
Quality（性状）	パンパンにむくんでいて、押しても痕が残らない（非圧痕性）
Region/**R**elated symptom（部位/随伴症状）	〈部位〉 両脚 〈随伴症状〉 だるさ、発熱、体重変化はない 最近、階段を上るときに、異常に息が切れるようになった 心臓がギューッと締め付けられる感じがある
Severity（程度）	今まで経験した中で最もむくんでいる
Time course（時間経過）	あまり変わらない、少し良くなっている気がする

れます。しかし、Curableという側面だけでの鑑別は意外と難しいので、（1）最も可能性が高くてよくある疾患、（2）次に可能性が高くてよくある疾患、（3）可能性は低いが見逃してはいけない重篤な疾患——を挙げてみましょう。

C　（1）は特発性浮腫、（2）はヤーズによる副作用、（3）は労作性狭心症など心疾患だと思います。息が切れたり、心臓が締め付けられるという症状があるとのことから、気になります。ラシックスを処方された経験もありますし。ただ、今は飲んでいないし、24歳と若いので、可能性は高くないように思います。

B　私は、（1）特発性浮腫、（2）心疾患、（3）血栓症と考えます。

D　私は、（1）はヤーズによる副作用、（2）は特発性浮腫だと思います。ヤーズによる副作用は、多いわけではありませんが、今回の場合は、最も可能性がありそうです。

岸田　薬剤師なので、副作用を一番に考えるのは、いいですね。他に考えられる疾患はありませんか。

B　リンパ浮腫はどうでしょう。

岸田　癌の治療時にリンパ節を郭清することなどによって、リンパの流れが

薬学管理に生かす臨床推論　285

悪くなって生じる浮腫ですね。リンパ節郭清をされた病歴がないので、可能性は低いですね。

C　バセドウ病（甲状腺機能亢進症）はどうですか。

岸田　いいですね。多くはありませんが、甲状腺機能亢進症でもむくみが生じることはあります。バセドウ病の場合、他にどのような症状があるでしょうか。

C　眼球突出、体重減少。

岸田　そうですね。他に、汗をかきやすい、震えがあるなどの症状を聞き取るといいと思います。なお、甲状腺機能は亢進症、低下症のどちらでもむくみが起こり得ることを知っておきましょう。

血管性浮腫は見逃さない

E　ヤーズ以外に飲んでいる薬や、注射や貼り薬など使っていませんか。

A　ありません。

岸田　いいですね。併用薬はきちんと確認しましょう。では、もしヤーズの副作用によりむくみが生じているとしたら、原因は何でしょうか。

D　血栓が原因と考えられます。

岸田　では、もし血栓が原因でむくんでいるとしたら、他にどのような症状がありますか。

B　足先が痺れたり、力が入らないといった症状でしょうか。

岸田　足先が痺れて、力が入らないのは、どちらかといえば動脈血栓による症状かと思います。ヤーズによる血栓は、静脈と動脈のどちらに生じますか。

B　静脈です。

岸田　静脈血栓だと、どうでしょう。

B　血管が浮き出たようになる。

岸田　それは静脈瘤ですね。下肢の静脈に血栓ができて「深部静脈血栓症」を発症すると、むくみや痛み、変色などが起こり得ます。ただし、無症状のこともあります。深部静脈血栓症の緊急度はどうでしょうか。

C　高いです。血栓が心臓に戻り、肺静脈血栓症を引き起こします。

岸田　そう、いわゆるエコノミークラス症候群（ロングフライト症候群）です。むくみの鑑別のスタートは、局所性か全身性かです。局所的にむくみがある場合は、血栓が生じている可能性があるので、緊急対応が必要です。それに比べると全身性は、重篤な疾患による可能性はありますが、緊急度は下がります。

第2章 カンファレンスで学ぶ 臨床推論

表1　浮腫を引き起こす主な薬剤

（1）腎からのナトリウム、水の排泄低下
- 非ステロイド抗炎症薬（NSAIDs）
- 血管拡張薬、β遮断薬、α遮断薬
- 副腎皮質ステロイド
- 糖尿病薬（チアゾリジン系薬、インスリン）
- 抗癌剤（シスプラチン、アドリアマイシンなど）
- 中枢神経作用薬（炭酸リチウム、カルバマゼピンなど）
- 甘草、グリチルリチン

（2）毛細血管静水圧の上昇
- カルシウム拮抗薬

（3）血管性浮腫（クインケ浮腫）
- NSAIDs
- ACE阻害薬、アンジオテンシンⅡ受容体拮抗薬（ARB）
- ペニシリン
- 経口避妊薬（エストロゲン）
- 線溶系薬剤

　　　　　それではヤーズの他に、浮腫を引き起こす薬を挙げてみてください

C　ステロイド。鉱質コルチコイド作用で、体内に塩分が貯留し浮腫が生じます。

B　カルシウム拮抗薬も、血管拡張作用によってむくみます。

D　ピオグリタゾン塩酸塩（商品名アクトス他）など、チアゾリジン系薬も浮腫の副作用があります。

E　ヤーズ以外の女性ホルモン製剤は全般的に、水分貯留作用があり、むくみます。

岸田　そうですね。他に非ステロイド抗炎症薬（NSAIDs）やACE阻害薬があります（表1）。特に、ACE阻害薬による血管性浮腫（クインケ浮腫）は必ず覚えておきましょう。

　　　血管性浮腫は唇や喉が腫れ、気道が塞がって窒息死に至ることもある重篤な浮腫です。緊急対応が必要になります。発症機序は薬によって異なりますが、ACE阻害薬やアンジオテンシンⅡ受容体拮抗薬（ARB）では、ブラジキニン濃度が上昇し血管透過性が亢進して生じるとされます。両脚がむくんでいないのに眼の周囲や唇にむくみがあ

薬学管理に生かす臨床推論　287

る場合は、血管性浮腫の可能性が高いので、絶対に見逃さないでください。それでは、浮腫のレッドフラッグサインを考えてみましょう。

C 片脚だけなど、局所性の浮腫。血栓の可能性があります。

E だるさや徐脈など甲状腺ホルモン分泌異常の症状がある場合。

B 急激な体重の増加。

岸田 心疾患やネフローゼでも体重は変化します。

D まぶたや唇が腫れている。

A 腎臓や肝臓、心臓の疾患の既往歴。

岸田 いいですね、素晴らしい理解です。労作時の呼吸苦、胸痛がある場合も受診勧奨と考えていいでしょう。これらを踏まえて、今回のケースではどう対応しますか。

C 今のところレッドフラッグサインがないので、受診勧奨はしません。ただ、胸の痛みが再発したら、受診するよう促します。

岸田 この胸痛をどう捉えるかがポイントですね。

B 胸痛や息苦しさは主訴ではないですし、重篤な疾患の症状もなさそうなので、そのまま様子を見て、気になるようなら受診してください、と話します。

E 私も、全身性の疾患の可能性は低いかなと思います。胸痛も強くないようであれば、若いですし、緊急で受診しなくてよいと思います。

🚨 浮腫のレッドフラッグサイン →

- ☑ 急性発症で局所性
- ☑ まぶた、唇が腫れている
- ☑ 体重増加
- ☑ 呼吸苦がある
- ☑ 発熱・発疹がある
- ☑ 胸痛がある
- ☑ 浮腫を起こす薬を服用中
  （カルシウム拮抗薬、NSAIDs、チアゾリジン系薬、ACE阻害薬など）
- ☑ 利尿薬を服用中
- ☑ 肝・腎疾患、心不全、貧血、甲状腺疾患の既往歴がある

D 私は、緊急ではありませんが受診勧奨します。胸痛と呼吸苦、ラシックスを服用したことがあるとのことなので、一度、心臓の検査を受けることを勧めます。

岸田 なるほど。それぞれ理由をしっかり説明して素晴らしいですね。実際はどう対応しましたか。

A 受診を勧めました。受診したところ、医師はヤーズによる血栓症が完全には否定できないとし、処方が中止になりました。服薬をやめたら、息切れや胸の痛みはなくなったそうです。その後、子宮内膜症の症状が重くなり服薬を再開しましたが、今のところむくみなどはないそうです。

D 1年以上服用を続けていて、突然、血栓が生じるものなのでしょうか。

A 2014年1月に発出された緊急安全性情報で、1年以上服用し、肺塞栓症により死亡した例が報告されていました。

岸田 私も、この人には受診勧奨でいいと思います。もともとむくみがある場合、脚の左右差を確認するのは難しく、片側性のむくみがはっきりしないだけの可能性があります。小さな血栓が形成され、肺に飛んで呼吸苦や胸痛が生じていた可能性は十分あります。このように女性ホルモン製剤を服用中で、呼吸苦や胸痛などの症状があれば、受診を勧めてください。

Take Home Message

- 浮腫は、全身性か局所性か、圧痕性か非圧痕性かを確認。

- 両脚がむくんでいないのに、眼の周囲や唇にむくみがある場合は、血管性浮腫の可能性が高く、要注意。

- 薬の副作用と判断するためには、薬以外の原因を除外する必要がある。

- 経過は、良くなっている、悪くなっている、変わらないの3択で確認する。

患者への伝え方の一例

　1週間くらい前から、両脚のむくみが気になるのですね。ほとんどのむくみは原因不明ですが、まれに心臓の疾患や脚の血管が詰まる、その他の病気によって、むくみが生じることがあります。また、だるさや立ちくらみはありませんか。もしあれば、貧血や甲状腺の病気でむくみが生じているかもしれません。　　　　← 浮腫について説明する

　○○さんは1年ほどヤーズを飲んでいらっしゃるとのことですが、ヤーズの副作用として、血管が詰まりやすくなることが報告されています。最近、階段を上るときに異常に息が切れたり、心臓がギューッと締め付けられる感じがあるということですが、お若くても、心臓の血管が詰まって、そういう症状が出ている可能性があります。急ぐ必要はないですが、一度、医師に診てもらった方がいいと思います。　　　　← 患者から聞き取った情報を基に、薬剤師としての意見を述べる

　ただ、片脚だけむくみが悪化して太くなったり、まぶたや唇が腫れるなどの症状が出たら、すぐに救急外来を受診してください。　　　　← 浮腫のレッドフラッグサインを踏まえて、受診の目安を伝える

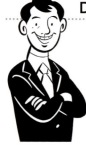

Dr. 岸田からのメッセージ

　「若い女性」と「むくみ」というキーワードから、ヤーズ配合錠を服用中ではないかという推察ができていましたね。ただし、薬の副作用と判断するためには、薬以外の原因を除外する必要があります。最初から決め付けずに情報を収集し、重篤な疾患が隠れていないかを確認するようにしましょう。

　全身性の浮腫で最も多いのは、原因不明の特発性浮腫です。そのためか、むくみは軽視されがちですが、血栓塞栓症や血管性浮腫など、緊急対応が必要な病態が隠れていることがあります。また、局所性のむくみや、まぶたや唇が腫れているなどのレッドフラッグサインを見逃さず、適切に受診勧奨するようにしてください。

頭痛

頭痛を訴え「鎮痛薬を購入したい」と来局した人への対応

症例15

平日の昼間に男性が「頭が痛いのでロキソニンを買いたい」と来局。頭痛持ちとのことで、以前にも当薬局に鎮痛薬を買いに来たことがある。

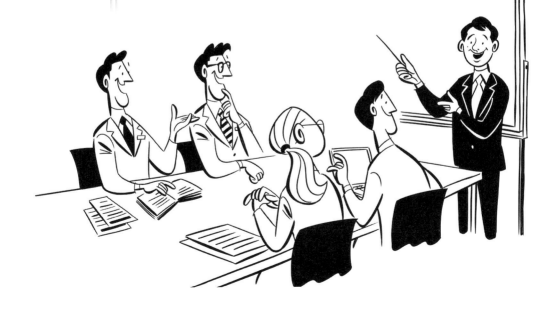

「頭が痛いので鎮痛薬を購入したい」と
男性が薬局を訪れました。

岸田　今回は、どのような患者でしょうか。

A　平日の昼間に「頭が痛いのでロキソニンS（一般名ロキソプロフェンナトリウム水和物）を買いたい」と言って来局した患者です。

岸田　さて、何を聞きましょうか。

B　まずは、年齢と性別を聞きたいです。

A　30代前半の男性です。

C　基礎疾患の有無が知りたいです。何かの病気で医療機関にかかっていますか。

A　かかっていません。

岸田　今の質問で、欲しかった情報は得られましたか。

C　通院していないことは分かりましたが、何か疾患を持っているかもしれず、情報が足りません。

岸田　そうですね。聞き方によっては十分な情報が得られないことがありますので、質問の仕方に注意する必要があります。

B　普段、何かお薬を飲んでいますか。

A　特に飲んでいません。

B　では、今回の頭痛を含めて、最近何か気になる症状があって薬を飲んだりしていませんか。

A　頭が痛かったので、ロキソニンを飲みました。

岸田　いいですね。定期薬の服用がないかを聞くことで基礎疾患の有無が確かめられました。また、今の症状に対して薬を飲んだことも聞けました。このように、定期薬と今の症状に対する薬については、分けて聞くことが大切です。

B　ロキソニンは、いつ飲みましたか。

A　2日前から毎日、1〜2回飲んでいます。

C　それでも治らないのですか。

A　はい。

D　ロキソニンは市販薬ですか。

A　はい、そうです。前に買ったのを飲み切ってしまったので、薬局に買いに来ました。

E　普段の血圧はどのくらいですか。

A　日ごろ、血圧を測っていないので分かりません。

E　では、健康診断などで血圧が高めだと言われたことはありませんか。

A　ありません。

B　どのような痛みですか。頭がズーンと重い感じですか。それとも、ズキン、ズキンと脈打つように痛む感じでしょうか。

A　脈打つように痛みます。

岸田　頭痛の性状が聞けましたね。これを聞いてどうですか。

B　拍動性の痛みなので、片頭痛が疑われると思いました。

F　どの辺りが痛いですか。右側とか左側とか、全体が痛いなどありますか。

A　どちらかというと前の方です。

岸田　部位を聞きたい場合は、対面であれば患者に指し示してもらうとよいでしょう。言葉で示すのは、案外難しいですから。

D　これまでにも頭痛の経験はありますか。

A　はい。頭痛持ちです。

E　今までの頭痛と同じような痛みの強さですか。それとも、これまでに経験したことのないような痛みですか。

A　あまり変わりません。だけど、なかなか治りません。

岸田　いいですね。経験したことのないような強い痛みであれば、くも膜下出血や脳出血の可能性が考えられますが、その可能性は低くなりましたね。

D　頭が痛くなる前にチカチカするとか、何か前兆がありますか。片頭痛の前駆症状の有無を知りたいです。

A　ないです。

B　吐き気はありますか。片頭痛の随伴症状として吐き気が起こることがあります。

A　ないです。

F　いつ頃から頭痛が出るようになりましたか。慢性頭痛の病歴があり、鎮痛薬を長期に飲んでいる場合、薬物乱用頭痛の可能性もあると思います。

岸田　では、それをストレートに聞いてみてはどうでしょうか。

F　ロキソニンは1カ月に、どのくらい飲んでいますか。

岸田　いいですね。患者が答えにくそうであれば「月に1回ですか、それとも半月に1回くらいですか」というように選択肢を示してあげましょう。

A　月に1回程度とのことです。

B　咳や鼻水、喉の痛み、熱などの症状はないですか。

A 咳が軽く出て、鼻水もあります。熱は37℃程度あります。喉の痛みはありません。

D 頭痛は、だんだん悪くなっていますか。

A 徐々に悪くなっている気がします。

岸田 では、ここで情報整理を兼ねて網羅的情報収集を考えてみましょう。

B 既往歴は、治療中の疾患はないが、頭痛持ち。ロキソニン以外に服用中の薬はなし。アレルギー歴や家族歴、職業や飲酒、喫煙の有無などの社会歴は把握できていません。

岸田 ロキソニンが欲しいと言っている人なので、アレルギー歴は押さえたいですね。聞き漏らした点を確認してください。

B 薬や食べ物などで、アレルギーはありますか。

A 薬ではありませんが、スギ花粉症です。

B お酒やたばこはどうですか。

A お酒は、週に数回飲む程度で、喫煙歴はありません。

岸田 だいたい埋まりましたね。では、今回のケースの頭痛に関して、「OPQRST」を使って情報を整理してみましょう。

D O（発症形態）は2日ほど前から。P（増悪・緩解因子）は聞けていません。Q（性状）は脈打つような痛み、R（部位と随伴症状）は頭の前方で、随伴症状は咳と鼻症状、熱。S（程度）はこれまでと同じくらい、T（時間経過）は徐々に悪くなっている——ですね。

岸田 頭痛を来す主な疾患は表1の通りです。では、ここまで聞いて、どうでしょう。

B 今回は、いつもの頭痛と違う感じですね。周りに、かぜを引いている人はいませんか。シックコンタクトを確認したいです。

A かぜを引いている人が近くにいたそうです。

C 咳や鼻症状は、頭痛と同じタイミングで出たのでしょうか。

A だいたい同じ頃です。

C かぜの可能性は少なからずありそうですね。

かぜの3症状をチェックする

岸田 かぜを疑ったときには、どうしましょうか。

B かぜの3症状である「咳」「鼻水」「喉の痛み」をチェックします。

岸田 その通りです。それらが数日の経過で同程度にそろう場合は、かぜ、つまりウイルス性の上気道炎の可能性が高いです。症状は、「喉の痛み→鼻症状→咳」の順で起こることが多いです。3症状がそろわない

第2章 カンファレンスで学ぶ 臨床推論

表1 頭痛が起こり得る主な疾患

一次性頭痛	片頭痛、緊張型頭痛、群発頭痛、アイスクリーム頭痛、感冒に伴う頭痛
二次性頭痛	くも膜下出血、脳内出血、髄膜炎、脳腫瘍、慢性硬膜下血腫、低髄圧症候群
その他	帯状疱疹、副鼻腔炎、高血圧性脳症、緑内障発作、後頭神経痛、側頭動脈炎、薬剤性

ケースもありますが、鼻症状を含む最低2つの症状があることが大切です。この男性はどうでしょう。

D 咳と鼻症状は少しあるようですが、喉の痛みはないようなので、典型的なかぜとはいえませんが、かぜでないとも言い切れないと思います。

F ロキソニンを飲んでいるので、喉の痛みが抑えられている可能性もあります。

D そう思います。咳が出始めたのはいつ頃からですか。

岸田 いい質問です。現在の症状の有無だけでなく、それらの症状がいつから起こったのか確認することは大切です。

A 2日くらい前からです。

E 鼻水や熱はどうでしょうか。

A 鼻水は4日ほど前からです。熱は2日前から始めました。

E 2日前くらいに、喉の痛みはありませんでしたか。

A 実は、喉の痛みはもっと前にあったのですが、来局時には治っていました。

E 喉の痛みもあったのですね。かぜっぽいですね。

岸田 患者は、経過を追って話さないことが多いので、現在の症状とこれまでの経過とを分けて聞く必要があります。

C 咳、鼻症状では、どちらかが強いのでしょうか。

A 鼻の症状が強いです。

C かぜの3症状がここ数日の間であり、3症状のうち今、つらいのは鼻で、しかも頭が痛いということですね。鼻の奥の違和感や嫌な臭いがするなどの症状はありませんか。副鼻腔炎や蓄膿症ではないかと。それらによる頭痛も考えられます。

A ないです。ただ、鼻水は少し緑色です。

岸田 蓄膿症は、医学用語では慢性副鼻腔炎ですね。

薬学管理に生かす臨床推論 295

かぜ症状の背後にある細菌感染症

岸田　では、Aさん、男性から聞いた経緯のまとめと、他の情報もあれば教えてください。

A　4日前に咽頭痛と鼻汁があり、3日前には咽頭痛は改善したが咳が出始めた。2日前には頭痛が出てきたので、家にあった市販のロキソニンを内服。今日になっても頭痛が治らず、手持ちのロキソニンがなくなり来局した、という経緯です。他の情報としては、鼻水が緑色で、熱は36.8～37.0℃とのことです。患者自身はかぜだと思っているようで、「かぜに抗菌薬は効かないと聞き、受診しても仕方がないと思い、ロキソニンを買いに来た」と話していました。

岸田　最近は、かぜに抗菌薬は必要ないことが、一般の人にも知られてきていますね。では、この患者をどう考えますか。

B　主訴の頭痛は、緊張型頭痛、片頭痛、群発頭痛、薬剤性などが考えられますが、今回の頭痛はかぜによるもののように思います。

D　いつもの頭痛とは別の、かぜによる頭痛だと思います。

F　帯状疱疹も考えられます。

岸田　なぜ帯状疱疹を疑ったのですか。

F　かぜで免疫が落ちていることや、頭の前方が痛いと言っています。発疹はまだ出ていない状態なのかなと。

岸田　いい思考ですね。30代でかぜを引いて帯状疱疹になるのは珍しいかもしれませんが、疲れなどで免疫力が低下している場合にはあり得るでしょう。患者に「今後、発疹が出て来ないか、注意してください」と伝えるのもよいですね。

C　急性副鼻腔炎による痛みを、男性は頭痛と思っているのではないかと思います。

岸田　かぜや副鼻腔炎を疑う人が多いようですね。かぜであれば受診勧奨は必要ありません。しかし、副鼻腔炎など細菌感染症では受診勧奨の対象となる場合があり、注意を要します。咽頭痛が強いようであれば溶連菌性咽頭炎、咳症状が強い場合は肺炎、鼻症状は細菌性副鼻腔炎が要注意です（図1）。これらの疑いはありませんか。

C　緑色の鼻水が出ているというのは、細菌性副鼻腔炎の可能性があると思います。

岸田　そうですね。今回の患者は、頭痛が主訴でしたが、かぜの3症状があり、中でも鼻症状が強いようです。鼻症状（くしゃみ、鼻水、鼻閉）が起こり得る疾患などは、表2の通りです。

図1 かぜの3症状の背後にある注意すべき細菌性感染症

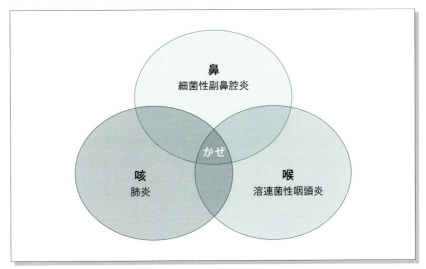

　よく見られるのは、ウイルス性鼻炎、いわゆる鼻かぜとアレルギー性鼻炎です。アレルギー性鼻炎は、朝方から日中にかけて、くしゃみや鼻水の症状が強く出ることが多く、季節性があれば、より疑われます。一方、ウイルス性鼻炎では発熱、咳、咽頭痛などの症状も見られ、急性に起こります。シックコンタクトの有無も参考になります。両者の鑑別は難しいですが、対応は変わりません。

　薬剤性の鼻症状は、局所の炎症惹起、神経系への作用などがある薬で起こり得ます（表2）。鼻症状があるからといって原因薬剤の使用はやめられないことが多いですが、知っておきましょう。

「鼻症状メイン型」のかぜとは

岸田　では、鼻症状メイン型のかぜのレッドフラッグサインを考えてみましょう。どのような場合、医師の診察が必要ですか。

D　頭を打ったなど外傷の既往があり鼻症状があれば、髄液鼻漏が疑われます。直ちに受診させる必要があります。

B　38℃以上の高熱が続く場合。

岸田　38℃以上でも慌てて受診する必要はなく、発熱が数日続いた場合でよいでしょう。他はどうでしょう。

B　急性細菌性副鼻腔炎で、抗菌薬の投与が必要な場合。

岸田　急性細菌性副鼻腔炎の症状を挙げてみましょう。

表2 鼻症状が起こり得る主な疾患や病態

- アレルギー性鼻炎
- 副鼻腔炎（ウイルス性、細菌性）
- 妊娠（出産前6週くらいから出産後2週以内に消失する）
- 職業性
- 薬剤性
  α刺激薬、降圧薬（ACE阻害薬、β遮断薬、カルシウム拮抗薬）、勃起不全（ED）治療薬（シルデナフィルクエン酸塩）、抗うつ薬、ベンゾジアゼピン系薬、抗痙攣薬（クロルプロマジン塩酸塩、ガバペンチン）、エストロゲン製剤、プロゲステロン製剤など
- 腫瘍
- 甲状腺機能低下症
- 多発血管炎性肉芽腫症（ウェゲナー肉芽腫症）、サルコイドーシスなど

C 鼻周辺の痛み。

岸田 そうですね。副鼻腔は、鼻腔に隣接した骨内にある空洞で、前頭洞、篩骨（しこつ）洞、蝶形骨洞、上顎洞の4つに分かれています（図2）。この副鼻腔が感染によって急性炎症を来したのが急性副鼻腔炎です。鼻閉、鼻汁、後鼻漏の他、頬部痛、頭痛などを呈します。発熱の有無は問いません。頬部や頭の痛みについては、副鼻腔のある辺り、つまり眉毛の内側（前頭洞）、目の下辺り（篩骨洞）、頬骨の辺り（上顎洞）がピンポイントで痛みます。典型的には片側性です。「この辺りが痛くないですか」と指で示しながら確認するとよいでしょう。うつむいたときに、前頭部や頬部が重い感じがするのも特徴であり（表3）、上歯痛を訴える患者もいます。ただし、必ず上歯のみです。

D 膿性鼻汁についてはどうですか。

岸田 確かに、細菌性副鼻腔炎では膿性鼻汁を伴いやすいのですが、ウイルス性であっても膿性鼻汁は見られますので、それだけでは判断できません。粘膜上皮細胞が傷害され、炎症細胞が浸潤することで膿性の鼻汁や痰となります。炎症が起こると、透明の粘性から黄色の粘性の鼻汁となり、その後、軽快するといった経過をたどります。ときどき「黄色い鼻水が出てきたので、そろそろ治ると思う」と言う年配の人がいますが、経験的に分かっているのだと思います。

図2 副鼻腔の解剖

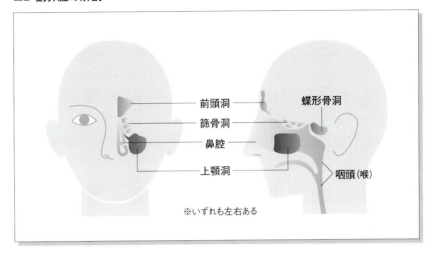

表3 細菌性副鼻腔炎の特徴（岸田氏による）

- ◎ 片側性の頬部痛がある
- ◎ うつむいたときに前頭部もしくは頬部の重い感じがある
- ◎ 上歯痛がある
- ◎ 症状が2峰性を呈する（図3参照）
- ◎ 膿性鼻汁がある
- ◎ 血管収縮薬や抗ヒスタミン薬への反応が悪い
- ◎ 後鼻漏がある

D　膿性鼻汁があるからといって、治療に抗菌薬が必要とはいえないわけですね。

岸田　その通りです。つまり、それだけでは受診勧奨の必要はありません。

症状の2峰性の有無を確認

岸田　さらに、症状が出て、少し良くなってまた症状がぶり返すといったように、症状が2峰性を呈するのも細菌性副鼻腔炎の大きな特徴です（図3）。典型的な急性副鼻腔炎では、ウイルス感染によって粘膜が傷害さ

図3 細菌性副鼻腔炎の2峰性の病歴

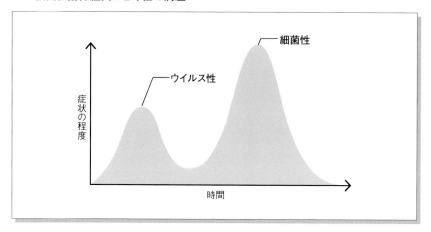

れ、細菌感染が起こりやすくなるため、上気道ウイルス感染に続発して、細菌性副鼻腔炎を発症することが多いからです。

　つまり、最初に咳や鼻症状、喉の痛みがあって、それが少し良くなってきたと思った頃に、今度は鼻の症状が強くなります。2峰性を確認するためには、それぞれの症状の経過を丁寧に聞くことが大切です。

E　細菌性副鼻腔炎では、必ず症状の2峰性が見られますか。

岸田　最初から細菌感染を起こしている場合もあり、2峰性でないからといって細菌性副鼻腔炎は否定できませんが、2峰性があれば細菌性副鼻腔炎であることがほとんどです。

C　細菌性であれば、抗菌薬の投与が必要ですか。

岸田　全ての細菌感染症で抗菌薬が必要というわけではありません。解剖学的に見て体の表面に近い部位における細菌感染では、抗菌薬を投与しなくても自然治癒することが少なくありません。例えば、膀胱や腸は体表面に近く、そもそも無菌状態ではないので、膀胱炎や腸炎では必ずしも抗菌薬は必要ありません。副鼻腔炎もしっかり鼻をかんでドレナージすれば、自然治癒も可能です。つまり、膀胱炎や腸炎、副鼻腔炎といった体表面近くの細菌感染症では、慌てて受診させる必要はないといえます。

　一方、肺炎や腎盂腎炎のように、無菌環境である体の奥にある臓器が細菌感染を起こした場合は、自然治癒は見込めないため、できるだけ早く受診させて抗菌薬を投与する必要があります。

C　では、副鼻腔炎で抗菌薬投与が必要になるのは、どういったケースでしょうか。

岸田　症状が強い、もしくは持続しているケースです。細菌性副鼻腔炎では、(1)非常に強い片側性の頬の痛みがある、(2)腫脹がある、(3)発熱がある——場合には、症状の持続期間にかかわらず、受診させるようにします。また、鼻炎症状が10日以上持続し、さらに頬（特に片側性）の痛み、圧痛、膿性鼻汁が見られる場合も受診を促しましょう。この男性は、下を向いたときに頭や頬の辺りが重い感じを訴えてはいませんでしたか。

A　下を向いたらおでこが痛いと言っていました。

細菌性で症状が強ければ受診勧奨

岸田　さて、このケースはどのように対応しましょうか。

C　少し様子を見るように言います。今は、症状が強くないようですが、2、3日間ほど経過を見て、治らないようであれば受診するよう伝えます。

E　かぜによる頭痛のように思いますが、ロキソニンで治らず、しかもどんどん悪くなっているという状況なので、私は受診を勧めます。

G　私も受診勧奨します。鼻症状に加え、咳もあります。最初はウイルス性のかぜだったけれど、今は細菌性の副鼻腔炎を起こしているように思います。微熱で済んでいるのは、ロキソニンによる解熱効果かもしれません。

D　頭痛は、細菌性の副鼻腔炎によるもののように思います。ただ、それほど重症ではなさそうなので、少し様子を見てもらい、軽快しないようであれば、受診するよう伝えます。それとは別に、もともとの頭痛について、頭痛外来などで診てもらうように伝えます。

鼻症状メイン型のかぜのレッドフラッグサイン

- ☑ 片側性の頬部痛や前頭部痛がある
- ☑ うつむいたときに前頭部または頬部の痛み・重い感じがする
- ☑ 症状が2峰性を呈している
- ☑ 38℃以上の熱が続く
- ☑ 外傷での髄液鼻漏が疑われる

B　私も、もともとある頭痛とは別の、副鼻腔炎による頭痛だと思います。既にロキソニンを飲んで2日たつのに、徐々に悪くなっているというのは、受診すべき状況だと思います。

岸田　実際は、どうしたのでしょうか。

A　最初はかぜと思ったのですが、ロキソニンを飲んでも頭痛が治まらないことや、膿性鼻汁が見られることなどを聞いて、副鼻腔炎の可能性を考え、受診勧奨しました。

岸田　その後の患者の経過は分かりますか。

A　患者は、翌日、耳鼻咽喉科を受診し、副鼻腔炎と診断され、アモキシシリン水和物（商品名サワシリン他）の他、トラネキサム酸（トランサミン）、L-カルボシステイン（ムコダイン他）、デキストロメトルファン臭化水素酸塩水和物（メジコン他）、アセトアミノフェン（カロナール他）が処方されました。

岸田　ロキソニンを使っていたので2峰性の病歴が確認できなかったようですが、細菌性副鼻腔炎の疑いが強いですね。自然治癒を期待して様子を見てもよいかもしれませんが、痛みがある程度あるようなので、受診勧奨は適切な対応だったと思います。

Take Home Message

● 定期薬と、今の症状に対して服用した薬とは、分けて確認する。

● 部位を確認する場合には、対面であれば患者に指し示してもらうとよい。

● 経過を把握するには、現在の症状とこれまでの経過とを分けて聞く。

● 細菌性副鼻腔炎では、症状の2峰性を呈することが多く、それぞれの症状の経過を丁寧に確認することが大切。

● 膀胱炎や腸炎、副鼻腔炎といった体表面近くの細菌感染症は、必ずしも抗菌薬は必要なく、自然治癒も可能。

患者への伝え方の一例

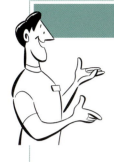

お話を伺うと、いつもの頭痛とは違うようですね。ロキソニンを飲んでも痛みが治らないことや、かぜのような症状が見られること、鼻水の色が濃いのも気になります。ウイルス性のかぜか、細菌性副鼻腔炎の可能性も考えられます。 ── 細菌性副鼻腔炎の可能性を伝える

ウイルス性のかぜであれば、抗生物質は効きませんので、市販のかぜ薬でつらい症状を抑えれば十分です。細菌性副鼻腔炎であっても、自然に治る場合もあり、抗生物質が必要ない場合もありますが、症状が強かったり持続する場合には、抗生物質による治療が必要となります。 ── 細菌性副鼻腔炎の治療について説明する

○○さんの場合、頭痛は副鼻腔炎によるものである可能性もあり、いずれにしても痛みがかなり強そうですので、ロキソニンを服用して済ませるよりも、受診した方がよいと思います。今の時間なら、△△耳鼻科が診察時間中なので、すぐに受診してみてはいかがでしょうか。 ── 自覚症状の重さを踏まえて、受診勧奨する

Dr. 岸田からのメッセージ

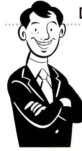

今回は、頭痛を訴えて来局した患者が、実は細菌性副鼻腔炎だったという展開でした。頭痛というと片頭痛だと考えがちですが、まずは頭痛を起こす疾患や病態を広く想起して、情報を収集する必要があります。

抗菌薬については、耐性菌が問題となっています。2018年度診療報酬改定では、小児のかぜに抗菌薬を処方しなかったときに算定できる「小児抗菌薬適正使用支援加算」が新設されました。抗菌薬が処方されないことで不安に思う保護者がいたら、適切に説明し不安を取り除くことが大切です。

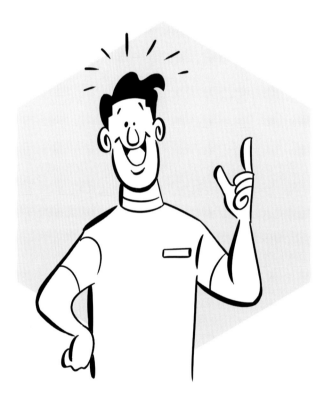

めまい

めまいを訴える患者が処方箋を持って来局したら

症例16

めまいを主訴に、内科診療所を受診した女性患者が、処方箋を持って来局した。患者は「めまいの専門の医療機関を受診した方がよいか」と相談してきた。

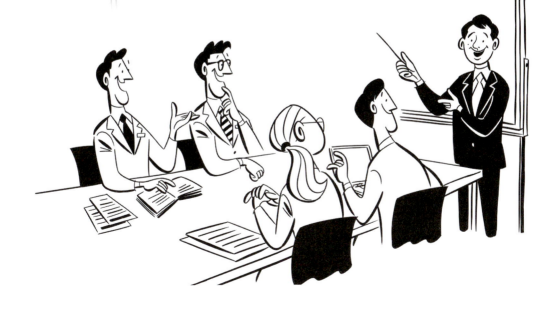

処方箋を持って来局した55歳の女性患者から
めまいについて、相談されました。

岸田　今回は、処方箋を持って来局した患者ですね。症例を紹介してください。

A　患者は55歳女性。めまいを訴えて受診し、ノイロビタン配合錠（一般名オクトチアミン・B_2・B_6・B_{12}）とアデホスコーワ（アデノシン三リン酸二ナトリウム水和物）が1週間分の処方箋を持って来局しました。薬剤交付時に患者から「めまいの治療に、これらの薬は効くのか。専門の医療機関を受診した方がよいのではないか」などと相談を受けました。

岸田　患者は、不安を感じていて、薬剤師に確かめたかったのですね。こうした相談を受けることは少なくないと思います。どう答えるのがよいのか、考えてみましょう。まず、患者の訴えと、この処方から、何が考えられますか。

B　疲れによるめまいではないでしょうか。めまいに対してはアデホスコーワしか処方されていないので、症状がそれほど強いわけではないように思います。

岸田　確かにこの処方を見る限り、重篤な感じはしませんね。疲れによるめまいが最も疑われるでしょう。

C　1週間分の薬しか処方されていないので、1週間後に詳しい検査をするのかもしれません。これらの薬は、通常ならもう少し長期で処方されるように思います。

岸田　なるほど。近々、再受診して精査するので、取りあえずの処方だということも考えられますね。

D　以前にも同じ薬が処方されていて、症状があるときだけ飲むため残薬があり、1週間分だけ出ているといったことはないですか。

A　いえ、これらの薬は初めて処方されました。

C　受診したのは何科ですか。めまいは耳鼻咽喉科を受診することが多いと思いますが、婦人科であれば更年期障害も疑われます。受診した診療科によって、考えるべき原因疾患は変わってくると思います。

A　内科です。

C　他の疾患で、薬を服用していませんか。別の薬による副作用の可能性も考えられます。

A　他院で、エルデカルシトール（商品名エディロール）、ピタバスタチンカルシウム水和物（リバロ他）、レバミピド（ムコスタ他）、フルスル

第2章 カンファレンスで学ぶ 臨床推論

表1　めまいを来す主な疾患とその分類

1. 前庭障害
1）末梢病変（30～40％）
良性発作性頭位めまい症（BPPV）、メニエール病、前庭神経炎、第8脳神経障害の副作用を有する薬剤（ゲンタマイシン硫酸塩、ストレプトマイシン硫酸塩）

2）中枢病変（5～10％）
脳幹・小脳梗塞、椎骨脳底動脈循環不全、薬剤性、多発性硬化症、頸性めまい（Powers症候群）、脳・耳腫瘍

2. 心血管系疾患（5～10％）
高度の大動脈弁狭窄症、不整脈、脱水、重度の貧血

3. 複合型感覚障害または代謝性障害（10～25％）
低血糖、高血糖、低酸素血症、甲状腺機能異常

4. 精神科的疾患（10～20％）
うつ病、パニック障害、過換気症候群

「総合診療医が教える よくある気になるその症状」（じほう、2015）より引用

チアミン塩酸塩（アリナミン他）が処方されているほか、ホルモン補充療法を受けています。

E　めまいを感じるようになったのは、いつ頃からですか。めまいが始まった頃に、服用を始めた薬があったり、体調の変化がなかったかを聞きたいです。

A　いつからかは、分かりません。

岸田　どの質問もいいですね。今回は、処方箋を持って来局した患者です。薬局が混み合っているときなどは、ゆっくり話せないことも多いでしょう。その場合、限られた情報から患者の疾患や症状を想起し、的を絞った質問をすることが求められます。そのためにまず、めまいを引き起こす疾患や病態などを考えてみましょう。

B　メニエール病や突発性難聴、良性発作性頭位めまい症（BPPV）などの内耳の疾患が考えられます。

E　脳梗塞や脳出血のような脳血管疾患でも起こります。

C　貧血や脱水、低血糖でも起こると思います。

F　更年期障害の不定愁訴などでもありますよね。

岸田　いろいろ出ましたね。めまいを来す疾患の分類を表1に示しました。大きくは（1）前庭障害、（2）心血管系疾患、（3）複合型感覚障害または代

薬学管理に生かす臨床推論　307

謝性障害、（4）精神科的疾患——の4つに分けられます。前庭障害は、BPPVやメニエール病などの末梢病変と、脳梗塞や脳出血などの中枢病変に分けられます。最も頻度が高いのは、末梢性の前庭障害です。一方で頻度は高くありませんが、重大な転帰をたどるのは、中枢性の前庭障害や心血管系疾患によるものです。

頻度が高く、最も考えられる疾患を"本命"とすると、"大穴"は、頻度は少ないけれど重大な転帰をたどるものです。本命は、その疾患らしさを示す徴候を探すことが大切です。また、大穴については、常に念頭に置き、少しでも徴候が見られればレッドフラグサインと考えていいでしょう。

めまいの性状を確認する

岸田　これらを頭に入れた上で、情報収集を続けましょう。

B　どのようなめまいですか。ぐるぐる回る感じですか。

岸田　いいですね。めまいの性状ですね。患者は、様々な症状を「めまい」という言葉で表現します。大きくは、ぐるぐる回るような「回転性めまい」、ふわふわするような「動揺性（浮動性）めまい」、気が遠くなるような「失神前めまい」——の3つに分けられます（表2）。

回転性めまいでは「ぐるぐる回る」以外に、「景色が流れる」「天井が動く」など、様々な表現がされます。動揺性めまいは「ふわふわする」「ふらふらする」「体がふらつく」「頭がふらつく」などです。失神前めまいは「気が遠くなる」「意識を失いそうになる」などといわれることがあります。何かよく分からない表現の場合は、「動揺性」と考えてよいでしょう。

どのようなめまいかをはっきりさせることは、とても重要です。しかし、実際にはあまりきちんと分類されていないことが多いといえます。例えば、添付文書の副作用の欄においても、一括して「めまい」となっています。さて、実際はどうでしたか。

A　ふわふわする感じです。

岸田　それを聞いてどうでしょう。

B　BPPVやメニエール病であれば、回転性のめまいだと思うので、別の疾患だと思いました。

岸田　そうですね。「ふわふわする」だけでは、疾患を特定するのは難しいでしょう。

D　いつ、めまいがしますか。起き上がった時とか、歩いている時とか、あ

第2章 カンファレンスで学ぶ 臨床推論

表2 めまいの性状と原因となる主な疾患

分類	よくある表現	原因となる主な疾患
回転性めまい（**vertigo**）	ぐるぐる回る、景色が流れる、天井が動く	末梢性の前庭障害（BPPV、メニエール病など）、中枢性の前庭障害（脳血管障害、脳・耳腫瘍など）
動揺性（浮動性）めまい（**dizziness**）	ふわふわする、体や頭がふらつく、ふらふらする	どの疾患でもあり得る
失神前めまい（**presyncope**）	気が遠くなるような、意識を失いそうになる	出血、心血管障害、神経調節性失神など

りますか。逆に、楽になる時はありますか。

A 聞いていません。

岸田 増悪・緩解因子ですね。「起きた時」というのであれば、何が考えられますか。

D 貧血などでは、急に起き上がった時に、めまいが起こるように思います。メニエール病などでは、寝ていると少し症状が落ち着くような気がします。

岸田 そうですね。「歩いている時」というのであれば、「ふらつき」であることも考えられますね。

F めまいは、どのくらい続きますか。

A 聞いていません。

岸田 BPPVでは、めまいが続く時間が短く、数秒から数十秒程度で消失します。メニエール病であれば数時間から数日といったように長く続きます。

C 今までにも同様の症状がありましたか。以前にも同じような症状が、同程度であったのであれば、既にめまいに関する診断はついているように思います。

A 聞いていないです。

岸田 メニエール病は、繰り返し起こることがあります。頭痛でもそうですが、繰り返す病歴は、緊急度が高くないことが多いです。

F 耳鳴りとか、耳の聞こえにくさはないですか。メニエール病や突発性難聴では、それらの症状があるかと思います。

A 聞こえにくさはないようでした。

薬学管理に生かす臨床推論 309

岸田　耳鳴り、難聴、耳閉塞感の3つの症状は、何を表しますか。

F　蝸牛（かぎゅう）症状……ですか。

岸田　その通りです。耳鳴り、耳の聞こえが悪い（難聴）、耳が詰まった感じ（耳閉塞感）は「蝸牛3症状」と覚えておきましょう。前庭障害で多く見られます。蝸牛3症状があって、中枢性、つまり脳の疾患を疑うような徴候が見られなければ、突発性難聴、メニエール病、BPPVなど末梢性の前庭障害である可能性が高いので、耳鼻咽喉科の受診を勧めましょう。超緊急というわけではなく、例えば夜間であれば、翌朝の受診でも構いません。

F　メニエール病と突発性難聴の特徴には、どのようなものがありますか。

岸田　メニエール病と突発性難聴はいずれも、めまいと難聴があります。ただし、突発性難聴はめまいよりも難聴が前に出ます。難聴がよりつらい人は、突発性難聴であることが多いといえます。一方、メニエール病は激しいめまいを感じます。

　　　耳の聞こえにくさを感じている人は、早めに耳鼻咽喉科を受診することが大切です。前庭障害による難聴は、1〜2週間以内にステロイドによる治療を開始する必要があり、治療が遅れると不可逆的な難聴を来すことがあるからです。

E　めまいの強さはどうなのでしょうか。

岸田　「めまいの強さ」と聞かれると、患者は答えにくいかもしれませんね。聞き方を工夫してみましょう。

E　ここまで歩いて来るのは大変ではありませんでしたか。

岸田　いいですね。「家から出られないほど強いめまいではありませんでしたか」といった聞き方もあります。その日は、自分で受診して薬局にも来ているので大丈夫そうだという場合は、最もひどかった時には、歩けなかったり家から出られないほどだったか聞いてみましょう。

C　痺れるとか、ろれつが回らないとか、話しにくいといった症状はないですか。脳梗塞など、脳が原因で起こるめまいだと、そのような症状が起こることがあると思います。

A　痺れや話しにくさは、ないです。

岸田　中枢性の前庭障害ではなさそうなので、ひとまず安心ですね。

低血圧の原因を考える

B　蝸牛症状以外の随伴症状も聞きたいです。めまいの他に気になる症状はありませんか。

A 頭痛がすると言っていました。

E 受診した時に、血圧は測りましたか。頭痛があるとのことなので、高血圧が気になります。

A 収縮期血圧が75mmHgでした。

E え、そんなに低いのですか。だとすると、低血圧による起立性のふらつきが考えられますね。

岸田 めまいを伴う低血圧だとすると、その原因は何でしょうか。病名でなくてもよいので、考えてみましょう。

F 脱水によるショック状態が考えられます。トイレに何回行きましたか。脱水であれば、尿量が減ります。

B 水分を取っていますか。口の中の乾燥はどうでしょうか。暑い時期でしたから、熱中症も考えられますね。本人は、水分を取っているつもりでも、足りていないこともあります。

A どれも聞いていません。

E 夏ばてではないでしょうか。自宅ではエアコンを使っていますか。

A 本人は、夏ばて気味だと言っていました。ノイロビタンは、夏ばてに対して処方されたそうです。

E それにしても血圧が低いですよね。この患者は、普段もそんなに血圧が低いのでしょうか。

A 普段は、95mmHgくらいはあります。

E 普段からそれほど高くないのですね。でも、その日はさらに低かったのですね。

岸田 いつもの血圧が150mmHg程度ある人であれば、かなり心配ですが、普段から低い人なら少し安心できますね。

B 不正出血はありませんか。ホルモン補充療法は不正出血を来すことがあります。ひどくなると貧血が起こり、低血圧やめまいにつながると思います。

A 聞いていません。

岸田 出血に伴うめまいは、どのようなものでしょうか。

F 目の前が暗くなったり、気が遠くなったりします。

A そのような感じではありませんでした。

「らしさ」と「らしくなさ」を天秤に掛ける

岸田 随分情報が取れましたね。網羅的な情報収集も大体できていましたが、アレルギー歴が抜けていましたね。必ず確認するようにしましょう。

ではここで、分かっている情報を全て伝えてもらいましょう。

A 普段から、胃腸が弱くて冷え性やめまい、頭痛があり、更年期障害で加味逍遙散が処方されています。「漢方は、他にもいろいろと試したが、加味逍遙散が一番合っている」と話していました。その日の収縮期血圧は75mmHg。普段も95mmHg程度と、さほど高くありません。

血圧が低いことや、ホルモン補充療法を受けていることから、血栓症の疑いもあると考え、痺れや麻痺の有無も確認しましたが、それらの症状はない様子でした。

岸田 さて、どのような疾患、病態が考えられますか。薬剤性の要素も忘れずに、それ以外も広く考えるようにしてください。

F 婦人科系の不正出血による貧血によって、血圧低下、めまいが起こっているのではないでしょうか。

C 更年期障害も考えられます。

B 夏場ですし、脱水によるめまいも考えられます。

D 胃腸の調子も良くないようですし、自律神経のバランスが悪いように思います。つまり、自律神経失調症によるめまいではないでしょうか。

E 暑さによる脱水で、もともとあったメニエール病が増悪してめまいが強く出たとか……。回転性のめまいではなさそうなので、メニエール病っぽくはないのですが。

岸田 どれもいいですね。臨床推論では、「らしさ」と「らしくなさ」を天秤に掛けて考えます。らしさがあるかどうかを考える上では、めまいの場合、先ほど話した「性状」が大きな手掛かりとなります。皆さんは、診断をするわけではありませんが、今回のように患者の不安に応えたり、レッドフラッグサインがないかを見抜くには、医師がどう考えるかをある程度知り、同じように考えてみる必要があるでしょう。

めまいを訴える患者の場合、まず回転性、動揺性（浮動性）、失神前めまいのうち、どの性状かを確認します。3つの分類のうち、回転性のめまいは末梢性の前庭障害であることが多いです。つまり、「ぐるぐる回るめまい」は、末梢性前庭障害らしさを示す徴候の1つといえます。ただし、脳血管障害や脳腫瘍、耳腫瘍による中枢性の前庭障害でも回転性のめまいが起こりますので、注意が必要です。痺れや脱力、ろれつが回らないなどの中枢性の疾患らしさがないかを必ず確認し、疑われる場合は、緊急受診を勧めましょう（表3）。

動揺性のめまいは、様々な疾患が考えられます。例えば、感染症やその他の全身性疾患で全身状態が悪くてふらふらすることもあります。また、降圧薬やベンゾジアゼピン系薬、抗パーキンソン病薬、抗ヒス

第2章 カンファレンスで学ぶ 臨床推論

表3　中枢性の疾患を疑う主な所見

◎ 脳血管障害の危険因子（高血圧、糖尿病、喫煙、脂質異常症）

◎ 頭痛、頸部痛

◎ 複視

◎ 構音障害、嚥下障害

◎ 半身の痺れ、脱力

◎ 顔、口の周りの痺れ

◎ 片方に倒れそうになる

タミン薬などの薬剤によるもの、うつ病やパニック発作など心因性のものもあります。気を付けたいのは、小脳梗塞や小脳出血です。

　失神前めまいは、心疾患から来るめまいのことが多いので、見逃さないようにして、見つけたら必ず受診勧奨しましょう。

　発症状況も確認してください。排尿、排便後のめまいは良性であり、問題がないことがほとんどです。また、回転性のめまいや気が遠くなるようなめまいは、立位よりも臥位で起こっている場合に、より注意が必要です。

脳と心臓から来る症状を見逃さない

岸田　では、見逃してはいけない、命に関わるようなめまい、つまり超緊急の受診勧奨が必要な疾患や状態を挙げてみましょう。

E　脳梗塞や脳出血によるめまい。

C　程度の強い低血糖や重度の脱水。

岸田　いいですね。単なる脱水ではなく、重度の脱水というのがポイントですね。

B　失神前めまい。不整脈や虚血性心疾患によって起こっていることが多いので、注意が必要です。

E　肺炎などの感染症。

F　消化管出血などによって貧血が起こっている場合。ワルファリンカリウム（ワーファリン他）などの抗血栓薬や非ステロイド抗炎症薬（NSAIDs）を服用している患者は、特に注意が必要です。便の色にも

薬学管理に生かす臨床推論　313

注意したいです。

岸田 どれもいいですね。頭と心臓、出血に関係するものは、レッドフラッグサインです。他に耳腫瘍もあります。癌という意味で見逃せないですが、頻度は高くありません。では、この患者の場合、どう対応しましょうか。

E 気が遠くなるようなめまいではないので、それほど緊急性はないと思いますし、このまま様子を見てもらいます。

F レッドフラッグサインはなさそうなので、今すぐ受診してもらう必要はないと思います。でも、低血圧が気になります。消化管出血の可能性もありますので、低血圧の原因をしっかり調べてもらった方がよいと思います。

D 頭痛があるのが少し気になります。症状が強いわけではなさそうですので、緊急受診は必要ないと思いますが、続くようであれば受診するよう伝えたいです。

岸田 そうですね。頭痛を伴うめまいは、基本的にはレッドフラッグサインと考えた方がいいですが、状況にもよります。今回は、強い頭痛ではなさそうですし、脳血管障害では通常、血圧は上昇しますので、その可能性は高くなさそうです。また、受診したばかりですので、様子を見るという判断でよいと思います。その場合、頭痛やめまいが強くな

🚨 めまいを訴える患者のレッドフラッグサイン →

- ☑ 失神前めまい（意識を失いそうになるめまい）
- ☑ 難聴、耳鳴り、耳閉塞感（蝸牛3症状）を伴う
- ☑ 高血圧、糖尿病、脂質異常症、喫煙など、脳血管障害の危険因子が複数ある
- ☑ 構音障害、嚥下障害、複視、半身の痺れ、脱力がある
- ☑ 頭痛、頸部・後頭部痛がある
- ☑ 顔、口の周りの痺れ（過換気との違いに注意）がある
- ☑ （片側に）倒れそうになる
- ☑ 動悸、胸部不快感、胸痛を伴う
- ☑ 消化管出血が疑われる（黒色便、血便がある）

ったり、続く場合はすぐに受診するように、受診のタイミングを伝え
ておきましょう。

B 脱水によって血圧低下やめまいが起こっているように思いますので、十
分な水分摂取を促したいです。もし、痺れや話しにくいといった症状
が出たら、すぐに受診するように伝えます。

岸田 いいですね。夏場には、特に大切なアドバイスだと思います。実際には、
どう対応しましたか。

A 猛暑が続いている時期でしたので、脱水が原因で血圧低下が起こってい
る可能性があると思い、経口補水液の摂取を勧めました。ホルモン補
充療法による血栓の副作用の説明に加えて、脱水によってリスクが高
まることも伝え、しっかり水分を取ってもらうように話しました。さ
らに、めまいがひどくなったら受診するよう伝えました。

岸田 良い対応だったと思います。

チェック！ めまいを訴える患者に確認したい「OPQRST」は**376**ページ

Take Home Message

- 的を絞った質問をするには、その症状を引き起こす疾患や病
態などを想起して絞り込んでいく。

- 頻度が高く最も考えられる"本命"と、頻度は少ないが重大な
転帰をたどる"大穴"を考える。

- "本命"は、その疾患らしさを示す徴候を探す。"大穴"は、少し
でも徴候が見られればレッドフラッグサイン。

- 繰り返す病歴は、緊急性が高くないことが多い。

- 臨床推論では、「らしさ」と「らしくなさ」を天秤に掛けて考える。

患者への伝え方の一例

夏ばて気味で、めまいがあるとのこと、血圧も低いようですし、かなりおつらいですよね。 ― 患者のつらさに共感する一言を伝える

聞こえにくいといった耳の症状はないようですし、しゃべりにくさや手足の動かしにくさもないとのことですので、先生がおっしゃるように、夏ばてから来る、めまいの可能性が高いと思います。まずは、このお薬を飲んでしっかり休むようにしてください。 ― 薬剤師としての見解を伝える

このところ、暑い日が続いていますので、経口補水液などをこまめに飲むなどして、水分を十分に取るように心掛けてください。脱水を起こすと血圧が下がることがあります。また、○○さんはホルモン補充療法を受けていらっしゃいますので、血管の中で血の塊ができやすくなっています。脱水は、そのリスクを高めることにもなります。 ― 水分摂取など療養上の注意を伝える

今のところ、急いで専門の先生に診てもらう必要はないと思いますが、めまいや頭痛がひどくなったり、気が遠くなるような感じがしたり、痺れやしゃべりにくさなどの症状が出たら、すぐに受診してください。 ― 受診するタイミングを伝える

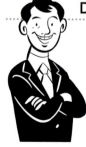

Dr. 岸田からのメッセージ

めまいは、原因が特定できないことも多く、厄介な症状です。薬剤師が聞かれて困る症状ランキングの上位にも入っています。脳の疾患から来るめまいは、命に関わるため緊急受診が必要です。レッドフラッグサインがないかをしっかり見極めることが大切です。

一方で不定愁訴の場合には、対応に困ることもあります。そうしためまいを繰り返す患者には、話をじっくり聞くことが治療の助けとなることもあります。薬局でも時間が許す限り、話を聞いて「おつらいですね」といった言葉を掛けるなど、寄り添ってほしいと思います。

腰痛

腰痛を訴えて鎮痛薬を購入しに来た人への対応

症例17

60代男性が腰痛を訴えて来局し、「鎮痛薬を買いたい」と話した。

聞くと、「昨日、庭の草むしりをしていて腰を痛めた」と言う。

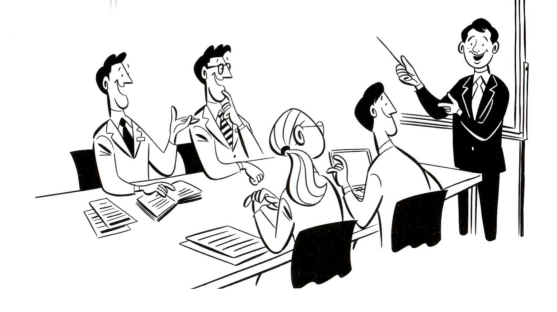

「腰が痛いので鎮痛薬を買いたい」と言って 60代男性が来局しました。

岸田　今回は、腰痛を訴えて薬局を訪れ、鎮痛薬の内服薬と外用薬を購入しようとしたケースです。腰痛は、成人の3人に1人が経験するといわれており、世界的にも急性上気道炎（かぜ）に次いで受診理由として多い症状とされています。薬局で相談される可能性が高い症状だといえるでしょう。では、始めましょう。まず、年齢と性別を教えてください。

A　69歳、男性です。

B　いつから腰が痛くなったのですか。

A　昨日からです。

C　重い物を持ったなど、何かきっかけがありますか。

A　いつものように、庭の草むしりをしていたそうです。

D　以前にも、腰を痛めた経験はあるのでしょうか。

A　これまでも何回か同じようなことがあったようです。

D　痛みは、以前と同じような感じでしょうか。

A　以前より、少し痛みが強いと言っていました。

C　動くと痛いですか。

A　動くと痛いので、動きたくない、早く家に帰って寝たいと話していました。

C　動くと痛いということは、関節とか筋肉とか、筋骨格系の疾患の疑いがありそうですね。

E　以前に痛くなったときは、OTC薬で治ったのでしょうか。

A　いつも、湿布薬を貼って、しばらくすると治るようです。

F　現在、何か薬を飲んでいますか。

A　近くの内科医院に通っていて、オルメサルタンメドキソミル（商品名オルメテック他）10mg/日、ロスバスタチンカルシウム（クレストール他）2.5mg/日、タムスロシン塩酸塩（ハルナール他）0.1mg/日、エチゾラム（デパス他）0.5mg/日を飲んでいます。

F　もともと腰痛を生じる疾患を有していて、悪化した可能性を考えましたが、服用薬を聞く限り、そうではなさそうですね。

痛みの性状、部位、随伴症状を確認

岸田　聞くべき情報が効率よく収集できていますね。では、この処方から推

第2章 カンファレンスで学ぶ 臨床推論

　　　　測される既往歴を考えてみましょう。

D　高血圧、前立腺肥大症、脂質異常症がありそうです。

C　エチゾラムは、睡眠障害か不安症状に処方されているのでしょうか。

F　先ほど、腰痛を生じる疾患に対する処方はなさそうだと言いましたが、エチゾラムは腰痛や肩凝りなどで処方されている可能性もあります。

岸田　どれも、いいですね。さらに必要な情報は何でしょうか。

B　既に、OTC薬を使っていたり、どこかの医療機関を受診して、湿布薬などが処方されていたりしませんか。

A　ありません。

B　昨日と比べて、痛みは強くなっていますか。それとも、和らいでいますか。

A　少しは良くなっている様子で、悪くはなっていません。

D　皮膚の表面が痛いような感じですか。

A　いいえ。

岸田　意図的な良い質問ですね。表面が痛いという情報が得られたら、どのような疾患を考えますか。

D　帯状疱疹が疑われます。

岸田　いいですね。帯状疱疹は、腰周囲に出やすく、「腰が痛い」という訴えの中から、帯状疱疹を見分けることは大事です。帯状疱疹を疑ったら、次にどう聞きましょうか。

B　電気が走るようなピリピリした痛みではありませんか。

岸田　そうですね。神経性疼痛ですから、痛みの性状はピリピリする痛みです。ほかに「服が擦れて痛いことはありませんか」と聞くのもよいと思います。実は、私も初期研修医のときに帯状疱疹を経験したことがありますが、確かに服が擦れて痛みました。

D　筋肉痛のような痛みですか。

A　筋肉痛のような感じもしますが、かなり痛いです。

E　強く尻もちをついたなどありませんか。脊椎圧迫骨折を起こすようなきっかけがなかったか、知りたいです。

A　特にないようです。

D　痛み以外の症状、例えば腰周囲の熱感はありませんか。

A　熱を持った感じや、他の症状もありません。

F　熱はありませんか。

A　測っていませんが、熱はないと思います。

岸田　熱があるかどうか、その場で測ってもらうといいですね。

B　尿は、きちんと出ていますか。

A　いつもと変わらないです。

薬学管理に生かす臨床推論　319

岸田　なぜ、尿のことを聞いたのですか。

B　ロスバスタチンを服用しているので、横紋筋融解症を疑いました。

岸田　なるほど。横紋筋融解症で腎障害が起こると、尿量が減ります。尿が
コーラ色になりますので、尿の色も聞いた方がいいですね。他に、尿
が出にくいなどの排尿障害を認める場合は、神経圧迫の可能性があり、
要注意です。

G　下半身の痺れはありませんか。痺れがあれば、神経圧迫の可能性がある
と思います。

A　痺れはありません。

岸田　いいですね。腰痛では、下肢の痺れの有無を確認することは、とても
重要です。

「過去に薬で発疹」への対応は?

岸田　さて、どうでしょうか。皆さんなら、鎮痛薬を販売しますか。

C　その前に、アレルギー歴を聞きたいです。薬を飲んで過去に具合が悪く
なったことはありませんか。

A　以前、痛み止めで発疹が出たことがありました。

C　薬の名前は分かりますか。

A　分かりません。

B　薬局で購入した薬ですか、それとも医師から処方された薬ですか。

A　医師が処方した薬です。

D　色とか形とか、何か覚えていませんか。

A　錠剤でした。色や形は覚えていません。

C　家に帰ったら、どの薬かが分かりますか。

A　家に帰っても分かりません。

B　発疹が出たとき、どうされたのですか。

A　受診したら、発疹は薬の副作用の可能性があるので飲むのをやめるよう
に言われ、やめたら症状は治まりました。

C　今、受診している医師が処方したものでしたか。そうであれば、医師に
聞いてみる手もあります。

A　今、通っている内科医院の医師ではなく、以前に別の診療所を受診して
いたときのことです。

岸田　薬の副作用を疑ったときに、聞きたい情報を整理しておきましょう。

C　服用薬、併用薬、増量・減量などのタイミング、服薬アドヒアランス、
処方意図、症状、随伴症状などです。

岸田 そうですね。副作用が発現したからといって、必ず処方が中止になる
とは限りませんし、その後、絶対にその薬が服用できないわけではあ
りません。例えば、抗癌剤のように、副作用を抑える薬を一緒に処方
して、服用を継続する薬もあります。ただし、絶対に回避すべき副作
用もあります。

F アレルギー性の副作用ですね。

岸田 そうです。特にI型アレルギーやアナフィラキシーは重篤な副作用で
す。どのような特徴がありますか。

F 服用後、急性に起こり、粘膜疹や呼吸苦などの症状が表れます。

岸田 他に唇が腫れるなどの血管浮腫も危険です。この患者は、以前に鎮痛
薬で発疹が出たと言っていますが、どの薬かが分かりません。どうし
ましょうか。

E 発疹が出て以降、鎮痛薬は一切、飲んでいないのでしょうか。別の鎮痛
薬を飲んだことはありませんか。

A あります。

E そのときは、何を飲みましたか。

A ロキソニン（一般名ロキソプロフェンナトリウム水和物）でした。

E 発疹はどうでしたか。出ていないようであれば、ロキソニンは大丈夫と
いうことになります。

A 出ませんでした。

岸田 いい応対でしたね。薬剤が特定できなくても、服用できる鎮痛薬があ
ればいいわけです。

薬剤性の腰痛は外さない

岸田 随分聞けましたね。整理すると、昨日、庭の草むしりをしていて腰痛
が発現し、痛みが強く、草むしりを途中でやめた。その夜は、動くと
痛かったので食事する以外は寝ていた。今朝、起きた時には腰痛は軽
快していたが、立ち上がった時に、再び痛みが出たので、鎮痛薬と湿
布薬が欲しくて来局したといった経緯です。

　さて、どのように考えますか。皆さんは薬剤師ですから、薬剤性の
可能性は必ず探ってほしいと思います。今回はどうでしょうか。

B この人の服用薬で腰痛を来すのは、スタチンによる横紋筋融解症以外に
は、ないように思います。

岸田 では、この患者の服用薬に関係なく、薬が原因で生じ得る腰痛といえば、
何を考えますか。

薬学管理に生かす臨床推論　321

G 経口ステロイドの副作用による骨粗鬆症性の骨折が考えられます。

F 糖尿病患者で、ナトリウム・グルコース共輸送体(SGLT)2阻害薬による尿路感染症で腰痛が起こり得ます。

E 尿閉によって腰痛が生じることもあるので、抗コリン薬など尿閉を引き起こす薬も考えられます。

岸田 尿閉で、膀胱がぱんぱんになって腰痛が起こることがあります。しかし、その場合は腰痛のみではなく、おなかの張りも見られます。他には、膵炎による腰痛もあります。

F それなら、糖尿病治療薬でインスリンを出すような薬、例えばジペプチジルペプチダーゼ(DPP)-4阻害薬やスルホニル尿素(SU)薬を服用している場合は、起こり得ると思います。

岸田 そうですね。では、腰痛を起こす疾患を考えてみましょう。

D 腎盂腎炎や尿路結石など、腎や泌尿器系の疾患。女性であれば、月経困難症や子宮筋腫、子宮内膜症など婦人科系疾患でも腰痛を来します。

C 脊柱管狭窄症や椎間板ヘルニア、圧迫骨折など骨関連の疾患や、ぎっくり腰のほか、病態ですが筋肉痛もあります。

岸田 腰痛といえば、椎間板ヘルニアを真っ先に考える人は、多いでしょう。手術が必要な疾患のイメージが強いのですが、実は手術を要するケースは10%程度で、それ以外は手術をしなくても症状が改善したり完全消失することがほとんどです。脊柱管狭窄症や椎間板ヘルニアを疑った場合、どのような症状に着目しますか。

G 痺れでしょうか。

岸田 神経が圧迫されると痺れが生じますので、痺れの有無は重要な情報となり得ます。

B 帯状疱疹、急性膵炎もあります。

岸田 帯状疱疹では、痛みの性状とともに、ステロイドの服用による免疫低下やHIV感染などによる免疫不全の有無なども確認する必要があります。膵炎を疑った場合は、何を確認しますか。

F 飲酒量を確認します。

岸田 膵炎の原因は、アルコール性や胆石、薬剤性もありますが、原因不明(特発性)の場合も少なくありません。

B 今回は違いますが、高齢女性では骨粗鬆症性骨折もあると思います。

E 癌の骨転移というのも考えられます。

岸田 癌は見逃してはいけない疾患です。特に骨転移を来しやすい癌から考えることが大切です。中でも多いのは、前立腺癌、乳癌、肺癌です。ただ、骨転移による症状が出る前に、もともとの癌の症状があることが多く、

第2章 カンファレンスで学ぶ 臨床推論

表1 腰痛の原因となる主な疾患

機械的腰痛あるいは下肢痛（97%）	非機械的脊椎疾患（約1%）	内臓疾患（2%）
・腰部挫傷、捻挫（70%） ・椎間板および椎間関節の変性過程、通常加齢性（10%） ・椎間板ヘルニア（4%） ・脊柱管狭窄症（3%） ・骨粗鬆症性圧迫骨折（4%） ・脊椎すべり症（2%） ・外傷性骨折（<1%） ・先天性疾患（<1%） ・脊椎分離症 ・内椎間板断裂あるいは椎間板性腰痛 ・腰椎不安定症の疑い	・悪性腫瘍（0.7%）：多発性骨髄腫、転移性癌など ・感染症（0.01%）：骨髄炎、椎間板炎など ・炎症性関節炎（0.3%） ・シェイエルマン病（骨軟骨炎） ・骨パジェット病	・骨盤内臓器の疾患：前立腺炎、子宮内膜症など ・腎臓疾患：腎結石症、腎盂腎炎など ・大動脈瘤 ・胃腸疾患：膵臓炎、胆囊炎、穿通性潰瘍

NEJM.2001;344:363-70.より一部改変

併せて考える必要があります。

　表1は、腰痛を来す主な疾患です。多くの疾患で腰痛が起こり得ますが、最も多いのは原因が特定できない「非特異的腰痛」です。整形外科領域の筋骨系の痛みがほとんどで、7割程度は加齢による椎間板などの変形が原因といわれています。筋肉や骨に関する痛みの場合、2週間以内に改善するものがほとんどで、再発が多いのが特徴です。

　疾患名を当てる必要はありませんが、どのような疾患の可能性があるかを知っておくことは大切です。また、患者が腰痛を訴えたときには、（1）全身性の疾患によって疼痛が生じていないか、（2）外科的な治療が必要となるような神経障害はないか、（3）疼痛を増幅させたり長引かせる心理社会的要因はないか——の3つに着目して考えてください。

　（1）の全身性の疾患は、癌や感染症です。頻度は高くありませんが。（2）の外科的な治療が必要となるのは、椎間板ヘルニアや脊柱管狭窄症などで神経圧迫がある場合です。慢性的な腰痛の場合、（3）の心理社会的な要因、つまりストレスが原因の痛みも多いといえます。そうした患者には、医療者がじっくり話を聞くことが大切な場合もあります。薬局でもぜひ十分なコミュニケーションを取ってください。

排尿・排便障害に要注意

岸田　では、腰痛を訴える患者のレッドフラッグサインを考えてみましょう。

薬学管理に生かす臨床推論　323

G 動かなくても強い痛みがある場合。安静にしていれば痛みが治まる場合は、筋骨格系に原因がある可能性が高く、緊急度はそれほど高くないように思います。

D 発熱を伴う腰痛は受診を勧めます。

B 尿量が減っている場合。横紋筋融解症や結石など腎臓に関する疾患の可能性が高いといえます。

E 突然発症は、レッドフラッグサインだと思います。ただし、動作時など、発症の経緯が分かっている場合は、それほど心配ないと思います。

C 癌で治療中の患者は、受診を勧めます。

F 今まで感じたことのないような痛みの場合には、受診勧奨すべきだと思います。

岸田 どれもいいですね。腰痛のレッドフラッグサインについては、世界的に有名なものがあります。発熱、体重減少、安静時痛、下肢の運動や知覚の障害、頻尿や排便障害、腰痛以外の臓器症状——がある場合です。体重減少は癌によるものが想定されています。腰痛以外の臓器症状には、腹痛や帯下（たいげ、いわゆるおりもの）、尿路症状などとされていますが、これらに限らず、内臓症状は腰痛のレッドフラッグサインと考えてよいでしょう。他にも、突然発症、ショックバイタル、

腰痛を訴える患者のレッドフラッグサイン

- ☑ 発熱がある
- ☑ 体重減少がある
- ☑ 安静時痛がある
- ☑ 下肢の運動・知覚障害がある
- ☑ 排尿・排便障害がある
- ☑ 腰痛以外の臓器症状がある（腹痛、帯下、尿路症状など）
- ☑ 突然の発症
- ☑ ショックバイタル（収縮期血圧＜80mmHg、または心拍数＞100回/分、または収縮期血圧＜心拍数）
- ☑ 50歳以上で初発の腰痛
- ☑ 癌の既往

第2章 カンファレンスで学ぶ 臨床推論

50歳以上で初発の腰痛、癌の既往は、医師にとってもレッドフラッグサインです。

薬局でのレッドフラッグサインは、受診勧奨が必要な場合ですが、その中でも緊急受診が必要な場合と、受診した方がよいが緊急でなくてもよい場合があります。大動脈解離や馬尾（ばび）症候群は緊急度が高く、一刻を争うといえます。

大動脈解離で突然亡くなったある俳優は、亡くなる前、腰の痛みを訴え、その後、背中、肩甲骨辺り、腕へと痛みが移動していると話していたそうです。大動脈解離が少しずつ進み、部位が移動していったのだと思います。

馬尾症候群は、腰仙部の脊髄神経根の束（馬尾神経）が、何らかの原因で圧迫されて生じる神経症状です。3大徴候は、間欠跛行、下肢痛、排尿・排便障害。特に、「尿が出ない」「便意がなく、便が漏れる」などの症状には気を付けてください。

日単位での対応が必要な疾患としては、骨髄炎や膵炎、腎盂腎炎などの感染症、週単位での対応が必要なのは、癌の骨転移、多発性骨髄腫、脊髄腫瘍などです。

外用薬での対応も考える

岸田　では、この患者については、どう考え、どう対応しますか。

　B　これまでも同じような状況で腰痛を経験しているようですし、特にレッドフラッグサインは見当たりません。ロキソプロフェンは服用可能とのことなので、OTC薬のロキソニンSを販売します。患者には、服薬して様子を見るように話すとともに、他の疾患が隠れている可能性に留意して、発熱、尿量の減少、しびれなど、いつもと違う症状が出たら、すぐに受診するよう伝えます。

岸田　素晴らしい対応です。薬を販売するだけでなく、受診すべきタイミングを明確に伝えることはとても大切です。

　G　草むしりというきっかけがありますし、痛みは時間とともに治まっているようなので、私も、ロキソニンSを販売します。安静にして、薬を服用しても痛みが続くようであれば、受診するよう伝えます。

　D　私も同じですが、特に痺れに注意してもらうように伝えます。また、ロキソプロフェンは大丈夫だったと言っていますが、患者の言葉をうのみにするのはリスクがあるように思います。服用して発疹が出たり、呼吸が苦しいなどがあれば、すぐに受診するように伝えておきます。

薬学管理に生かす臨床推論　325

岸田　どちらもいいですね。痺れは、緊急対応が必要となりますから、特に強調して伝えたいですね。また、ロキソプロフェンにも警戒して、副作用の症状を伝えておくことは大切です。

E　私も受診勧奨は必要ないと思います。ただ、経口の鎮痛薬である必要はなく、外用薬で痛みが取れるのではないかと思いますので、ロキソニンSテープを薦めます。それを使い切っても痛みが続くようであれば、受診するように伝えます。

岸田　なるほど。外用薬だけでもよさそうですね。この患者は、その後、どうしたのですか。

A　ロキソプロフェンの内服薬と外用薬を購入して帰りました。しかし、痛みが治まらず、1週間後に整形外科を受診。レントゲンを撮った結果、腰椎圧迫骨折と分かりました。そのときは下肢の痺れや運動障害はなく、鎮痛薬が処方され、帰宅したのですが、その日の夕方から脚がふらつく感じがあり、夜に入浴しようとしたところ、湯船をまたぐことができなかったそうです。その時点で、神経圧迫があったのでしょう。翌朝は立ち上がることができず、前夜以降、尿が出ずに下腹部が膨満してつらくなり、救急車を呼び、救急外来を受診しました。

最終的に、MRI画像診断で転移性脊椎腫瘍による脊髄圧迫と分かり、緊急手術となったそうです。原発は前立腺癌でした。

岸田　癌の骨転移は、原発癌の症状が先に見られることが多いのですが、前立腺癌は症状がほとんどなく、骨転移による症状が先に表れ、そこから癌が見つかることも少なくありません。薬局では皆さんが話したような対応で問題ないのですが、このようなケースがあることを知っておいてほしいと思います。

チェック！　腰痛を訴える患者に確認したい「OPQRST」は**377**ページ

Take Home Message

● 「過去に鎮痛薬で発疹が出た」と言われたら、服用できる鎮痛薬を探す。

● 受診勧奨は、「緊急受診が必要」と「緊急ではないが受診が必要」に分けて考える。

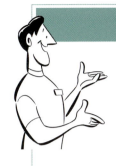

患者への伝え方の一例

　いろいろお話を伺いましたが、今のところ痺れなどの症状は見られないようですし、痛み止めを使って、安静にして少し様子を見てください。　← 薬剤師としての見解を述べる

　いつも飲んでいらっしゃるロキソニンには、飲み薬とテープ剤があります。少しずつ痛みが治まってきているようなので、テープ剤だけでも楽になるように思います。別のお薬ですが、以前に痛み止めで発疹が出たことも少し気になりますので、テープ剤だけで大丈夫なようであれば、その方が良いと思いますが、いかがでしょうか。　← 外用薬という選択肢を示して、患者に選んでもらう

　安静にしていても痛みが治まらなかったり、痛みが強くなったりした場合は、受診するようにしてください。また、腰や脚に痺れが出たり、おしっこが出にくい、我慢できずに漏らしてしまうような症状があれば、大至急、救急外来を受診するようにしてください。　← 受診すべきタイミングを具体的に伝える

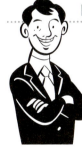

Dr. 岸田からのメッセージ

　今回は、実は重大な疾患が隠れていたというケースでした。薬局を訪れた段階では、それが分かり得る症状が見られなかったので、OTCの鎮痛薬の販売には問題はなかったといえます。

　ただし、こうした場合でも、他の疾患が隠れている可能性があることを念頭に置いて、どういう症状が出たら受診すべきか、明確に説明しておくことが非常に重要です。薬局での指導を充実させることで、救急外来で医師が「もう少し早く受診してほしかった」と思うケースを減らすことができると思います。

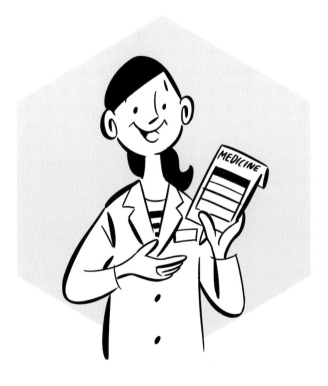

腹痛

腹痛を訴えてOTC薬を買いに来た女性患者への対応

症例18

40代女性が、「おなかが痛いので、薬を買いたい」と言って来局した。聞くと、昨晩から下腹部が痛むという。

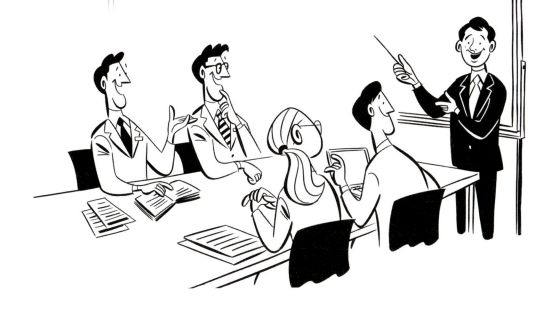

「昨晩からおなかが痛いので、薬を買いたい」と 40代女性が来局しました。

岸田 今回は、どのようなケースでしょうか。

A 「おなかが痛いので、薬を買いたい」と言って来局した40代の女性です。

岸田 では早速、必要な情報を収集していきましょう。

B いつから痛くなったのですか。

A 昨日の夜からです。

C おなかのどの辺りが痛みますか。

A おへそ周辺とその下辺りです。

D 右とか左とかありますか。

A いえ、下腹部全体で、左右差はありません。

D おなかが張るような感じですか。

A いえ、そういう感じではありません。

B 妊娠はしていますか。

A していません。

岸田 なぜ妊娠の有無を聞いたのですか。

B 妊婦の腹痛であれば、緊急度が高いと思ったからです。

岸田 鑑別や薬の選択が変わりますので、妊娠の有無は必ず確認する必要が あります。しかし、先ほどのように「妊娠していますか」とストレート に聞くと、「おなかが出ている」と言われたように受け取り、気分を害 する人がいます。「とても大切な質問なので、お聞きしますが」と、一 言前置きして聞くようにしましょう。または、「妊娠していないという ことでよろしいですか」と尋ねる方法もあります。

C 悪心・嘔吐や下痢はありませんか。ウイルス性や細菌性の胃腸炎ではな いでしょうか。

A 悪心はないですが、便が緩いです。

岸田 復習になりますが（130ページ参照）、ウイルス性胃腸炎を疑う症状を 挙げてみましょう。

B 「腹痛」「悪心・嘔吐」「下痢」の3症状を満たせば、おなかのかぜ、つまりウ イルス性胃腸炎の可能性が高いです。

岸田 そうですね。ただし、実際には3症状の全てがそろうことは多くありま せん。2症状しかない場合、どう見極めますか。

C 下痢があり、水様便があれば、ウイルス性胃腸炎の可能性が高いといえ

ます。

岸田 その通りです。ただし「下痢」と言ったときの便の形態のイメージには個人差があります。水様便かどうかを正確に聞き出すには、「お尻からおしっこが出るような下痢ですか」と聞くとよいでしょう。実際はどうでしたか。

A おしっこのような水っぽい便ではありません。

E 昨日から、何回くらい排便がありましたか。

A 数回です。

F 便の色が、黒かったり、赤かったりしていませんか。

A 聞いていません。

岸田 黒っぽい便と赤っぽい便では、どう違いますか。

F 赤い便では下部消化管からの出血が、黒い便だと上部消化管からの出血が疑われます。

岸田 その通りです。消化管出血による下痢もありますので、下痢の患者には便の色は必ず確認したいですね。

繰り返す症状があればIBSの疑いも

C 以前にも同じようなことがあり、繰り返していませんか。その場合、過敏性腸症候群（IBS）が考えられます。

A ないです。

岸田 IBSは、腹痛、排便回数や便形状の異常が続いたときに、最も考えられ

知っておこう！

過敏性腸症候群のRome IV基準

腹痛が、最近3カ月の中の1週間につき少なくとも1日以上は生じ、その腹痛が以下の2項目以上の便通異常の症状を伴うもの

☐ 排便に関連する

☐ 排便頻度の変化に関連する

☐ 便形状（外観）の変化に関連する

出典：Gastroenterology.2016;150:1393-1407.

る疾患です。IBSの国際的な診断基準であるRomeⅣを知っておきましょう。「腹痛が、最近3カ月の中の1週間につき少なくとも1日以上は生じ、その腹痛が、（1）排便に関連する、（2）排便頻度の変化に関連する、（3）便形状［外観］の変化に関連する──の3つの便通異常の2つ以上の症状を伴うもの」と定義されています。また、IBSは便形状に応じて、「便秘型」「下痢型」「混合型」、いずれも満たさない「分類不能型」の4つに分けられます。

E　ストレス要素を聞くことも必要ですよね。

岸田　その通りです。IBSは"各駅停車症候群"とも呼ばれ、ストレスが背景にあり、電車の中で突然腹痛が起こり、目的地の駅まで我慢できずに、1駅ごとに降りなくてはならないような状態を招きます。

D　器質的でないことを確認することも重要だと思います。

岸田　いいですね。大腸に腫瘍や炎症などの疾患がないことが前提になり、それらの疾患を除外する必要があります。

B　既往歴を聞きたいです。現在、医療機関に通っていますか。

A　高血圧のため、内科クリニックに通っています。

B　血圧を下げる薬を服用していますか。

A　はい。エカード配合錠HD（一般名カンデサルタンシレキセチル・ヒドロクロロチアジド）を飲んでいます。

岸田　アンジオテンシンII受容体拮抗薬（ARB）とサイアザイド系利尿薬の配合錠ですね。では、薬剤性の下痢を来す薬を挙げてみましょう。

F　代表的なものは、抗菌薬、抗癌剤、緩下薬です。

B　ウルソ（ウルソデオキシコール酸）でも起こります。

岸田　薬剤性の下痢を来す薬については、国産車の名称をもじって「DATSuN（ダットサン）下痢ピッピー」と覚えましょう。DはDiuretics（利尿薬）、AはAntibiotic（抗菌薬）、Anti-acid（制酸薬）、Anti-arrhythmic（抗不整脈薬）、TはTheophylline（テオフィリン）、SはSoftener（緩下薬）、NはNSAIDs（非ステロイド抗炎症薬）、加えてPPI（プロトンポンプ阻害薬）です（31ページ参照）。

B　便が緩いのはエカードによる可能性もありますね。

C　他に、病院を受診していたり、市販薬を飲んでいたりしませんか。

A　今はこれだけです。

C　今はなくても、最近、飲んでいた薬がありますか。

A　ゼチーア（エゼチミブ）を飲んでいました。LDLコレステロールの値が改善したので、中止になりました。

随伴症状や痛みの性状を確認する

E ここ数日で、普段より脂っこい食事を多くしたとか、生ものを食べる機会はなかったでしょうか。暴飲暴食や脂質が多い食事で、下痢や腹痛を来すことがあります。また、ウイルス性や細菌性の胃腸炎も気になります。

A 2～3日前に、会社の飲み会があり、居酒屋に行きました。

E 一緒に居酒屋で食事をした人たちの中に、同じような症状が出ている人はいませんか。

A それは、聞きませんでした。

B おなかの痛みは、良くなったり、悪くなったりしていますか。

A はい。

B どんなときに良くなったり、悪くなったりしますか。

A 特にないですが、波がある感じです。

C 熱はありますか。熱があれば、ウイルス性や細菌性の胃腸炎、あるいは虫垂炎など感染症が考えられると思います。

A ないです。

岸田 熱がなければ何を疑いますか。

C 胃潰瘍やアニサキスも考えられます。

岸田 なるほど。生ものを食べていたとすれば、アニサキスも考えられますね。

F 他に痛むところは、ありませんか。胸や背中、肩の辺りの痛みは大動脈解離などの可能性も考えられます。

A ないです。

岸田 いいですね。心筋梗塞や大動脈解離は、見逃してはならない重篤な疾患です。

F 薬や食べ物でアレルギーを起こしたことがありますか。

A ありません。

岸田 アレルギー歴は必ず確認し、患者が「ない」と答えた場合も、記録しておくことが大切です。

C 痛みは、鋭い痛みでしょうか、それとも鈍い痛みでしょうか。

A 鈍いです。

岸田 痛みの性状ですね。鋭い痛みのときは、どう考えますか。

C 鋭く強い痛みであれば、炎症や血管が裂けたり、胆石の痛みなど、緊急性が高い疾患が考えられると思います。

緊急度の高いものを中心に考える

岸田　随分、情報が得られましたね。網羅的な情報収集はできていますか。

B　網羅的情報収集では、既往歴は高血圧と脂質異常症、内服薬はエカード で、最近までゼチーアを服用していました。アレルギー歴はなし。飲 酒歴や喫煙歴などの社会歴が聞けていません。飲酒や喫煙はしますか。

A　お酒を飲むのは、飲み会のときくらいです。喫煙歴はありません。

岸田　アルコールが関係する疾患には何がありますか。

B　肝臓の疾患や、腹痛を来す疾患としては膵炎があります。

岸田　いいですね。もう1つの網羅的情報収集ツール「OPQRST」も使ってみ ましょう。

C　これまでに聞いた情報を、表1にまとめました。

岸田　随分聞けていますが、Oの発症形態については、痛みが起こったのが、 「突然」かどうかも確認するようにしましょう。「突然」とは、数秒から 数分で症状が頂点に達するものです。「突然の腹痛」の原因は、裂ける、 破れる、ねじれる、詰まる——が考えられ、いずれもレッドフラッグ サインです。では、全ての情報を出してもらいましょう。

A　40代女性が平日の15時くらいに、「おなかが痛いので、薬を買いたい」と 言って来局。痛みは、へその周辺から下腹部で、持続的でやや波あり。 嘔吐なし、軟便症状あり。話を聞くと、水は毎日2L近く飲んでいるが、 最近トイレの回数が減っている気がするとのこと。脚の浮腫あり、体 重変化なし。心臓の疾患について医師から指摘されたことはない。呼 吸苦、発熱なし。シックコンタクトもなし。2～3日前に、居酒屋で宴 会あり。月経不順なし。

岸田　さて、この患者は、何が起こったと考えられるでしょうか。思いつく ものを挙げてみましょう。

C　食あたり、つまりウイルス性や細菌性の胃腸炎。水様便ではありません が、軟便ということと、居酒屋で生魚などを食べている可能性があり ます。

B　突発的な痛みもなく、重篤な疾患ではないように思います。例えば、IBS の初期というのも考えられます。

岸田　「繰り返す」というのがIBSの診断基準ですが、この先、そういう状態 になる可能性がありますね。

F　クローン病や潰瘍性大腸炎などの炎症性腸疾患（IBD）も考えられます。

岸田　IBDを積極的に疑うのは、どのような場合でしょうか。

F　IBSの症状に加えて、血便や発熱があれば、より積極的に疑われます。

今回のケースの「OPQRST」

Onset（発症形態）	昨晩から
Provocative・**P**alliative（増悪・緩解因子）	特になし
Quality（性状）	鈍い痛み
Region/**R**elated symptom（部位/随伴症状）	〈部位〉　へそ周辺とその下辺り 〈随伴症状〉 　軟便あり、発熱・嘔気なし、胸や背中の痛みなし
Severity（程度）	それほど強いわけではなさそう
Time course（時間経過）	持続的で若干の波がある

岸田　いいですね。先ほど出てきたRomeIV基準では、IBSは、大腸癌とIBD などの器質的消化器疾患を除外することを示しています。

　　　RomeIV基準が出される以前のものですが、日本消化器病学会の「機能性消化管疾患診療ガイドライン2014−過敏性腸症候群（IBS）」では、除外すべき器質性疾患を示唆する警告症状・徴候として、（1）発熱、（2）関節痛、（3）血便、（4）6カ月以内の予期せぬ3kg以上の体重減少、（5）異常な身体所見（腹部腫瘤の触知、腹部の波動、直腸指診による腫瘤の触知、血液の付着など）——を挙げています。つまり、IBSと同じような症状があり、さらにこれらの警告症状・徴候があれば、IBDを疑います。

D　40代女性なので、婦人科系疾患による腹痛の可能性もあると思います。具体的には、卵巣や卵管に炎症が起きる卵巣炎や卵管炎、卵巣膿腫、卵巣嚢腫茎捻転、子宮外妊娠なども、下腹部の痛みを引き起こします。

岸田　いいですね。女性ですしね。

E　胆嚢炎もあります。

岸田　胆嚢炎の原因は、胆嚢結石（胆石）です。胆石は、胆嚢収縮能低下や腸管機能低下、脂質異常症（特に高トリグリセライド血症）、急激な体重減少、食生活習慣などが関連しています。危険因子として、「5F」を知っておきましょう。Forty（40歳以上）、Female（女性）、Fatty（肥満）、

薬学管理に生かす臨床推論　335

Fair（白人）、Fecund・Fertile（多産・経産婦）——の5つです。この患者は、40歳以上の女性で、肥満かどうかは分かりませんが、脂質異常症があるので、胆石のリスクはありますね。

C 　初期の虫垂炎も考えられます。虫垂炎の痛みは、最初は強くなく、腹部の中心辺りから始まって右に移動します。

岸田 　いいですね。虫垂炎は特に多い疾患で、薬局でも遭遇する可能性があります。薬局に「1、2日前からおなかが痛い」と言って来た人には、それがどのような痛みであっても必ず、虫垂炎の可能性と、今後、痛みが右の方に移動したら受診するように、説明してください。救急外来でも、腹痛の原因が分からず帰す場合は、医師は必ず同様の説明をします。この人の痛みも昨日の夜からなので、実は虫垂炎だったということは十分あり得ます。

B 　水を多く飲んでいるのに尿量が減っていて、むくみがあるというのは、腎臓に問題があるのではないでしょうか。

岸田 　腎不全は、原因としては脱水や出血により腎臓への血流が低下する「腎前性」、腎臓の炎症や尿細管細胞の障害などにより腎機能が低下する「腎性」、尿路系の閉塞による「腎後性」があります。むくみは心不全でも起こります。心不全では、循環血流量が減少し、腎臓への血流が低下します。

知っておこう！

急性虫垂炎の特徴

● 発症24時間での受診が多い（突然ではなく、ある程度時間をかけて痛みが強くなっていく）

● 痛みは強く、安静にしても改善しない。歩いたり咳をすると響くほどの痛みがある

● 触ると痛いが、おなかに力を入れると痛みが和らぐ

● 痛みは持続する。虫垂が破裂するとやや軽快することはあるが、基本改善しない

● 痛みが、心窩部からへそ周囲、右下腹部へと移動する

● 発熱（基本は微熱）、嘔気、下痢を伴うことがある

表2 腹痛の種類

種類	原因	特徴	例
内臓痛	食道、胃、小腸、大腸などの管腔臓器の炎症や閉塞、肝臓や腎臓、膵臓などの炎症や腫瘍による圧迫、臓器被膜の急激な伸展による	局在が不明瞭で正中部に感じる鈍痛。悪心・嘔吐などの自律神経症状を伴うことが多い	胆石の心窩部痛、虫垂炎の初期の心窩部痛、潰瘍による疼痛
体性痛	皮膚や骨、関節、筋肉、結合組織といった体性組織への機械的・熱・化学的刺激による	局在が明瞭。体動で悪化する。強い痛み	虫垂炎による右下腹部痛
関連痛（放散痛）	内臓痛が交感神経を経て、後根に入り同じレベルの皮膚分節の痛みとして感じることによる	局在が不明瞭	胆石による右肩の痛み、尿路結石による大腿部の痛み、心筋梗塞による左肩の痛み

　　ただ、今回の場合、体重の変化はないようですし、病的なむくみではないように思います。患者の言うこと全てが、主訴である腹痛に関係あるとは限りません。全ての症状や状態を網羅した疾患を考えるのは無理と思った方がよいでしょう。

腹部の痛みを分類する

岸田　「おなかが痛い」という主訴は難しく、医師でも難渋します。腹部は臓器が多く、痛みがある部位に痛みの原因があるとは限らないのも難しさの理由です。腹痛について、整理しておきましょう。腹痛には、「内臓痛」「体性痛」「関連痛」があり、今ある痛みがどの痛みかを考えることが1つのヒントになります（表2）。

　　内臓痛は、(1)食道、胃、小腸、大腸などの管腔臓器の炎症や閉塞、(2)肝臓や腎臓、膵臓などの炎症や腫瘍による圧迫、(3)臓器被膜の急激な伸展が原因で発生する痛み——です。局在は不明瞭で、痛みの元の臓器が存在する部位ではなく、腹の中心部に鈍痛を感じます。

　　例えば、虫垂炎は右下腹部にありますが、初期に心窩部が痛むのは、まさに内臓痛です。他に、胆石発作や胃潰瘍の痛みなども内臓痛です。胆嚢は右にありますが、初期には右側ではなく心窩部が痛みます。内臓痛は、悪心・嘔吐などの自律神経症状を伴うことが少なくありません。

これが胃腸炎と誤診しやすい原因です。

　一方、体性痛は、皮膚や骨、関節、筋肉、結合組織などの体性組織が機械的な刺激や熱刺激、化学刺激を受けることによって起こる痛みです。術後早期の創部痛や、筋膜や骨格筋の炎症に伴う痛み、炎症が直接腹膜に及ぶ痛みは、体性痛です。

　内臓痛は、時間がたち炎症が広がると体性痛になります。例えば、虫垂が腫脹して大きくなるときの痛みが内臓痛で、腹壁に炎症が及ぶと体性痛となります。胆石発作も、最初は心窩部痛であり、治療をせずにいると胆嚢炎になり、腹膜に炎症が及ぶと体性痛が生じ、臓器のある右側が痛くなります。

　関連痛は、放散痛とも呼ばれますが、内臓痛に伴って起こります。内臓痛を感じる部位や痛みの元となる部位とは異なる部位に感じます。胆石で右肩が痛む、尿路結石で太ももが痛む、心筋梗塞で左肩が痛むなどが代表例です。

　腹痛の原因は、よくある軽い疾患から重篤な疾患まで様々です。薬局には、重篤な状態の患者が訪れることは、ほとんどないと思われますので、隠れたレッドフラッグサインを見逃さないようにすることが大切です。腹痛で特に注意したいのは、虫垂炎と、女性の場合は婦人

腹痛のレッドフラッグサイン

- ☑ 突然の発症
- ☑ 血便、黒色便を伴う
- ☑ 歩く振動や咳で痛みが響く
- ☑ バイタルサインの異常（明らかなショックバイタルだけでなく、収縮期血圧の数値よりも心拍数が多い場合も異常と考える）
- ☑ 鋭い痛み
- ☑ 食事の前後で痛みが変化する
- ☑ 腹部の局所がピンポイントで痛い
- ☑ 妊娠の可能性がある
- ☑ 脱水所見（起立試験で収縮期血圧20mmHg以上の低下、または心拍数20回/分以上の上昇）

科系疾患といえます。婦人科系疾患で案外多いのは、骨盤内炎症性疾患（PID）です。クラミジアや淋病感染などで起こります。

虫垂炎とPIDは、いずれも下腹部の痛みが起こるなど、症状がよく似ています。ただし、虫垂炎は2日以内に受診するケースが多いのに対して、PIDでは2日以上たっていることが多いです。

婦人科系の臓器の位置は、へその下辺りとイメージされることが多いですが、実はそれより下で、女性の小さめのショーツで隠れる部分辺りです。つまり、痛みがへその下辺りだけで、ショーツで隠れる部分の痛みがないようであればPIDではない場合が多いといえます。

虫垂炎の可能性について必ず伝える

岸田 では皆さんは、この患者にどう対応しますか。

C 現時点では受診勧奨しません。血便や嘔吐、発熱がなく、緊急性があるように思えないからです。婦人科系疾患でもなさそうです。ただし、虫垂炎や胆嚢炎、ウイルス性胃腸炎の可能性もありますので、症状が悪化したり、続くようであれば、すぐに受診するように伝えます。

B 私も同意見です。受診勧奨はせずに、少し様子を見るように言います。虫垂炎の説明をして、痛みが右の方に移動したら、受診してもらうように伝えます。

岸田 薬はどうしましょうか。

B 必要だとすると止瀉薬だと思いますが、ウイルス性や細菌性の胃腸炎であれば、下痢は止めない方がよいので、薦めません。

岸田 鎮痛薬は必要ないですか。

B 痛み止めが欲しいと言われれば、OTC薬のアセトアミノフェンを薦めます。足のむくみがあることや、消化管の疾患も考えられますので、NSAIDsは薦めたくありません。アセトアミノフェンについても、できるだけ使わないように説明します。鎮痛薬で痛みがマスクされてしまうと、今後の経過が見えにくくなるからです。

E 整腸剤を薦めるのも手だと思います。

岸田 そうですね。ウイルス性胃腸炎には抗菌薬は効きませんから、整腸剤を処方するくらいしか手はないでしょう。ウイルス性胃腸炎に対する整腸剤のエビデンスは乏しいですが。

F 私も受診勧奨はしません。様子を見てもらって、便が黒や赤くなったり、吐き気、痛みが強くなることがあれば、すぐに受診するように伝えます。あと、脂っこい食事を避け、消化の良いものを食べるように説明しま

す。OTC薬については、アセトアミノフェンや整腸剤以外に、五苓散はどうでしょうか。下痢を伴う腹痛や、尿量が少なくむくみがあるという人にはよいと思います。

D　ほかに、下痢が続くと電解質異常が心配なので、経口補水液も薦めたいと思います。

岸田　いいですね。専門的な視点から、来局者の満足度を高めるアドバイスやOTC薬の情報を提供できれば、薬局としての価値が高まりますね。実際にはどうしましたか。

A　レッドフラッグサインはなかったので、経過観察でもよいかと思ったのですが、本人がとても心配していたのと、痛みが持続的だったのが気になったので、受診を勧めました。受診したところ、ビオスリー（酪酸菌配合剤）、レバミピド（商品名ムコスタ他）が7日分処方されたそうです。病名は、よく分かりませんでした。

岸田　医師も何とも言えず、具体的な病名を伝えなかったのかもしれません。腹痛は、医師でも25％程度は初診時に診断がつけられないといわれていますので、レッドフラッグサインの確認が非常に重要です。良い対応だったと思います。

チェック！　腹痛を訴える患者に確認したい「OPQRST」は**372ページ**

Take Home Message

● 緊急度の高い状態ではないことを確認する。

● 腹痛では、必ず虫垂炎の可能性を考えて情報を収集する。また、受診タイミングを伝える。

● 状態に適した療養上のアドバイスを考える。

患者への伝え方の一例

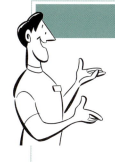

　いろいろお伺いしたところ、便に血が混じっていたり、嘔吐や発熱などの症状はないようですし、今すぐ慌てて受診する必要はないように思います。 ◀ 得られた情報から薬剤師としての見解を示す

　もしお薬を飲まれるのであれば、おなかの調子を整える整腸剤がよいと思います。痛み止めが必要なら、アセトアミノフェンというお薬をお薦めしますが、痛み止めが必要なくらい痛いようであれば、受診した方がよいでしょう。 ◀ OTC薬や療養上のアドバイスをする

　食事は、しばらくは脂っこいものを避けて消化のよいものを取るとよいと思います。また、下痢が続いているときには脱水に注意が必要です。経口補水液などで水分を十分に補給するようにしてください。

　それと、今の段階では分からないのですが、虫垂炎、いわゆる盲腸であれば、今後、痛みが少しずつおなかの右下に移動していきます。痛みが右の方に移動したり、強くなったりしたら、すぐに受診してください。また、便が黒や赤っぽくなったり、吐き気、発熱などが見られた場合も直ちに受診するようにしてください。 ◀ 虫垂炎の可能性と、受診のタイミングを伝える

Dr. 岸田からのメッセージ

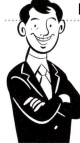

　腹痛は、救急外来でも医師が悩むことが多い訴えです。皆さんは薬剤師ですから、診断する必要はないので、まずは早期受診が必要な状態かどうか、レッドフラッグサインを念頭に、情報収集することが大切です。

　レッドフラッグサインが見つからなければ、薬剤師の知識を生かして、状態に応じた療養上のアドバイスができるといいですね。

　ただし、現段階でレッドフラッグサインがなかったとしても問題がないとは限りません。どういう状態になったときに受診すべきかを伝え、患者が受診タイミングを見誤らないようにしましょう。

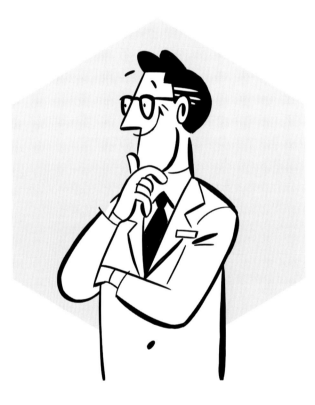

意識障害

高齢者の様子がおかしいことに気付いたら

症例19

高齢者施設に入居する88歳女性。薬剤師が、居宅療養管理指導のために施設を訪れた際に、様子がおかしいことに気付いた。

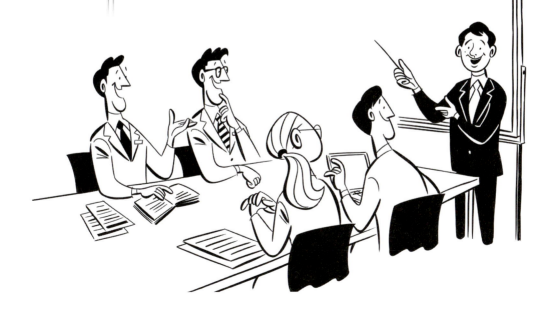

施設に入居する高齢患者の様子が
おかしいことに気付きました。

岸田　今回は、施設に入居する患者のケースです。では、Aさん、症例の紹
　　　介をお願いします。

A　はい。先日、施設に行ったら、88歳女性の入居者の様子がいつもと違う
　　ことに気付きました。

B　具体的には、何がいつもと違ったのでしょうか。

A　顔色が悪く、青白い感じでした。

B　意識レベルは、どうでしたか。

A　意識はあります。

C　元気がない感じですか。

A　そうですね。いつもより元気がない感じと、少しソワソワする感じがあ
　　りました。

B　会話はできましたか。

A　いつもは普通にできますが、この日は、つじつまが合わないような感じ
　　でした。軽いせん妄といわれると、そうかもしれないレベルです。

B　本人に、具合が悪いという自覚があったのでしょうか。

A　本人は、答えてくれませんでした。

C　普段、患者の様子を見ている介護スタッフは、どう言っていましたか。

A　介護スタッフも、何となくおかしいと感じていました。

岸田　いいですね。日常の様子を見ていないと、いつもとの違いがよく分か
　　　りません。救急外来でも、家族や介護スタッフなどから情報を得るこ
　　　とが重要とされています。

B　顔色が悪い、元気がなくソワソワしている以外に、何か変わったことは
　　ありませんか。例えば、冷や汗が出ているなど。

A　腕を触ると、ジトッとした感じで、軽く汗をかいている様子でした。

D　咳はありませんでしたか。肺炎などの感染症が気になります。

A　特にありません。

情報を得たら必ずアセスメントする

C　現在、どのような疾患がありますか。服用薬も知りたいです。

A　高血圧と糖尿病です。処方されていた薬は、降圧薬や糖尿病治療薬など

第2章 カンファレンスで学ぶ 臨床推論

処方箋

(1) 【般】アムロジピン錠5mg　1回1錠（1日1錠）
　　 【般】アスピリン腸溶錠100mg　1回1錠（1日1錠）
　　 【般】ロスバスタチン錠5mg　1回1錠（1日1錠）
　　 【般】バルサルタン錠20mg　1回1錠（1日1錠）
　　 【般】ランソプラゾール口腔内崩壊錠15mg　1回1錠（1日1錠）
　　 【般】グリメピリド錠1mg　1回1錠（1日1錠）
　　 グラクティブ錠50mg　1回1錠（1日1錠）
　　　　　　　　　1日1回　朝食後　14日分

(2) セレコックス錠200mg　1回1錠（1日2錠）
　　 【般】メトホルミン塩酸塩錠250mg：GL　1回1錠（1日2錠）
　　　　　　　　　1日2回　朝夕食後　14日分

(3) 【般】ドンペリドン錠5mg　1回1錠（1日3錠）
　　 【般】サナクターゼ50mg等消化酵素配合錠　1回1錠（1日3錠）
　　　　　　　　　1日3回　朝昼夕食後　14日分

(4) ルネスタ錠2mg　1回1錠（1日1錠）
　　　　　　　　　1日1回　就寝前　14日分

(5) 【般】エチゾラム錠0.5mg　1回1錠
　　　　　　　　　不眠時　7回分

13種類です（処方箋）。

B　薬は、施設のスタッフが管理していますか。そうであれば、服薬アドヒアランスは良好だと思いますが。

A　はい。スタッフが服用時点ごとに配薬していますので、確実に服用できています。

B　最近、処方が変更になっていませんか。

A　少し前ですが、夜、眠れないことがあり、エチゾラム（商品名デパス他）が追加となりました。

E　バイタルサインに異常はありませんでしたか。施設であれば、すぐに確認できますよね。

薬学管理に生かす臨床推論　345

岸田　具体的に、何を聞きたいですか。

E　熱や血圧などが知りたいです。発熱していて、具合が悪いのではないでしょうか。高齢者にはありがちです。

A　そのときの体温は35.6℃、脈拍98回／分、血圧180/98mmHg、SpO$_2$は98％でした。

岸田　このバイタル情報を聞いて、どう考えましたか。情報を得たら、アセスメントするようにしましょう。

E　血圧が少し高いですね。普段の血圧も知りたいです。いつも、こんなに高いのでしょうか。

A　普段は、130/60mmHg程度です。

F　その日はいつもより随分、高かったのですね。いつ頃から血圧が高くなったのか分かりますか。

A　前日の測定では、いつも通りでした。

岸田　この確認、いいですね。経過がきちんと把握できました。

C　訪問した時間は、何時ごろですか。

A　午前10時くらいでした。

C　その日の朝食は、食べられていますか。血糖降下薬を飲んでいるので、食事ができてなかったら低血糖も考えられると思います。

A　いつも通り、食べていました。

岸田　食事が取れているかどうかは、とても重要な情報ですね。

G　以前に同じようなことありませんでしたか。

A　ありませんが、時々、精神的に不安定になって、不眠となり、血圧が上昇することがあると、施設スタッフは話していました。

E　前日の晩は、眠れていたのでしょうか。

A　最近は、眠れているとのことでした。

B　この患者は、セレコックス（一般名セレコキシブ）が1日400mg処方されていますが、関節リウマチの既往があるなど、何か理由がありますか。

A　リウマチではありません。変形性膝関節症で膝が時々痛むので、セレコックスが処方されています。

F　アスピリンを飲んでいますが、脳梗塞や心筋梗塞の既往があるのでしょうか。

A　脳心血管障害の既往があるとは聞いていません。何を目的に処方されているかは不明です。

B　歩けますか。介護度を知りたいです。

A　要介護2で、歩行は可能ですが、つえが必要です。入浴にも介助が必要です。

D　ふらつきはありますか。

A　移動時は、ふらつくようでした。

B　最近、転倒したり、頭をぶつけるなどして、外傷はなかったですか。

A　ありません。

C　紫斑が出ていませんか。抗血小板薬を飲んでいるので、出血傾向が気になります。スタッフが気付いていないところで、転倒していた可能性もあります。

岸田　出血の可能性を考えるのは大切です。ただ、通常は出血すると血圧は下がります。転倒した直後で興奮しているといった場合には、血圧が上がることもありますが。

E　今朝、食事の摂取はいつも通りだったと言っていましたが、水分は十分に取れていますか。脱水ではないでしょうか。

岸田　特に高齢者は、脱水になりやすく、脱水傾向になると様子がおかしくなります。しかし、バイタルサインを見てどうでしょうか。

E　脱水だと血圧は下がるはず……。

岸田　そうですね。でも、いい思考です。高齢者の様子がおかしい原因となり得る疾患や病態を考え、さらに他にどういうことが起こるかを考え、確認していくというのは、臨床推論の基本です。

高齢者の意識障害の原因は？

岸田　では、高齢者の様子がおかしいといったときに考えるべき、疾患や病態を挙げてみましょう。

B　痛みがある。

岸田　いいですね。高齢者は痛みがあるだけで、様子がおかしくなります。

F　便秘があると、血圧が上がったり、様子がおかしくなることもあります。緩下薬の処方はありませんし、便秘かもしれません。

A　便秘はありません。

岸田　実際は、違ったようですが、いい視点ですね。高齢者によく見られます。

H　高血圧でふらふらする。

岸田　それは、「高血圧緊急症」ですね。血圧が上昇し、ある値を超えると脳浮腫が生じ、様々な障害が起こります。平均動脈圧（MAP、マップ）が150mmHg超、拡張期血圧が120mmHg超が発症の目安とされています（363ページ参照）。

E　感染症でも様子がおかしくなります。ただ、今回のケースでは、熱は高くないし、腫脹なども見られず、感染症っぽい感じはありません。

岸田 そうですね。疾患や病態を想起したら、今のように"それっぽさ"がないか、つまり、疑った疾患や病態に特異的な症状などがないかを考えることが大切です。

G 低血糖もあります。

岸田 低血糖を疑ったら、何を確認しますか。

G 脈拍、発汗、冷や汗、空腹感、糖尿病でスルホニル尿素（SU）薬など低血糖を起こしやすい薬を服用していないかなどを確認します。今回のケースでは、少し汗をかいているようですし、SU薬を飲んでいます。

岸田 いいですね。他にどうですか。

H 骨折などの外傷。高齢者では、大腿骨頸部骨折は多く見られます。

岸田 大腿骨頸部骨折では、両足を見比べると、骨折した側の足が短くなっているのが分かります。さらに、外旋（外向き）が見られます。骨粗鬆症がある患者では、腰椎骨折も多く、いつの間にか骨折していることもあります。腰椎骨折を疑ったら、背中を軽く叩いてみましょう。響くような痛みがある場合には、骨折が強く疑われます。

D 脳出血や脳梗塞でも、様子がおかしくなります。アスピリンを飲んでいて、高血圧や糖尿病がありますから、脳血管障害は十分あり得ると思います。

岸田 どういう所見が欲しいですか。

D 麻痺がないかを聞きたいです。手足の動かしにくさ、特に片側が動かしにくそうといった様子は見られませんでしたか。また、ろれつが回らないなど、しゃべりにくそうな様子はありませんでしたか。

A 確認したのですが、手足の動かしにくさはなく、ろれつが回らないといった様子も見られませんでした。

B 電解質異常でも、様子がおかしくなります。高齢者にありがちです。

岸田 電解質異常のうち、意識障害を来すのは何でしょうか。

B 低ナトリウム（Na）血症と、高カルシウム（Ca）血症。他にカリウム（K）値の異常でも起こるように思います。

岸田 K値は、低下すると不整脈が起こり、結果として、様子がおかしくなることはあります。低Naと高Caは、薬剤性によるケースが結構ありますので、気を付けたいですね。高Ca血症を起こしやすい薬剤には何がありますか。

C 骨粗鬆症治療薬で、特に活性型ビタミンD_3製剤の服用による高Ca血症は多いと聞きます。

岸田 いいですね。では、骨粗鬆症治療薬との併用に気を付けるべき薬剤は何でしょうか。

B　ジギタリス製剤と、活性型ビタミンD₃製剤やCa製剤では、血中Ca濃度の上昇と、ジゴキシンの作用増強による不整脈が起こり得ます。

岸田　そうですね。ただ、最近、ジギタリス製剤は使われなくなっています。

　C　骨粗鬆症治療薬と酸化マグネシウム（Mg）の併用も要注意です。

岸田　その通りです。「ミルクアルカリ症候群」と呼ばれ、高Ca血症を来し、意識障害が生じます。酸化Mgは、高齢者によく処方されるので、注意が必要です。ほかに高齢者の様子がおかしい原因はどうですか。

　F　認知症による認知機能の低下はどうでしょう。

岸田　「様子がおかしくなった」といった場合、急におかしくなったか、徐々に様子がおかしくなったかによって、考えられる疾患・病態は違ってきます。徐々に様子がおかしくなった場合には、認知症による認知機能の低下も考えられます。急速に認知機能低下が起こるものには治療可能なものが多いといえます。どのようなものがあるでしょうか。

　F　薬剤性の認知機能障害が考えられます。ベンゾジアゼピン系薬などによるものが有名です。

　C　正常圧水頭症はどうでしょう。

岸田　どちらもいいですね。正常圧水頭症では、どういう所見がありますか。

　B　ふらつきなどの歩行障害や尿失禁が見られます。

岸田　その通りです。他に脳血管障害性の認知症では、急速に認知機能低下が見られることがあります。一方、数カ月程度のスパンで発症するのは、慢性硬膜下血腫です。この数カ月で転んだ、頭をぶつけたといったエピソードがないか、確認しましょう。

得られた情報を整理する

岸田　では、症例に戻りましょう。網羅的情報収集のツール「OPQRST」を使って、情報を整理してください。

　B　O（発症形態）は、かなり急な発症だと思います。朝食時には正常だったのに、朝10時の訪問時には様子がおかしかった。

岸田　そうですね。慢性か急性かによって、考えるべき疾患が随分変わってきますので、重要な情報です。今回は、P（増悪・緩解因子）は難しいですね。Q（性状）はどうでしょう。

　G　意識はあるが、話のつじつまが合わない。軽いせん妄に近い感じです。少しソワソワする感じもあります。

岸田　「R」の随伴症状は、しっかり聴取できていますか。

　E　吐き気はないのでしょうか。低Na血症などでは、吐き気も出ます。

A 聞いていません。

C 尿量の減少はありませんか。尿量減少があるなら脱水も疑われます。

A 尿量が減っている感じではありませんでした。

D 咳はないですか。咳があれば、肺炎の疑いもあると思います。

A ありません。

岸田 では、R（随伴症状）をまとめてください。

E 軽い発汗あり。痛み、吐き気、咳はなし。

岸田 いいですね。「この症状は見られなかった」という情報も大切です。

C T（時間経過）は、朝食時には問題なかったが朝10時に様子がおかしかった。

岸田 他に聞いておきたい網羅的情報はありませんか。

F アレルギー歴はありませんか。

A ないです。

岸田 では、この患者に何が起こったと考えますか。理由とともに挙げてみましょう。

H 脳梗塞を疑いました。小脳梗塞では、手足の麻痺はなく、ふらつきだけ表れます。

G 私も脳血管障害を疑います。既往歴には、高血圧や糖尿病など、リスク因子となる疾患がそろっています。ふらつきがあるのも怪しい。

D 感染症、誤嚥性肺炎を疑います。咳や熱はありませんが、高齢者では症状が出にくいことがあります。発症のタイミングや発汗があるという点でも疑わしさが増します。

岸田 高齢者で様子がおかしいといった場合、感染症が原因である頻度は高いですし、他の症状があまり見られないことがあるので、必ず念頭に置いてほしいですね。

B 圧迫骨折も疑われます。セレコックスを服用しており、多少痛みがマスクされているものの、痛みがうまく伝えられなくて、様子がおかしい。

岸田 いいですね。認知症の患者などでは、よくあります。

E アスピリンを服用していて出血リスクが高いこと、顔色が悪いことなどから、出血を疑いました。

F 私も消化管出血を疑います。顔色が悪いのは、貧血の症状と考えます。また、消化管障害を起こしやすい、アスピリン、セレコックスを服用しています。血圧が上がっているという点では、合致しないのですが。

岸田 そうですね。血圧は、この後に下がってくる可能性もあります。実際には、全ての症状が合致することは、ほとんどありませんので、1つの所見に振り回されないようにすることも大切です。皆さんは薬剤師

なので、診断する必要はありません。レッドフラッグサインがないか
を確認することと、薬剤性の疾患や病態を見逃さないことを大事にし
てください。他に薬剤性で疑われるものは、ありませんか。

G 軽いせん妄のようで、ソワソワする様子と聞いて、パーキンソン病の症
状のようだと思いました。急に症状が見られるようになったというこ
とは、薬剤性パーキンソニズムの可能性があると思います。

岸田 いいですね。薬剤性パーキンソニズムが起こりやすい薬は、どのよう
なものがありますか。

G ベンゾジアゼピン系薬やハロペリドール（商品名セレネース他）などの
抗精神病薬などが有名ですが、この患者の服用薬には、それらはあり
ません。

C ドンペリドン（ナウゼリン他）はどうでしょう。錐体外路症状が起こる
ことがあります。また、ドンペリドンの服用によって、せん妄や認知
機能低下が起こり得ます。

岸田 パーキンソニズムでは、手足が硬くなり動きが歯車様になることがあ
りますので、手足を動かしてもらい、スムーズに動くかどうかを確認
するといいですね。

　今回のケースのように「様子がおかしい」というのは、意識障害とい
えます。意識障害の鑑別疾患の覚え方として「カーペンター分類」と呼

表1　意識障害の主な原因（カーペンター分類）

A ： alcoholism（急性アルコール中毒）

I ： insulin
（インスリン：低血糖、ケトアシドーシス、高浸透圧高血糖症候群）

U ： uremia（尿毒症）

E ： endocrine（甲状腺、副腎疾患）、
encephalopathy（肝性脳症、高血圧性脳症）、
electrolytes（電解質異常：Na、Ca）

O ： oxygen（低酸素）、overdose（薬物中毒）

T ： trauma（頭部外傷）、temperature（体温異常）

I ： infection（感染症）

P ： psychiatric（精神疾患）、porphyria（ポルフィリア）

S ： seizure（てんかん）、stroke（脳卒中）、shock（ショック）

薬学管理に生かす臨床推論　351

ばれる「AEIOU-TIPS」が有名です。日本では、「AIUEO-TIPS（アイウエオチップス）」と覚えることが多いと思います（表1）。意識障害の原因を考える上で、漏れのないように1つずつ精査していくためのものです。皆さんが挙げてくれたもので、ほぼ網羅できていましたが、覚えておくとよいでしょう。

レッドフラッグサインを探り、対応を考える

岸田　では、高齢者の「様子がおかしい」のレッドフラッグサインを考えてみましょう。

B　見当識障害があったり、覚醒が悪いといった意識状態であれば、レッドフラッグサインと考えます。

C　脱力や麻痺、手足の動かしにくさがある場合。

B　出血があり、ショックが見られる場合。具体的には、普段の収縮期血圧よりも20mmHg以上低い、または収縮期血圧が100mmHg以下の場合や、徐脈の場合です。出血や敗血症、心疾患によるショックが考えられます。

D　感染症が疑われる場合。

岸田　具体的にはどのような場合でしょうか。

D　38℃以上の熱が続く、呼吸数が20回/分以上の場合は、敗血症などの感

高齢者の「様子がおかしい」ときのレッドフラッグサイン

☑ 低血圧（普段の収縮期血圧から20mmHg以上低い、または収縮期血圧が100mmHg以下）

☑ 頻脈・徐脈

☑ 頻呼吸（20回/分以上）

☑ 高体温、低体温

☑ 酸素飽和度（SpO_2）の低下

☑ 手足を動かしにくい（左右差あり）

☑ 急性の病歴がある（突然、数日以内）

表2 顔色不良と冷や汗がある場合のバイタルサインによる鑑別

◎ 頻脈＋血圧上昇＋呼吸数正常
　　→低血糖
　　　（インスリンや経口糖尿病治療薬［SU薬など］による薬剤性低血糖）

◎ 頻脈＋血圧上昇または正常＋頻呼吸
　　→糖尿病性・アルコール性ケトアシドーシス

◎ 頻脈＋血圧低下
　　→副腎不全／敗血症／末期肝不全・末期腎不全

　　染症が考えられるので、医師に連絡します。

岸田　どれもいいですね。35℃以下の低体温、頻脈や徐脈、20回/分以上の頻呼吸、酸素飽和度（SpO₂）の低下などバイタルサインの異常がある場合もレッドフラッグサインです。

　　　さらに、突然だったり、数日の間に様子がおかしくなってきたといった急性の病歴についても、レッドフラッグサインと考えましょう。では、この患者に、どう対応しましょうか。理由とともにお願いします。

E　医師に連絡します。血圧が普段よりも高く、頻脈傾向なのと、会話が成り立たないのも気になります。状況を伝えて、指示をもらいます。

G　脳血管障害を疑い、医師に連絡します。バイタルサインの異常が見られること、ふらつきがあること、高リスク患者であることなどから、そう考えました。

D　血圧が高く、頻脈です。アスピリンを飲んでいて、出血リスクもあるので、医師に連絡します。

B　朝までは普段通りだったのに、朝食後、数時間で様子がおかしくなったというのは、気になります。高齢者にはよくある疾患で、怖いのは脳血管障害ですので、医師に連絡します。

C　実際の様子を見ていないので分からないのですが、落ち着かないといった程度で、ぐったりしていたり、つらそうな様子でなければ、少し様子を見るのも手かと思います。朝食は食べていたので、案外元気なのかもしれません。昼過ぎまで様子を見て、徐々に状態が悪くなっていくようであれば、連絡するというのはどうでしょう。

F　私もそう思います。医師に連絡して来てもらうのが一番安心ですが、急性の病歴という以外に決定的なレッドフラッグサインが見当たりませ

薬学管理に生かす臨床推論　353

ん。少し様子を見てからでも遅くないように思います。

岸田　状況にもよりますが、少し様子を見るというのもありますよね。実際にはどうしましたか。

A　顔が青白く、うっすらと汗ばんでいることや、ソワソワした様子があったこと、普段のHbA1cが5.5％と低かったことなどから低血糖を疑い、手持ちのブドウ糖をなめてもらいました。それで改善しなければ、医師に連絡しようと思っていたのですが、10分後には、意識状態が普段に戻り、顔色が改善、発汗もなくなりました。どうやら低血糖だったようです。

岸田　低血糖では、カテコラミンが分泌され、興奮した状態となり血圧や脈拍が上昇します。この患者は、HbA1cが5.5％と低めですが、血糖降下薬が3剤処方されていました。

　　　日本糖尿病学会の「糖尿病治療ガイド2018−2019」では、高齢者糖尿病の血糖コントロール目標として、認知機能が正常で日常生活動作（ADL）が自立している75歳以上で、インスリン製剤やSU薬などの糖尿病治療薬を使用している患者では、HbA1cは8.0％未満で下限は7.0％を推奨しています。

　　　また、高齢者では、自宅で過ごしているときには服薬アドヒアランスが悪かったのが、施設に入居して服薬管理がしっかりなされた結果、薬が効き過ぎてしまうケースがあります。

　　　様々な情報から低血糖を疑って対応したのは、とても素晴らしかったと思います。こうしたイベントが起こったときは、処方を見直して整理するよいきっかけになります。医師と一緒により良い処方を考えていくことが求められます。

Take Home Message

● ある疾患や病態を疑ったときには、それらに特有の所見や患者背景がないかを確認する。

● 情報を得たら、必ずアセスメントする癖をつける。

● 医師に伝える際には、どういう理由でそう思ったか、アセスメントも含めて伝える。

介護者への伝え方の一例

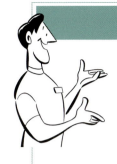

高齢者の様子が急におかしくなった場合、様々な原因が考えられますが、〇〇さんの場合、血圧が上がっていることや脈が速くなっていること、少し汗ばんでいること、さらに日ごろからHbA1cが5.5%と低めで血糖を下げる薬を3剤飲んでいることなどから、低血糖の可能性が考えられました。低血糖では、冷や汗や動悸、集中力がなくなりソワソワしたり、ぼんやりした様子が見られることがあります。

◀ 薬剤師として低血糖を疑った理由を説明する

◀ 低血糖の症状について知ってもらう

先ほど、ブドウ糖を摂取してもらったところ、落ち着いてきていつもの様子に戻ったようですので、低血糖だったのかもしれません。しばらく気を付けてもらって、また様子がおかしくなったり、手足が動かしにくい、しゃべりにくいといった様子が見られたり、熱が出た、呼吸がおかしいといった場合には、すぐに連絡をください。〇〇さんのことは医師に報告して、今後の薬についても相談しておきます。

◀ レッドフラッグサインを伝えておく

Dr. 岸田からのメッセージ

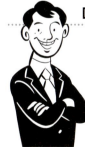

今回のケースでは、薬剤師が患者の様子がおかしいことに気付いた第1発見者でした。このように、薬剤師が具合の悪い患者にファーストタッチする機会が、今後は増えてくると思います。その際、患者の状態を把握して対応を考える上で、臨床推論は非常に有用です。情報を引き出す技術と、アセスメントする力、患者や家族、医師や他職種に的確に伝える力を養いましょう。
また、今回の症例のように多剤併用の患者について、看護師や介護スタッフなどから情報を得て、医師と一緒に処方を適正化していくことも、これからの薬剤師の大切な役割です。

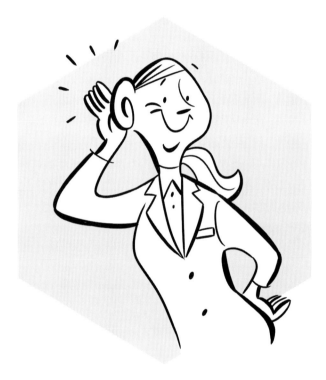

血圧が高い

「血圧が高くて心配」と相談されたら

症例20

当薬局をかかりつけにしている70歳女性患者から、夜間に電話があり、「寝る前に血圧を測ったら、普段よりかなり高くて心配になりました。病院に行った方がいいでしょうか」と相談された。

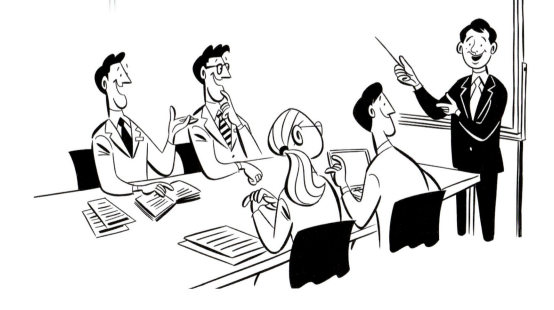

「血圧が高くて心配。病院に行った方がいいか」と70歳の女性患者から電話で相談されました。

岸田　今回は、患者からの電話による相談です。Aさん、症例を紹介してください。

A　70歳女性患者からの相談です。患者は、最近、当薬局を利用するようになり、私をかかりつけ薬剤師に指名してくれています。夜11時ごろ、「寝る前に血圧を測ったら、いつもより高かった。病院に行った方がいいか」と不安そうに相談されました。

岸田　かかりつけ薬剤師になると、そういった相談を受ける機会が増えそうですね。では、いつものように情報収集から始めましょう。追加で何を聞きたいですか。

B　血圧の具体的な数値を聞きたいです。

岸田　どのくらいだと想像しますか。

B　収縮期血圧が160〜170mmHgくらいではないでしょうか。

岸田　その場合、どう考えますか。

B　夜間ですし、その程度であれば様子を見てもらいます。翌朝になっても高いようであれば、受診してもらいます。

岸田　なるほど。質問する際には、答えをある程度想定して、どう答えたらどう判断するかを考えながら聞くことが大切です。では、実際の血圧値はどうでしたか。

A　190/90mmHgでした。

B　思っていたより高いですね。普段の血圧はどのくらいですか。

A　130/70mmHg程度です。

C　どういうタイミングで測定したのでしょうか。また、直近に測ったときはどうでしたか。

A　いつも朝、昼、寝る前に測っていて、その日の朝や昼は、いつも通りでした。

D　血圧は2回測っていますか。1回目は高い値が出ることがあります。

A　いつも2回測っていて、そのときは2回とも高かったようです。

C　いつもと違うことをしていませんか。

岸田　その質問は、答えるのが難しいですね。本人は、特別なことだと意識していない場合があります。

C　普段は飲まないお酒を飲んだとか、孫が来ていたり、直前まで掃除をしていて体を動かしていたなどは、ありませんでしたか。

A 特にありません。

岸田 いいですね。

血圧と薬の関係を考える

E 高血圧と診断されていますか。薬が処方されていれば、その薬も教えてください。

A はい。高血圧の診断を受けていて、オルメサルタンメドキソミル（商品名オルメテック他）10mg/日が処方されています。他に、ロスバスタチンカルシウム（クレストール他）5mg/日、エペリゾン塩酸塩（ミオナール他）5mg/日、不眠時に頓用でゾルピデム酒石酸塩（マイスリー他）、疼痛時にロキソプロフェンナトリウム水和物（ロキソニン他）、レバミピド（ムコスタ他）が処方されています。

D オルメサルタンは、いつ飲んでいますか。

A 朝食後です。

C 普段は、夜の血圧は、朝昼と同じくらいですか。

A 朝昼晩で、あまり変わらないようですが、どちらかというと朝昼よりも夜が少し高いと言っていました。

D オルメサルタンは、その日、服用しましたか。

A 服用しました。

岸田 なぜ、服用時点とその日の服用状況を確認したのですか。

D オルメサルタンを朝食後に服用すると、夜に血圧が上がることがあるかもしれないと考えました。また、その日、飲み忘れた可能性もあると思ったのです。

岸田 いい視点ですね。

F ロキソプロフェンは、何のために処方されているのでしょうか。

A 膝が痛くて飲んでいます。医師からは、変形性膝関節症と言われています。

B ロキソプロフェンは、どのくらい飲んでいますか。週に何回くらいでしょうか。

岸田 いい聞き方です。「どのくらい飲むか」と漠然と聞かれると答えられなくても、「週に何回飲むか」と聞かれれば答えやすいです。どうですか。

A 週に1、2回程度です。

B その日は飲みましたか。

A 膝が痛くて、昼間に飲んだそうです。

岸田 なぜロキソプロフェンの服用について聞いたのですか。

B 膝の痛みによって血圧が上がったのではないかと考えました。痛みによ

薬学管理に生かす臨床推論　359

って血圧が上がることはよくあります。また、非ステロイド抗炎症薬（NSAIDs）は、ナトリウム貯留傾向があり、常用することで血圧上昇が見られることがあります。ただ、頓用であれば、血圧に影響を及ぼすほどではないと思いますが。

岸田　NSAIDsによって血圧が上昇し、降圧薬が処方される、いわゆる処方カスケードですね。

F　ここ最近、塩辛など塩分の強いものを多く食べるなどしていませんか。

A　塩分の多い食品は、控えています。

岸田　なぜそれを聞きましたか。

F　食生活の変化があり、血圧が上昇したという可能性があるかと思いました。ただし、その場合は、徐々に数値が上昇するように思いますので、今回は違うと思いますが。

岸田　そうですね。昼までは特に問題なかったということなので、今回はその可能性は低そうです。ただ、食事の影響を考えることも大切です。

E　頭痛など、他に気になる症状はありませんか。

A　首の後ろが、もやっとする感じがあります。

E　それは、いつからですか。日中からですか。

A　いいえ、寝ようとしたときに気付きました。

E　ろれつが回らないなど話しにくさや、手足の動かしにくさなどはありませんか。

A　ありません。

岸田　それは何を疑いましたか。

E　脳出血や脳梗塞などの脳血管障害を疑いました。

F　エペリゾンが処方された原因は分かりますか。

A　肩凝りを訴えて処方されたようです。その日は服用していません。

F　首の後ろが、もやっとする感じというのは、いつもある肩凝りですか。

A　そのようです。重だるい感じと話していました。

G　血液検査はしていますか。腎機能の異常がないかを知りたいです。

A　ここ半年は血液検査をしていませんが、これまでの検査で腎機能の低下を指摘されたことはありません。

F　トイレの回数が、いつもより少ないといったことはありませんか。

A　減っている様子はありませんでした。

岸田　なぜそれを聞きましたか。

F　尿量が減っていて、体液貯留で血圧が上がっているのではないかと思ったのです。

B　今までも、血圧が急に上がることがありましたか。

第2章 カンファレンスで学ぶ 臨床推論

A たまにあるようです。

B それは、朝、昼、寝る前のどの時間帯が多いですか。

A 寝る前が多いようです。

G 血圧が急に上がったとき、今まではどうしていましたか。自然と落ち着いていたのでしょうか。

A 以前は、血圧が高いときに飲むように、頓用でアムロジピンベシル酸塩（アムロジン、ノルバスク他）が処方されていて、それを服用すると治まっていたそうです。

起こったことを想起して質問する

岸田 随分、情報が聞き出せたと思います。ここで、Aさんが把握している情報を出してもらいましょう。

A 既往歴は、高血圧、脂質異常症、変形性膝関節症。アレルギー歴は食べ物、薬ともにありません。普段の血圧は130/70mmHg程度。その日はいつものように就寝前に血圧を測ったら190/90mmHg、心拍数は90回/分でした。以前は、血圧が上がって収縮期血圧が160mmHgを超えたときに服用するように、アムロジピンが処方されていたのですが、それが手元になかったため、不安になって電話してきました。

岸田 では、この患者に起こったと考えられることを挙げてみましょう。

G 血圧が高く、首の後ろがもやっとするという話から、ラクナ梗塞による一過性虚血発作（TIA）の可能性が考えられます。

岸田 いいですね。TIAは一時的に脳に血流が流れなくなり、神経症状が表れる発作です。小さな脳梗塞といえます。

F 腎機能障害による二次性高血圧の可能性もあります。

岸田 二次性高血圧の原因には、どのようなものがありますか。

G 褐色細胞腫、原発性アルドステロン症、腎動脈が狭窄して血圧が上昇する腎血管性高血圧、甲状腺機能亢進症やクッシング症候群などがあります。

D 薬剤性も考えられます。先ほど出たNSAIDsのほか、ステロイド、甘草、抗癌剤のベバシズマブ（アバスチン他）でも血圧上昇が見られます。

岸田 いいですね。薬剤性は必ず考えるようにしたいですね。

E 質問ですが、心不全や不整脈では、血圧の上昇は見られますか。

岸田 不整脈は、心臓が空回りするイメージです。拍出量が下がるので、血圧はむしろ低下します。

G 心筋梗塞や脳梗塞では、血圧が上がると思います。

薬学管理に生かす臨床推論　361

岸田　そうですね。ちなみに、脳梗塞を疑えば、何を聞きますか。

　G　手足の動かしにくさや、ろれつが回らないなどしゃべりにくさがないかを聞きます。

　H　くも膜下出血や脳出血も考えられます。

岸田　それらを疑ったときには、何を聞きますか。

　H　これまでに経験したことがないほど強い頭痛が、突然起こっていないかを聞きます。さらに、手足の動かしにくさ、見えにくさや話しにくさがないかも聞きたいです。

岸田　いいですね。脳梗塞は頭痛を伴わないことも少なくありませんが、脳出血、特にくも膜下出血では突然の激しい頭痛が特徴です。何をしていたときに頭痛が始まったかを聞くことで、突然の発症かどうかが判断できます。なお、脳梗塞や脳出血では話しにくさや手足の動かしにくさといった神経症状が見られますが、くも膜下出血では、見られないことがほとんどです。他に、家族歴も確認しましょう。

　D　低血糖でも、血圧が上昇します。血糖降下薬を服用していませんか。また、急激な空腹感、冷や汗や手の震え、ぼーっとするなどがありませんか。

　A　特にそれらの症状は見られませんでした。

　B　痛みに伴う血圧上昇もあります。

　H　感染症によっても血圧は上昇します。感染症を疑ったときには、発熱の有無などを確認します。

　D　心因性もあると思います。

　B　大動脈瘤や大動脈解離でも血圧上昇が見られます。もっとも大動脈瘤が破裂して出血すれば、血圧は下がると思いますが。

岸田　その通りですね。大動脈解離を疑ったら、何を聞きますか。

　B　まず、胸痛を聞きます。ただし、腰や腹、喉や肩の辺りの痛みを訴えることもあるので、上肢のどこかに痛みがないかも確認します。

岸田　そうですね。大動脈解離では、解離に従って痛む部位が移動することがあるので、痛みの移動がないかも聞きましょう。また、血圧に左右差が見られることも特徴です。左腕での測定値が低く、右腕が高くなり、収縮期血圧で20〜30mmHg程度の差が出ます。両方の腕で測定してもらうとよいでしょう。

高血圧緊急症の可能性を考える

岸田　「血圧が高い」と言われて最も気にすべきは「高血圧緊急症」です。高血圧緊急症とは、著しい血圧上昇によって、脳や腎、心臓、網膜などの

図1 平均動脈圧の求め方

$$\text{平均動脈圧(MAP)} = \frac{(\text{収縮期血圧} - \text{拡張期血圧})}{3} + \text{拡張期血圧}$$

　心血管系臓器に急性障害が生じる病態です。放置すれば不可逆的な臓器障害が生じるため、緊急的に降圧治療が必要となります。では、どの程度、血圧が上昇すると危険だと思いますか。

F　感覚的には、普段よりも30〜40mmHg程度高いと異常だと思います。

G　絶対値では、収縮期血圧が200mmHgを超えると危険だと思います。

岸田　普段の血圧との差が指標となるのは低血圧です。普段の血圧から30mmHg程度低下した場合に、血圧低下によるショックを疑います。一方、高血圧については、絶対的な基準で考えます。その際の指標となるのは「平均動脈圧(MAP、マップ)」です。脈圧は「収縮期血圧 − 拡張期血圧」で表されますが、脈圧の3分の1に拡張期血圧を足した値が、MAPです。これは何を表していると思いますか。血圧は、何のためにあるのかを考えてみてください。

E　心臓が各臓器に十分な血液を送るのに必要な圧力だと思います。

岸田　その通りです。臓器にどの程度の血液が到達するかは、平均動脈圧に依存します。普段は、収縮期/拡張期血圧を見るので、そちらになじみがありますが、重要なのは平均動脈圧です。

　血圧上昇に対しては、ある程度まではオートレギュレーション機能が働きますが、一定以上に血圧が高まるとその機能が破綻してしまいます。具体的には、MAPが50〜150mmHg程度であれば、血流が維持されますが、それを超えると破綻するとされています。

岸田　この患者のMAPを計算してみましょう。

H　約123mmHgです。

岸田　例えば、血圧が200/90mmHgと聞くと、かなり高くて危険なイメージですが、MAPは約127mmHgですから、それほど心配ない状況といえます。この例からも分かるように、相当高い血圧でなければ、高血圧緊急症にはなりません。MAPは拡張期血圧に依存するところが大きいので、拡張期血圧120mmHg超が目安となると覚えておいてください。

　ただし、患者に説明する際には、「この程度の血圧なら大丈夫ですよ」

図2 オートレギュレーションカーブ

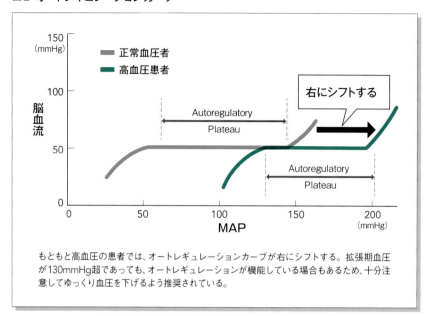

もともと高血圧の患者では、オートレギュレーションカーブが右にシフトする。拡張期血圧が130mmHg超であっても、オートレギュレーションが機能している場合もあるため、十分注意してゆっくり血圧を下げるよう推奨されている。

といった言い方はしない方がよいでしょう。患者が心配に思った気持ちを汲んだ説明が求められます。

なお、オートレギュレーションカーブは、高血圧の既往がある人は、右にシフトします（図2）。つまり、もともと高血圧の人は、さらに高い血圧でないと、血流の破綻は起こらないとされています。

高血圧緊急症では、急速な降圧治療が必要ですが、それ以外の場合、つまり今回の患者のように高血圧緊急症ほどではないが血圧上昇を来した場合、血圧を下げた方がよいのでしょうか。

C この患者については、以前には血圧上昇時に服用するよう頓用でアムロジピンが処方されていました。この患者に限らず、そういった処方を時々見かけます。

岸田 そうですね。以前は、一過性の高血圧であっても、急速に血圧を下げることがスタンダードだったのですが、最近では急速な血圧低下によって虚血が誘発され、脳梗塞や心筋梗塞につながることが示されています。そのため、心不全やくも膜下出血、大動脈解離などの急性期として厳格な血圧コントロールが必要な場合や、高血圧緊急症で臓器障害を伴う状態でなければ、急いで降圧する必要はないとされています。

一過性高血圧、つまり血圧上昇を来したものの、軽い頭痛や不安程度で致命的な症状がない人については、緊急降圧による予後改善のエ

ビデンスはありません。むしろ、急激に血圧を下げることによるリスクが指摘されています。血圧を下げる場合は、数日かけて緩徐に低下させることが推奨されています。

危険な状態ではないかを確認

岸田 では、血圧が高い場合、どういう状況であれば緊急受診が必要でしょうか。レッドフラッグサインを挙げてみましょう。

B MAP150mmHg、拡張期血圧120mmHgを超える場合。

H ろれつが回らない、手足が動かしにくいなど、TIAが疑われる症状がある場合。

G 大動脈解離が疑われる、例えば胸痛がある、血圧の左右差がある場合もレッドフラッグサインだと思います。

B 尿量の低下など、腎障害が起こっている疑いがある場合。

D 低血糖による血圧上昇が疑われる場合。糖尿病治療薬を服用している患者で、冷や汗や生あくび、意識障害などの症状が見られたときは注意です。

F 意識の状態がおかしいときには、それだけでレッドフラッグサインだと思います。

岸田 どれもいいですね。では、患者にどう伝えましょうか。

E 今すぐ血圧を下げる必要性はなさそうなので、安静にしてゆっくり休んでください、と伝えます。

岸田 「夜中に何かあったらと思うと、心配です」などと言われたらどうしましょうか。

「血圧が高い」ときのレッドフラッグサイン →

☑ 胸痛や胸部不快感がある

☑ 手足が動かせない、動かしにくさがある（左右差あり）

☑ ろれつが回らないなど、しゃべりにくさがある

☑ 意識・様子がおかしい

☑ 拡張期血圧が120mmHg超（MAP＞150mmHg）

薬学管理に生かす臨床推論　365

H　レッドフラッグサインを伝えます。「ご心配だと思いますが、今のところは緊急で受診する必要性はないように思います。緊急で受診が必要なのは、下の血圧が120mmHgを超えたり、しゃべりにくさや手足が動かしにくいなどの症状がある場合です。それらの症状が見られたら、すぐに受診してください」と伝えます。

岸田　いいですね。レッドフラッグサインを伝えて、それがない場合にはそれほど危険な状況ではないと分かってもらうわけですね。ただ、「拡張期血圧が120mmHgを超えたら受診してください」と言うと、眠らずに朝まで何度も血圧を測る人がいます。

B　それは逆効果ですよね。不安がある間は、血圧が高い状態が続くと思うので、不安が取り除けるような声掛けをしたいです。

岸田　具体的には、どういった声掛けをしましょうか。

E　「以前はすぐに血圧を下げる必要性があるとされていましたが、最近の研究で、血圧を急速に下げるのが良くないことが分かってきており、緊急で血圧を下げる必要があるのは、下の血圧が120mmHgを超えた場合が1つの目安と言われています。静かな部屋で、安静にしていることが大切だとされていますので、ゆっくり休んで明日もう一度、血圧を測ってみてください」と伝えます。

岸田　なるほど。「下げなくても大丈夫」と伝えるだけでなく、下げることによる弊害を伝えるのは、いいですね。患者は「血圧が高いと良くないことが起こるから、何とか下げてほしい」と思っているわけですから、「血圧を急に下げるのは良くない」と言われると、納得する人もいるでしょう。他にはどうですか。

D　「何か起こったら心配」という気持ちが強いと思いますので、もし家族がいるなら、横に寝てもらうようアドバイスします。また、安静にするのが一番なので、頓用のゾルピデムを飲んでもらうのも一手だと思います。

岸田　頓用の睡眠薬を薦めるのはいいかもしれませんね。また、家族に見守ってもらうのも、不安を減らす1つの方法ですが、家族からも不安だという声が出ることもあります。

C　それほど心配なのであれば、一晩、心配し続けるのは良くないように思います。いろいろ説明した上で、まだ心配する患者には、受診してもらえばいいのではないでしょうか。

岸田　その通りです。「大丈夫だから受診しなくていいですよ」と、いくら言っても納得しない患者は少なくありません。もともと心配だから受診したいという気持ちがあって、連絡してきているわけです。まずは、

「血圧が高くて心配ですよね。そこまでご心配なら受診されたらよいと思います」と、患者の気持ちを受け止めて肯定してあげてください。その後で、「ただ、もう随分遅い時間ですし、今から受診するのは大変ですよね」と話し、「すぐに血圧を下げなければならないような危険な状態になるのは、下の血圧が120mmHgを超えた場合といわれています。○○さんの状態は……」といった説明をします。そして「ところで、今日はお薬は飲まれましたか」など、少し話題を変えて話をしていくと、少しずつ患者は落ち着いていきます。最初に、正論を伝えるのではなく、患者の不安を傾聴して受け止めた上で、「でも実際は……」と伝える。そうすることで患者の納得感は違ってきます。

　救急外来にも、よくこのような電話がかかってきますが、私たちは決して「来なくても大丈夫です」とは言わず、「それほど不安でしたら、受診してください」と伝えます。また、例えば「リラックスした状態で寝て、30分後に測ってみて、またお電話ください」と言うこともあります。「ゆっくり寝てください」で終了させずに、「また電話してください」というと患者は安心します。

C 降圧薬が頓用で処方されている患者から「服用した方がよいか」と相談されたときには、どう説明すべきでしょうか。

岸田 先ほどお話ししたように、高血圧緊急症でなければ、急速な降圧療法は推奨されていません。ただ、頓用の降圧薬が処方されている場合、降圧が必要ないと思ったとしても、処方を否定するような言い方は決してしないでください。医師から「血圧上昇時に服用」と指示が出ており、患者が心配しているようであれば、飲んでもらえばいいと思います。「急速に血圧を下げるのはよくない」とか「絶対に飲まない方がよい」といった主張をする必要はないと思います。血圧が下がり過ぎないように注意しながら飲んでもらえばよいでしょう。理屈ではなく、患者に安心感を与える言葉掛けが大切です。

Take Home Message

- 血圧の測り方を確認して、誤測定ではないことを確かめる。
- 静かな部屋で休んでもらい、落ち着いた状態で血圧測定してもらう。
- 患者の不安な気持ちを受け止め、どうしても心配なら受診するよう話す。

患者への伝え方の一例

血圧が急に上がると心配になりますよね。不安は血圧に影響しますので、とても心配だということであれば、受診されるのがよいと思います。ただ、もう随分遅い時間ですし、これからの受診は大変ですよね。 ← 患者の言葉を受け止めて肯定する

血圧は、もともと変動しやすく、人間の体はある程度の血圧上昇に対応する力があります。その力を超えて、血圧が上がってしまうと様々な障害が起こりますが、そうなるのは下の血圧が120mmHgを超えるくらいとされています。その場合は、急いで血圧を下げる治療が必要となりますが、そうでない場合には、血圧はゆっくり少しずつ下げるのが良いとされています。急速に血圧を下げることで、脳や心臓に血液が届きにくくなり影響が出る可能性があるからです。 ← 高血圧で問題になる基準を伝える

← 血圧を急速に下げることの弊害を伝える

血圧が上がったときの一番のクスリは、静かな部屋でゆっくり休むことです。リラックスして30分から1時間程休んだ後に再度、血圧を測ってみてください。そして、その血圧をお電話で教えていただけますか。 ← 療養上の指導と提案をする

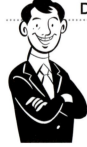

Dr. 岸田からのメッセージ

「血圧が高くて心配」と、救急外来を受診する人は多いのですが、緊張や不安から来る血圧上昇が多く、問題ないことがほとんどです。ただ、「問題ない」と切り捨てるのではなく、患者の不安を受け止めた対応が望まれます。

かぜに対する抗菌薬投与や、今回の血圧上昇に対する降圧治療のように、エビデンスに基づいた医療とは異なる医療が現場で行われていることは、少なくありません。「こうあるべき」を貫くだけでは摩擦が生じます。柔軟に対応しながら、相手が受け入れやすい土壌を作り、メッセージを発し続けることで、意識を少しずつ変えていくことができると思っています。これからの薬剤師が、その担い手となってくれることを望みます。

網羅的に情報収集するための症状別「OPQRST」

症状を効果的に漏れなく聞き出すOPQRST

O	**Onset：発症形態** いつから始まったか、どのように始まったか
P	**Provocative & Palliative：増悪・緩解因子** 何をしたら良くなるか・悪くなるか
Q	**Quality：性状** どのようなタイプの症状か
R	**Region/ Related symptom：部位／随伴症状** 症状のある部位は？/ 他の症状は？
S	**Severity：程度** どのくらいつらいか
T	**Time course：時間経過** 症状の時間による変化は？

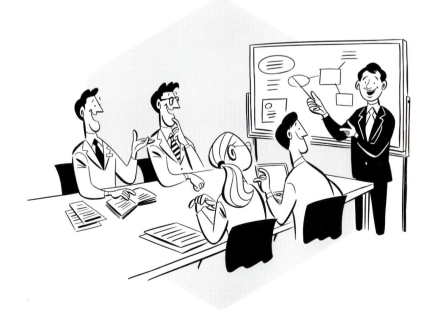

頭痛を訴える患者に確認したい「OPQRST」と注意すべき疾患

Onset（発症形態） いつから始まったか、どのように始まったか	◎ 痛みの発現が「突然に」「急に」「徐々に」のいずれか 　● 突然に（数秒で頂点に達する瞬間的な痛み）：血管が破れる、裂ける 　● 急に：一次性頭痛や感染症などの炎症性変化によることが多い 　● 徐々に：慢性炎症や徐々に増大する腫瘍などが考えられる ◎ 繰り返している病歴がないか
Provocative・**P**alliative （増悪・緩解因子） 何をしたら良く・悪くなるか	◎ 片頭痛の誘因はないか 　● 身体活動（階段昇降、腰曲げなど）による悪化 　● 食事（チーズ、ワイン、チョコレート、アルコール）による悪化 　● 月経による悪化
Quality（性状） どのようなタイプの症状か	◎ 拍動性（心臓の動きに合わせてズキンズキンする痛み）：片頭痛 ◎ 非拍動性（締め付けられるような痛み）：緊張型頭痛 ◎ 神経性（ピリピリした痛み）：帯状疱疹 ◎ 明確な圧痛点：後頭神経痛 ◎（繰り返す病歴がある場合）これまでと同じ性状の痛みか ◎ 何かで殴られたような痛み：突然の病態が含まれると考える

Region/ **R**elative symptoms （部位/随伴症状） 症状のある部位は？ 他の症状は？	〈部位〉 ◎ 片側性か両側性か 　● 片頭痛は片側性、緊張型頭痛は両側性のことが多い ◎ 頭部以外の顔面や頸部の痛みではないか 　● 顔面なら副鼻腔炎、頸部なら咽頭炎の可能性も	〈随伴症状〉 ● 発熱 ● 先行するかぜ症状 ● 吐き気・嘔吐 ● 目の前がチカチカするなどの前兆症状 ● 音に過敏になる ● 水疱を伴う紅斑 ● 視覚障害（二重に見えるなど） ● 手足の動かしにくさやしゃべりにくさなどの神経症状 ● 項部硬直

Severalty（程度） どのくらいつらいか	● 今までで一番痛いか：人生最悪であれば脳出血を疑う ● これまで経験した最も強い痛みを10として、今回の痛みは幾つくらいか
Time courses（時間経過） 症状の時間による変化は？	● 悪化傾向か ● 間欠的な痛みか（波のある痛みか） ● 持続的な痛みか

第2章 症状別「OPQRST」

関節痛を訴える患者に確認したい「OPQRST」と注意すべき疾患

Onset（発症形態） いつから始まったか、 どのように始まったか	● 急性発症、緩徐な発症、慢性期における急性増悪のいずれか ● 転倒したり、ぶつけたなどの受傷機転がないか：あれば、打撲、膝蓋骨骨折、関節内出血などがないかを確認 ● 関節注射の実施の有無：頻回に注射している場合は感染性関節炎の可能性を考える
Provocative・**P**alliative（増悪・緩解因子） 何をしたら良く・悪くなるか	● 安静時と活動時の痛み：活動で悪化し安静で改善する場合は、筋骨格系に原因があることが多く、変形性関節症などの良性疾患が多い。安静時、活動時ともに悪化する場合は、関節リウマチや感染症など炎症性疾患の可能性を考える
Quality（性状） どのようなタイプの症状か	● 腫脹感や熱感がないか：自覚がある場合は、関節炎を来している可能性を考える ● 朝に手指のこわばりがないか：あれば、関節リウマチの可能性を考える

	〈部位〉	〈随伴症状〉
Region/ **R**elative symptoms （部位／随伴症状） 症状のある部位は？ 他の症状は？	大関節（手関節、肩関節、膝関節、股関節など）か、小関節（手足の指）か、また1カ所（単関節）か複数カ所（多関節）かを確認。変形性関節症の痛みは単関節に起こることが多く、関節リウマチでは対称性の多関節のことが多い	発熱、体重増減、腫れ、発疹、筋力低下、朝のこわばり、呼吸苦などを確認する。あれば関節リウマチ、膠原病疾患など全身性疾患の可能性を考える。痛みが全身性で関節だけではなく筋肉にもあり、はっきりしない場合は、線維筋痛症や甲状腺疾患、心因性の可能性を考える

Severalty（程度） どのくらいつらいか	● これまで経験した痛みの中で最も痛いか ● これまでで最も強い痛みを10とすると、今回の痛みは幾つくらいか
Time courses（時間経過） 症状の時間による変化は？	● 痛みが、間欠的か持続的か：安静で改善する（間欠的）なら筋骨格系、安静にしても改善せず持続的に痛みがある場合は全身性疾患の可能性を考える ● 朝のこわばりの時間：関節リウマチは30分以上続くが、変形性関節症では30分未満のことが多い

薬学管理に生かす臨床推論　371

腹痛を訴える患者に確認したい「OPQRST」と注意すべき疾患

Onset（発症形態） いつから始まったか、どのように始まったか	◎突然（数秒〜数分） 　●破れる：消化管穿孔・出血、外傷 　●詰まる：心筋梗塞、胆石症、尿路結石 　●ねじれる：腸捻転・閉塞、卵巣捻転 ◎急に（日）：胃炎、潰瘍、虫垂炎、胆嚢炎、膵炎 ◎徐々に（月）：慢性胃炎、胃癌、胆嚢癌、膵癌
Provocative・**P**alliative（増悪・緩解因子） 何をしたら良く・悪くなるか	◎突事 　●悪化：胃潰瘍（特に食後40分以内）、肝臓などの異常 　●改善：妊娠悪阻 　●空腹時に悪化：十二指腸潰瘍 ◎体動やいきみ、咳で悪化：腹膜炎など重篤疾患 ◎ストレスで悪化：過敏性腸症候群（I BS）、消化管潰瘍 ◎排便で改善：腸閉塞、便秘、腸炎 ◎嘔吐で改善：消化器疾患
Quality（性状） どのようなタイプの症状か	◎鋭い：血管が裂ける（大動脈解離）、結石、神経・筋骨格系の異常 ◎締め付けられる：心窩部なら心筋梗塞 ◎鈍い：虫垂炎や胃潰瘍の初期、胃腸炎 ◎服が擦れてピリピリする：帯状疱疹
Region/ **R**elative symptoms（部位/随伴症状） 症状のある部位は？ 他の症状は？	〈部位〉 ◎心窩部：心筋梗塞、胃・十二指腸潰瘍 ◎心窩部〜臍部：消化管穿孔、膵臓・胃・大動脈の異常 ◎右季肋部：胆石、胆嚢炎、肝炎、右尿管・腎臓の異常 ◎右下腹部：虫垂炎、憩室炎、細菌性腸炎 ◎下腹部：子宮、卵巣、膀胱の異常 〈随伴症状〉 ◎背部痛：大動脈解離、尿路結石、膵炎 ◎冷や汗：大動脈解離、心筋梗塞、腸閉塞、腹膜炎など重篤疾患に多い ◎発熱：感染症、悪性腫瘍、膠原病 ◎下痢：消化管の異常、婦人科疾患 ◎放散痛：肩や腕（心筋梗塞）、右肩甲骨（胆嚢炎、胆石）、大腿部（尿路、生殖器の異常）
Severalty（程度） どのくらいつらいか	●これまで経験した最も強い痛みを10として、今回の痛みは幾つくらいか
Time courses（時間経過） 症状の時間による変化は？	◎悪化傾向かを確認する ◎間欠痛（波のある痛み）：消化管（鋭く強い痛みなら胆管や尿管）の蠕動運動、胃腸炎 ◎持続痛：消化管以外（腹膜、筋骨格系、肝臓、心臓、血管）、または消化管の拡張もしくは穿孔

「鼻血が出る」という患者に確認したい「OPQRST」

Onset（発症形態） いつから始まったか、 どのように始まったか	●久々か、繰り返しているか ●外傷歴があるか ●鼻をほじる癖があるか、鼻をかんだ後ではないか、など	
Provocative・**P**alliative （増悪・緩解因子） 何をしたら良く・悪くなるか	●鼻ほじり、薬剤・サプリメント服用開始との関係	
Quality（性状） どのようなタイプの症状か	●鮮血かどうか（鼻血ではない可能性も考える）	
Region/ **R**elative symptoms （部位/随伴症状） 症状のある部位は？ 他の症状は？	〈部位〉 　出血部位が鼻の前の方か奥の方か	〈随伴症状〉 　鼻炎症状（かぜ）、紫斑、歯肉出血、関節出血、過多月経、貧血症状が発現していないか
Severalty（程度） どのくらいつらいか	●どのくらいの量か（洗面器いっぱいになるかなど） ●止まるまでにどのくらいの時間がかかるか	
Time courses（時間経過） 症状の時間による変化は？	●正しく圧迫止血して止まるか	

咽頭痛を訴える患者に確認したい「OPQRST」と注意すべき疾患

Onset（発症形態） いつから始まったか、どのように始まったか	痛みの発現が「突然に」「急に」「徐々に」のいずれか
Provocative・**P**alliative （増悪・緩解因子） 何をしたら良く・悪くなるか	食事や入浴で改善するか
Quality（性状） どのようなタイプの症状か	● 嚥下痛かどうか ⇒ 唾を飲み込んだときに痛いようであれば咽頭痛 ⇒ なければ頸部の痛み：大動脈解離（頸動脈解離）、心筋梗塞（狭心症）、くも膜下出血の可能性も念頭に

	〈部位〉	〈随伴症状〉
Region/ **R**elative symptoms （部位/随伴症状） 症状のある部位は？ 他の症状は？	大関節（手関節、肩関節、膝関節、股関節など）か、小関節（手足の指）か、また1カ所（単関節）か複数カ所（多関節）かを確認。変形性関節症の痛みは単関節に起こることが多く、関節リウマチでは対称性の多関節のことが多い	発熱、体重増減、腫れ、発疹、筋力低下、朝のこわばり、呼吸苦などを確認する。あれば関節リウマチ、膠原病疾患など全身性疾患の可能性を考える。痛みが全身性で関節だけではなく筋肉にもあり、はっきりしない場合は、線維筋痛症や甲状腺疾患、心因性の可能性を考える

Severalty（程度） どのくらいつらいか	● これまで経験した痛みの中で最も痛いか ● これまでで最も強い痛みを10とすると、今回の痛みは幾つくらいかを聞く
Time courses（時間経過） 症状の時間による変化は？	● 痛みが、間欠的か持続的かを確認。安静で改善する（間欠的）なら筋骨格系、安静にしても改善せず持続的に痛みがある場合は全身性疾患の可能性を考える ● 朝のこわばりの時間を確認する。関節リウマチは30分以上続くが、変形性関節症では30分未満のことが多い

第2章 症状別「OPQRST」

動悸を訴える患者に確認したい「OPQRST」

Onset（発症形態） いつから始まったか、どのように始まったか	● 動悸の始まりが特定できるか ● 数秒から数10秒かけて漸増するか
Provocative・**P**alliative （増悪・緩解因子） 何をしたら良く・悪くなるか	● 歩いたとき、ストレスを感じたとき、薬を服用したときなどに動悸を感じるか
Quality（性状） どのようなタイプの症状か	● 動悸がするときの拍動の様子を机をたたいて表現してもらい確認する ● 規則正しいか、脈が抜ける、飛ぶなど不規則な感じはないか ● 脈の速さはどの程度か
Region/ **R**elative symptoms （部位/随伴症状） 症状のある部位は？ 他の症状は？	——　〈随伴症状〉 ● 胸の痛みや違和感、息苦しさはないか ● 気が遠くなることはないか ● 血圧上昇、体重減少がないか ● 倦怠感や眼瞼結膜蒼白がないか ● 下腿浮腫、体重増加はないか
Severalty（程度） どのくらいつらいか	● 動悸がどのくらいの頻度で起こるか
Time courses（時間経過） 症状の時間による変化は？	● 動悸がどのくらい続くか ● 1日の中で動悸が出やすい時間帯などがないか

薬学管理に生かす臨床推論　375

めまいを訴える患者に確認したい「OPQRST」と注意すべき疾患

Onset（発症形態） いつから始まったか、 どのように始まったか	● 突然起こったか ⇒ 明らかに発症機転が分かる場合は、脳血管障害の可能性あり ● 普段からめまいを繰り返しているか ⇒ 繰り返すめまいの場合は、緊急性は低い（ただし、いつもより増悪していないかの確認は必要）	
Provocative・**P**alliative （増悪・緩解因子） 何をしたら良く・悪くなるか	● 寝返りなど体位変換で増悪するか ⇒ 体位変換時に増悪であれば良性発作性頭位めまい症（BPPV）の可能性 ● 起立時に起こるめまいか ⇒ 失神前めまいの可能性も考える ● ストレス時に増悪するか ⇒ 明確なストレス要因があれば、心因性も考える	
Quality（性状） どのようなタイプの症状か	● 回転性なのか、動揺性なのか、気が遠くなるようなめまいか	
Region/ **R**elative symptoms （部位/随伴症状） 症状のある部位は？ 他の症状は？	——	〈随伴症状〉 ● 蝸牛3症状（難聴、耳鳴り、耳閉塞感） ● 頭痛、頸部・後頭部痛、胸部痛 ● 構音障害、嚥下障害 ● 複視 ● 脱力、痺れ　　　　　など
Severalty（程度） どのくらいつらいか	● 起き上がれない、家から出られないくらい強いめまいではないか ● 繰り返す病歴の場合は、今までで最もつらいめまいではないか	
Time courses（時間経過） 症状の時間による変化は？	● 間欠的か持続的か、持続時間を確認 ⇒ 良性発作性頭位めまい症（BPPV）では、1回の発作時間は数秒〜数十秒、メニエール病は数時間〜数日とされる ⇒ 数日以上持続する場合は、前庭神経炎や小脳・脳幹の梗塞も考えられる ⇒ 数カ月継続している場合は心因性も考える ● 増悪しているか、軽快しているかを確認	

第2章 症状別「OPQRST」

腰痛を訴える患者に確認したい「OPQRST」と注意すべき疾患

Onset（発症形態） いつから始まったか、 どのように始まったか	●腰痛が起こったのが、突然なのか、急なのか、徐々になのか ⇒「突然」であれば、血管などが「破れる・裂ける・詰まる（腰痛ではねじれはない）」が考えられ、大動脈解離、腎梗塞、胆石や尿管結石などがある ⇒「急（動作に一致して数分から数時間で起こるくらい）」であれば、筋骨格系や膵炎・胆嚢炎などの炎症性変化のことが多い ⇒「徐々に」であれば、慢性炎症や腫瘍（骨転移）などを考える ●繰り返している病歴がないか ●ぶつけた、ひねったなどの受傷機転がないか：明確であれば筋骨格系の可能性が高い	
Provocative・**P**alliative （増悪・緩解因子） 何をしたら良く・悪くなるか	●安静にしていれば改善するか ⇒ 安静により改善する場合は筋骨格系のことが多い ●飲酒や食事によって痛みが強くなることがあるか ⇒ アルコールによって悪化する場合は膵炎の可能性が考えられる。脂っぽい食事で痛みが強くなるようであれば胆石発作の可能性も考える	
Quality（性状） どのようなタイプの症状か	●拍動性か、鋭い痛みか、鈍い痛みか、ピリピリする痛みか ⇒ 拍動性：大動脈瘤など血管性の可能性が考えられる ⇒ 鋭い痛み：筋骨格系、大動脈解離、胆石などの可能性が考えられる ⇒ 服が擦れてピリピリする：発疹（帯状疱疹）がないかも確認する ●腰痛を繰り返している場合は、いつもの痛みと性状が違わないか	
Region/ **R**elative symptoms （部位/随伴症状） 症状のある部位は？ 他の症状は？	〈部位〉 真中で背骨に圧迫があれば脊椎疾患、真中で背骨に圧迫がなければ膵炎や腹部大動脈瘤など。左右差のある肋骨脊柱角（背中の肋骨と脊椎が結ぶ三角）の痛みは腎疾患、左右差のある下部腰痛や臀部痛は非特異的腰痛やヘルニアなどであることが多い	〈随伴症状〉 ●発熱（感染症）、頻尿・排尿時痛・残尿感（泌尿器系）、帯下の増加や不正出血（婦人科系）、鋭い胸痛（心血管系） ●間欠跛行、下肢の痺れ、感覚異常、排尿・排便障害の有無（神経圧迫症状） ●発疹（水疱性）の有無（帯状疱疹） ●体重減少（癌の骨転移など）、うつ症状の有無
Severalty（程度） どのくらいつらいか	●これまでで一番痛いかどうか：はっきりしない場合は、最も痛いときを10とすると幾つくらいかを聞く	
Time courses（時間経過） 症状の時間による変化は？	●間欠的か持続的か、増悪しているか軽快しているか ⇒ 安静で改善し間欠的ならば筋骨格系の可能性を考える ⇒ 持続的かつ安静で改善しない場合は、全身性疾患の可能性を考える ⇒ レッドフラッグサインがなくても、4週間程度たっても改善しない場合は感染症や癌などの全身性疾患の可能性があるため受診勧奨する	

薬学管理に生かす臨床推論 377

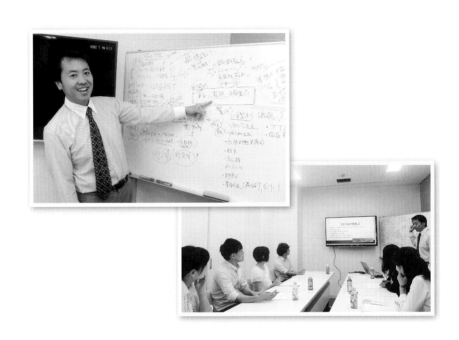

カンファレンス（第2章）に参加した
トライアドジャパンの薬剤師

奥津 侑香里 　かもめ薬局下高井戸健康館、2013年昭和大学薬学部卒業

鎌田 勝久 　薬局事業本部薬師部部長、1996年東京薬科大学薬学部卒業

坂上 拓也 　かもめ薬局東林間店薬局長代理・管理薬剤師、2013年昭和薬科大学薬学部卒業

坂本 結香 　かもめ薬局たまプラーザ健康館、2016年東京薬科大学薬学部卒業

仁井 春那 　かもめ薬局常盤店管理薬剤師、2013年昭和薬科大学薬学部卒業

西部 有香 　かもめ薬局柿生店、2017年東京薬科大学薬学部卒業

広池 暁子 　薬局事業本部運営部部長、2002年武庫川女子大学薬学部卒業

村上 哲男 　すずらん調剤薬局、2012年京都薬科大学薬学部卒業

森 大輝 　かもめ薬局なぎさ店管理薬剤師、2016年北里大学薬学部卒業

山口 拓也 　かもめ薬局柿生店主任、2012年昭和薬科大学薬学部卒業

山口 友香 　かもめ薬局ゆたか町店、2014年徳島大学薬学部卒業

若槻 雅哉 　かもめ薬局三郷店、2016年城西大学薬学部卒業

若林 友輝 　かもめ薬局ゆたか町店管理薬剤師、2016年東京薬科大学薬学部卒業

※所属・肩書きは2019年8月現在

研修を終えて

　　毎回、楽しく充実したカンファレンスで、あっという間の3年でした。患者を見ることが苦手というよりも、「何を見れば良いのか分からないから見ることができない」という薬剤師の現状を、岸田先生が打破してくださいました。20回のカンファレンスを通じて、適切な受診勧奨のできる臨床に強い薬剤師に、少しずつ近づいてきたと実感しています。今後は、カンファレンスで得た知識を、もっともっと実際の現場でアウトプットしていく必要があると感じています。

　　20回にわたり、私たちのために熱意ある講義をしてくださった岸田直樹先生に心から御礼を申し上げます。先生に教えていただいたことを社内で共有し、患者さんをしっかり見ることができる薬剤師を、どんどん増やしていきたいと思います。

トライアドジャパン株式会社 薬局事業本部運営部部長
広池暁子

あとがきにかえて

　若手薬剤師の育成を目的に、岸田直樹先生に臨床推論の研修を3年にわたって実施していただきました。

　初めてのカンファレンスの情景が思い浮かびます。全員がとまどうばかりで、先生がいくら問い掛けても「シーン」としていて、「これが医師と薬剤師の差か、気持ちが先走り大変な研修を始めてしまった」と思ったほどでした。それが回を重ねるにつれて、みんながいきいきとした顔になり、活発に意見が出るようになり、ときには先生が思わず「その指摘、いいですね」とうなずく場面も見られるようになり──。参加した若い薬剤師たちの成長ぶりが、とてもうれしく思えました。

　保険薬局は、いま、大変革のときを迎えています。薬剤師が、これまでのように薬剤調製に力を入れている時代は、終わったといえます。当社でも2019年4月から、非薬剤師ができる仕事は非薬剤師に引き継ぐ体制へと本格的に舵を切りました。しかし、体制が変わっても、薬剤師自身がこれまでと同じように、薬の説明をするにとどまっていては、何も変りません。薬剤師は、患者を見て、患者の処方に積極的に関わるよう求められており、それこそが薬剤師の仕事といえます。

　しかし、突然、そんなことを言われても、患者をどう見ればいいのか、薬剤師はとまどいます。だって、患者を見るための技術をこれまで習っていない薬剤師がほとんどなのですから。

　岸田先生のカンファレンスは、これまでの薬剤師が弱かった、患者を見るためのスキルを身に付けるための最高の場だといえます。医学・薬学の道は果てしなく、たった20回のカンファレンスで学びきれるものでは当然ありません。しかし、この書籍があれば、今後も患者さんのために薬剤師としての力を高める努力をしていけるでしょう。それはきっとこの本を手にした皆さんも同じだと思います。

　素晴らしい研修の機会を与えてくださった日経ドラッグインフォメーション編集長の佐原加奈子氏に、感謝申し上げるとともに、20回にわたり、ありったけの情熱で渾身の力を込めて、若い薬剤師たちに医の技術と心を伝えてくださった岸田直樹先生に、感謝、感謝、感謝の気持ちでいっぱいです。これからの薬剤師にとって必要なスキルが詰まった本書を、1人でも多くの薬剤師が手にして、日々の活動に生かし、よりよい薬物療法のために貢献してくれることを心より望む次第です。

2019年8月
トライアドジャパン株式会社　代表取締役社長
野澤　充

索引

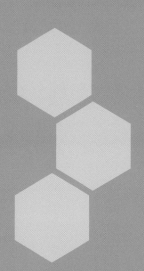
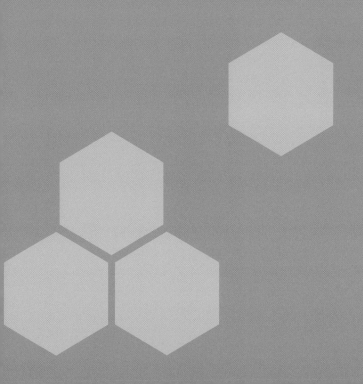

アルファベット	
AIUEO-TIPS	102、352
BPPV	49、307
β遮断薬	137
Centorスコア	257
CKD（慢性腎臓病）	74、169
COPD	69、181
DATSuN下痢ピッピー	31、332
Diehrの肺炎予測ツール	183
JCS	104
IBD（炎症性腸疾患）	334
IBS（過敏性腸症候群）	217、331
MAP（平均動脈圧）	347、363
OPQRST	**369**
頭痛	370
関節痛	371
腹痛	372
鼻血	373
咽頭痛	374
動悸	375
めまい	376
腰痛	377
POUNDingスコア	193
PT-INR	231
RomeⅣ基準	331
SIADH（抗利尿ホルモン過剰分泌症候群）	169

あ	
亜急性甲状腺炎	91、259
悪性症候群	58、248
を起こしやすい薬剤	248
を疑うポイント	248
レッドフラッグサイン	250
圧痕性浮腫	85、282
アナフィラキシー	84、132、143
アレルギー性鼻炎	96、99
ウイルス性鼻炎との見分け方	99
アレルギー歴	118、154、320
息苦しい	147、185
意識障害	**102、343**
の主な原因	102、351
のある患者に確認すべきこと	102
胃食道逆流症（GERD）	66、71、182
飲酒歴	155
咽頭痛	**90、253**
を起こす主な疾患	256、259
の患者に確認すべきこと	90
レッドフラッグサイン	263
OPQRST	374
ウィーズ	177
ウイルス性胃腸炎	27、72、130、330
の3症状	130、216
と細菌性胃腸炎との違い	30
ウイルス性上気道炎	27、90、96
ウイルス性疾患	115
嚥下痛	68、90
炎症性腸疾患（IBD）	30、72、334
悪寒戦慄	28、177
悪心・嘔吐	**72**、125、**193**
を起こす主な疾患	72
を訴える患者に確認したいこと	72
レッドフラッグサイン	133
オートレギュレーションカーブ	364

索引

おむつカウント ·· 145

か

カーペンター分類 ·································· 102、351
開口障害 ··· 92、259
解釈モデル ·· 45
咳嗽 ⇨咳
回転性めまい ··· 49、309
蝸牛3症状 ··· 310
カスケード ·· 158、247
かぜ ··································· 99、178、192
　　　　の3症状 ································· 68、178
家族歴 ··· 154、194
　　　　突然死の家族歴 ·························· 274
　　　　脳卒中の家族歴 ·························· **194**
可動域制限 ··· 80、205
過敏性腸症候群（IBS） ···················· 217、331
眼瞼結膜 ··· 276
関節炎 ··· 80、205
関節の痛み ·································· **78**、**203**
　　　　レッドフラッグサイン ·················· 210
　　　　OPQRST ····································· 371
感染性胃腸炎 ·· 30
感冒後咳嗽 ·· 71
関連痛 ·· 337
気管支炎 ··· 182
キーゼルバッハ部位 ·································· 234
偽痛風 ························· 78、83、227
喫煙歴 ································· 69、154、180
胸痛 ······················· 75、182、289、365
起立試験 ··· 147、223
起立性浮腫 ··· 84、279
筋硬直 ·· 250
緊張型頭痛 ··· 195
ぐったり ··· 27、114
くも膜下出血 ········· 36、105、295、362

クロストリジウム・ディフィシル感染症 ······· 133、221
経口補水液 ··································· 341、161
血圧 ··························· 51、137、159、362
　　　上昇 ·· 362
　　　低下 ························· 51、137、352
　　　血圧の測り方 ······························ 139
血管浮腫 ········· 132、281、289、321
月経過多 ··································· 237、271
血便 ······························ 30、314、338
下痢 ··················· 30、73、130、330
　　　を起こす主な薬 ·············· 31、332
　　　を訴える患者に確認したいこと ···· 30
倦怠感 ·· **42**
口渇 ·· **151**
高カルシウム血症 ···························· 106、348
高血圧 ·· **357**
　　　　レッドフラッグサイン ·················· 364
高血圧緊急症 ······································ 347、363
甲状腺機能亢進症 ······························ 42、286
甲状腺機能低下症 ······························ 84、283
喉頭蓋炎 ··· 93、259
項部硬直 ··· 40、194
硬膜下血腫 ··················· 104、109、198
高尿酸血症 ··· 159
紅斑 ·· 230
後鼻漏 ··· 68、299
呼吸苦・呼吸困難 ·········· 59、93、263、288
黒色便 ··································· 76、143、217
骨盤内炎症性疾患（PID） ························ 339

さ

細菌感染症 ··················· 115、184、297
自己検脈 ··· 273
シックコンタクト ·································· 32、180
失神前めまい ··· 49、309
紫斑 ·· 230

薬学管理に生かす臨床推論　383

耳閉塞感	50、310
しゃべりにくさ	105、365
出血傾向	230
消化管出血	143、313
小児の発熱	111
の原因	115
で確認したいこと	118
レッドフラッグサイン	117
静脈還流障害	84
ショック	144
ショックバイタル	144、210、237
処方カスケード	158、247
徐脈	50、141、272、352
腎盂腎炎	65
心筋梗塞	65、91、144、260
振動や咳で響く痛み	133
心拍数	33、41、141、146、276、324
深部静脈血栓症	84、286
腎不全	84、168、336
心房細動	231、274
髄液鼻漏	232、301
錐体外路症状	246、351
髄膜炎	36、72、105、196
髄膜刺激症状	40、198
水様便	31、331
頭痛	36、189、291
の原因となる主な疾患	36、197、295
を起こしやすい薬剤	197
を訴える患者に確認したいこと	36
レッドフラッグサイン	198
OPQRST	370
正常圧水頭症	349

咳	66、175
を起こす主な疾患	71、182
を訴える患者に確認したいこと	66、180
のレッドフラッグサイン	185
前頚部リンパ節	95
前庭障害	48、53
ソワソワする	319

た

体重の増減	60、84、283
帯状疱疹	65、191、319
体性痛	337
大動脈解離	61、105、260、325
多飲・多尿	160
多関節痛	80
多剤併用	54、158、355
脱水	35、133、160、313
ダットサン下痢ピッピー	30、332
だるさ ⇨ 倦怠感	
単関節痛	80
蓄膿症	295
虫垂炎	339
中枢性のめまい	48
貼付薬	142
椎間板ヘルニア	60、65、322
痛風	78、83、159
ツルゴール反応	35
手足が動かしにくい	199
低血圧	106、**137**、311
レッドフラッグサイン	146
低血糖	102、354
低ナトリウム血症	**163**、170、348
の主な原因	168
レッドフラッグサイン	171
電解質異常	69、172、106、348

動悸 ··· **267**	鼻症状(鼻水) ···················· **96**、298
を起こしやすい薬 ················ 269	レッドフラッグサイン ········ 178、301
レッドフラッグサイン ··············· 275	鼻血(鼻出血) ························ **227**
OPQRST ······························ 375	の原因 ······························ 234
動揺性めまい ······················ 49、309	の止め方 ·························· 235
突然の発症 ······················ 198、222	レッドフラッグサイン ··············· 237
突発性難聴 ····························· 310	OPQRST ······························ 373
特発性浮腫 ······················ 84、284	鼻水 ································· 294
	馬尾症候群 ····························· 325
な	鼻炎 ···························· 96、294
内臓痛 ································· 337	鼻出血 ⇨ 鼻血
難聴 ···························· 50、310	非特異的腰痛 ······················ 60、323
二次性高血圧 ···················· **159**、361	冷や汗 ································· 353
2峰性の病歴 ···················· 184、300	貧血 ································· 276
尿量減少 ································· 33	頻呼吸 ································· 352
妊娠の可能性 ···················· 128、223	頻脈 ···················· 141、248、352
熱性痙攣 ································· 115	副作用 ································· 131
熱中症 ································· **54**	腹痛 ···················· 130、**215**、**329**
粘膜疹 ································· 132	の種類 ······························ 337
脳梗塞 ·············· 197、313、350、360	を起こす主な疾患 ·········· 217、221
脳出血 ·················· 197、313、360	突然の腹痛 ·················· 334、376
膿性鼻汁 ························ 97、299	レッドフラッグサイン ··············· 338
脳卒中 ································· 199	OPQRST ······························ 372
喉の痛み ⇨ 咽頭痛	副鼻腔炎 ···················· 96、99、297
	副鼻腔の解剖 ························· 299
は	腹部 の名称 ··························· 219
肺炎 ···························· 183、297	浮腫 ···························· **84**、**279**
肺静脈血栓症 ························· 286	圧痕性、非圧痕性 ·········· 85、282
排尿・排便障害 ···················· 60、325	を起こしやすい薬 ················ 287
吐き気 ⇨ 悪心・嘔吐	レッドフラッグサイン ··············· 288
パーキンソニズム ················ 246、351	不整脈 ································· 272
拍動性頭痛 ····························· 192	平均動脈圧(MAP) ····················· 363
発熱 ···························· **25**、**111**	変形性膝関節症 ···················· 78、209
小児の発熱 ····························· 111	片頭痛 ···················· 193、293
患者に確認したいこと ················ 25	扁桃周囲膿瘍 ························· 259

便の色 ……………………………………… 217
膀胱直腸障害 ………………………… 65、324
放散痛 ……………………………………… 337
ポリファーマシー ………… 54、158，355

ま

マイコプラズマ肺炎 ………………… 166、186
慢性腎臓病（CKD） ………………… 74、169
耳鳴り ……………………………………… 310
脈拍 ……………………………… 272、277
ミルクアルカリ症候群 ………………………… 349
むくみ ⇨浮腫
メニエール病 …………………………………… 308
めまい ………………………………… **48、305**
　　を起こす主な疾患 ………………… 48、307
　　を起こしやすい薬 ……………………… 48
　　を訴える患者に確認したいこと ………… 48
　　レッドフラッグサイン ………………… 314
　　の性状 …………………………… 49、309
　　OPQRST ……………………………… 376
毛細血管再充満時間 ……………………… 35
網羅的情報収集 …………………………… 154

や

夜間頻尿 …………………………………… 153
薬剤性浮腫 ………………………………… 84
薬物乱用頭痛 ……………………………… 197
溶血性連鎖球菌感染症 ……………… 90、255
様子がおかしい ……………………… **241、343**
　　レッドフラッグサイン ………………… 352
腰痛 ………………………………… **60、317**
　　が起こる主な疾患 ……………… 65、323
　　を訴える患者に確認したいこと ……… 60
　　レッドフラッグサイン ………………… 324
　　OPQRST ……………………………… 377
抑うつ ……………………………………… 45

ら

利尿薬 ……………………… 30、169、332
良性発作性頭位めまい症 …………… 49、307
臨床推論 ……………………………………… **8**
　　3つのプロセス ………………………… 10
　　レッドフラッグサイン ………………… 117

わ

ワンセンテンスサマリー ……………………… **15**

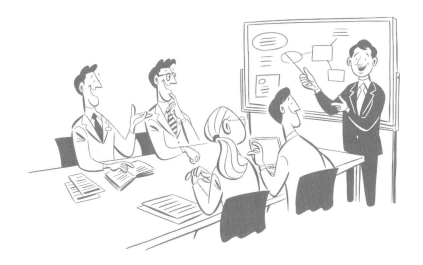

著者略歴

岸田直樹（きしだなおき）

Sapporo Medical Academy 代表理事／総合診療医・感染症コンサルタント（MD、MPH）。東京工業大学中退、2002年旭川医科大学卒業。手稲渓仁会病院総合内科・感染症科などを経て14年より現職。17年より北海道科学大学薬学部客員教授（臨床推論）。東京都病院薬剤師会臨床推論推進委員会特別委員。著書に『総合診療医が教える よくある気になるその症状』（じほう、2015）など。

カンファレンスで学ぶ
薬学管理に生かす臨床推論

2019年10月1日　初版第1刷発行

著・監修	岸田直樹
編集	日経ドラッグインフォメーション
発行者	倉沢正樹
発行	日経BP
発売	日経BPマーケティング
	〒105-8308　東京都港区虎ノ門4-3-12

装丁	侭田 潤（エステム）
デザイン・制作	エステム 梶 真絵、森下千晶
イラスト	世戸 ヒロアキ
印刷・製本	株式会社廣済堂

© Naoki Kishida 2019 Printed in Japan
ISBN 978-4-296-10344-7

● 本書の無断複写・複製（コピー等）は、著作権法上の例外を除き、禁じられています。購入者以外の第三者による電子データ化及び電子書籍化は、私的使用を含め一切認められていません。

● 本書に関するお問い合わせ、ご連絡は下記にて承ります。
https://nkbp.jp/booksQA